守护健康

学会吃！快速调理

肝病

胡维勤◎主编

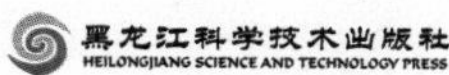

黑龙江科学技术出版社
HEILONGJIANG SCIENCE AND TECHNOLOGY PRESS

图书在版编目（CIP）数据

学会吃！快速调理肝病 / 胡维勤主编. -- 哈尔滨 : 黑龙江科学技术出版社, 2018.1
（守护健康）
ISBN 978-7-5388-9430-1

Ⅰ.①学… Ⅱ.①胡… Ⅲ.①肝疾病－食物疗法 Ⅳ.①R247.1

中国版本图书馆CIP数据核字(2017)第303375号

学会吃！快速调理肝病
XUE HUI CHI！KUAISU TIAOLI GANBING

主　　编　胡维勤
责任编辑　梁祥崇 许俊鹏
摄影摄像　深圳市金版文化发展股份有限公司
策划编辑　深圳市金版文化发展股份有限公司
封面设计　深圳市金版文化发展股份有限公司
出　　版　黑龙江科学技术出版社
　　　　　地址：哈尔滨市南岗区公安街70-2号　邮编：150007
　　　　　电话：（0451）53642106　传真：（0451）53642143
　　　　　网址：www.lkcbs.cn
发　　行　全国新华书店
印　　刷　深圳市雅佳图印刷有限公司
开　　本　685 mm×920 mm　1/16
印　　张　13
字　　数　180千字
版　　次　2018年1月第1版
印　　次　2018年1月第1次印刷
书　　号　ISBN 978-7-5388-9430-1
定　　价　39.80元

目录 CONTENTS

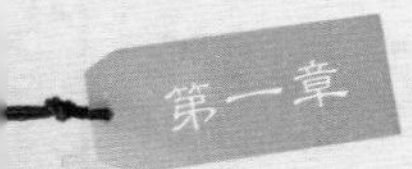

养肝，要先了解肝

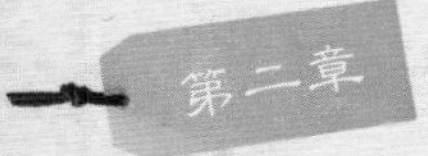

常见肝病食疗法

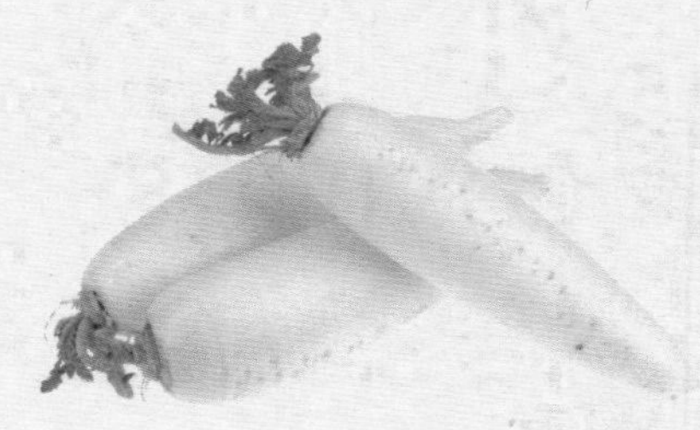

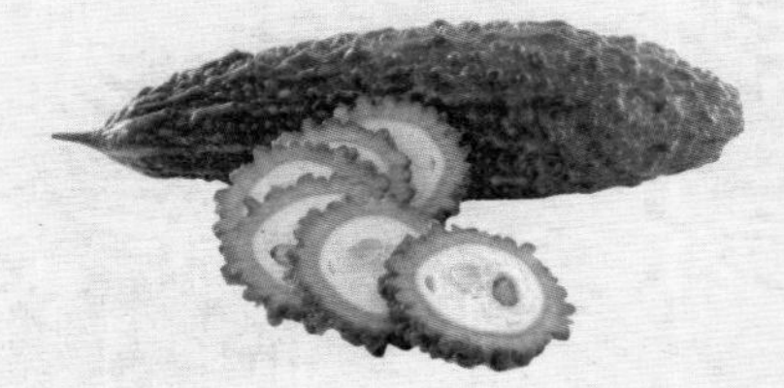

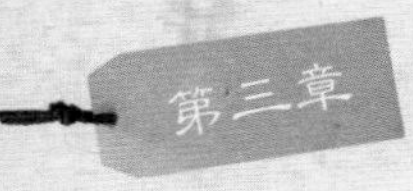

第三章 养肝护肝的 30 种食材

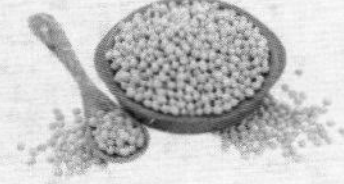

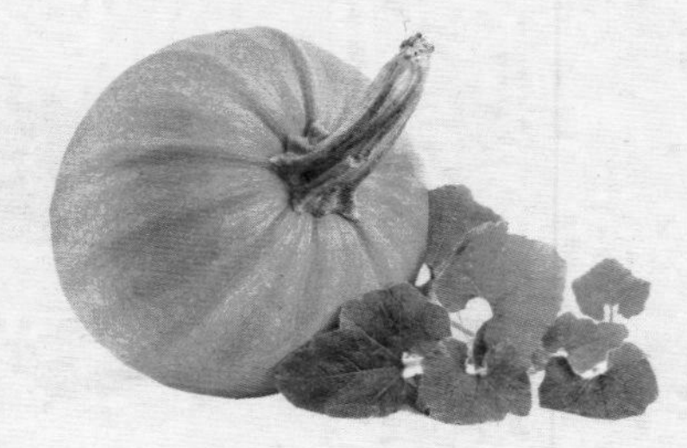

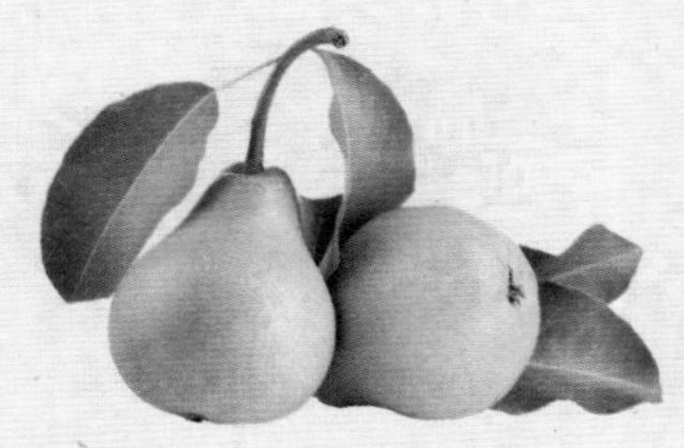

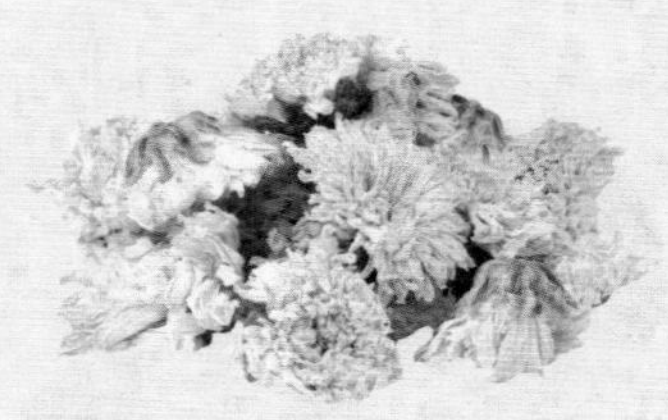

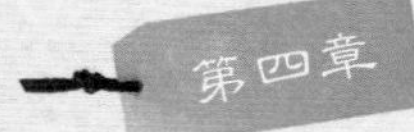

保肝护肝的31种中药材

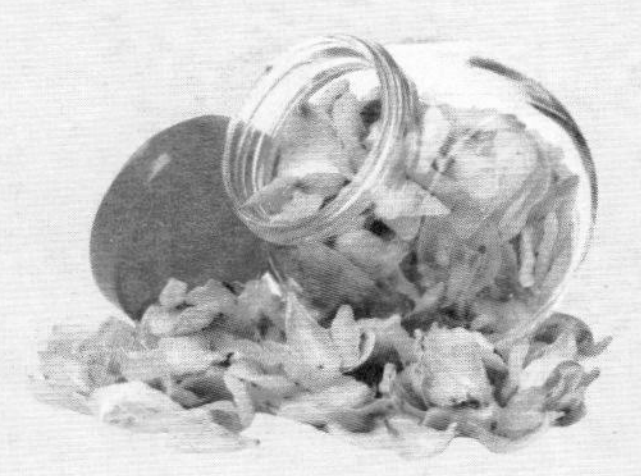

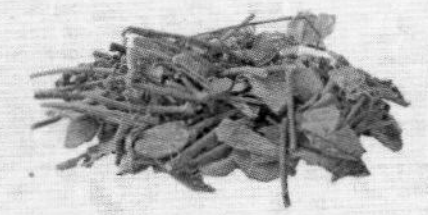

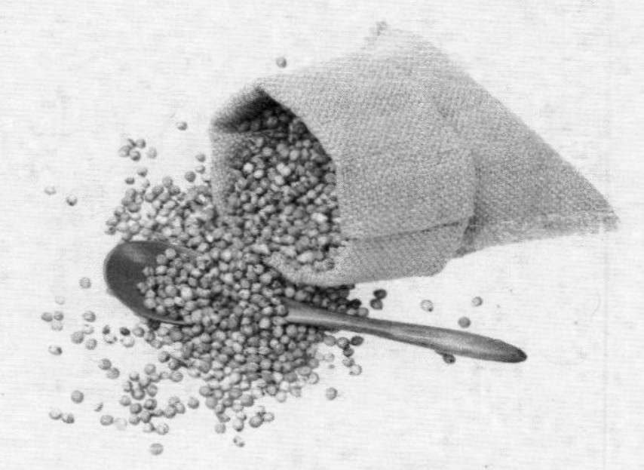

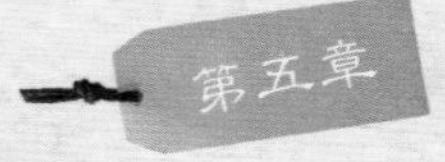

第五章 肝病患者应慎吃的 42 种食物

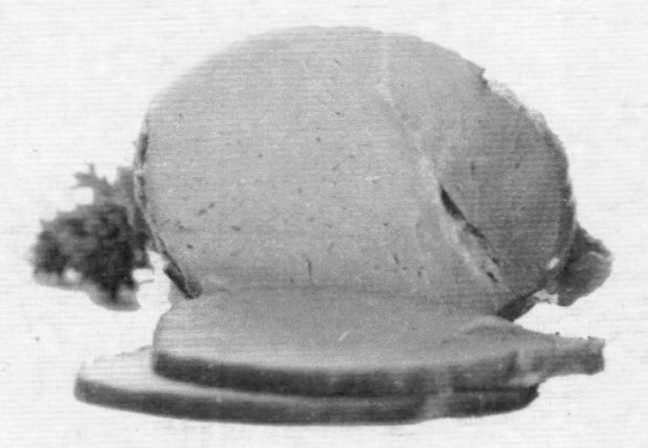

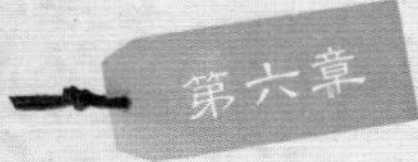

第六章 合理运动保护肝脏

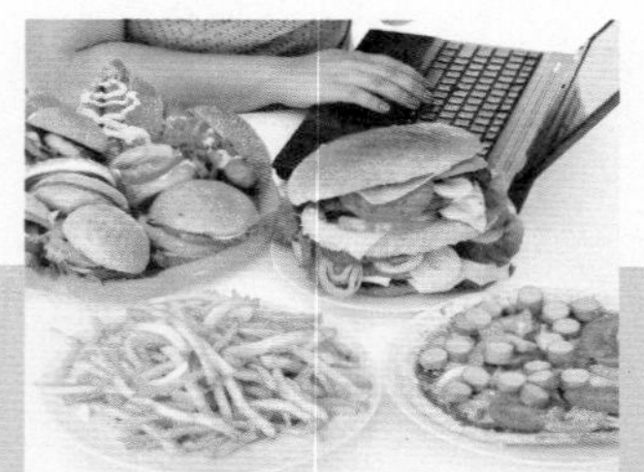
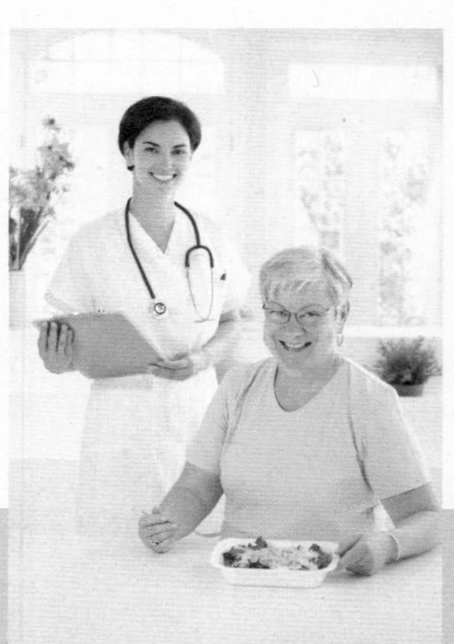
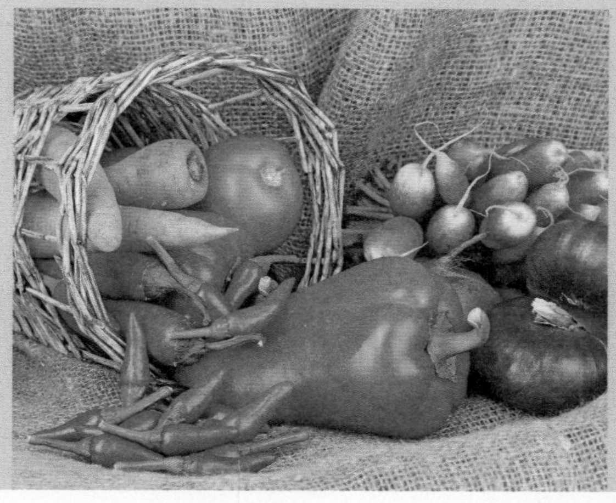

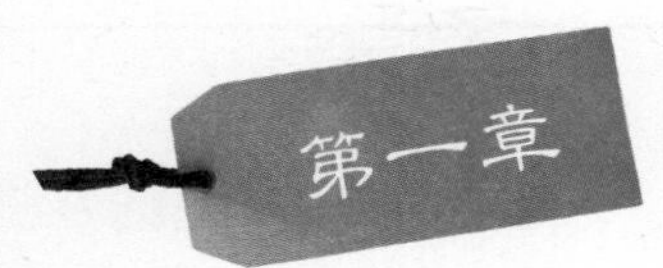

养肝，要先了解肝

肝脏是人体最大的内脏器官，负责糖类、脂肪、蛋白质三大营养物质的代谢和储存；除了消化功能，它的另一个主要功能是为人体“解毒”。肝脏具有强大的解毒功能，也是“最容易受伤”的器官，病毒感染、环境污染、不良生活及饮食习惯、不良情绪、滥用药物等多种因素均可导致肝脏发生病变。事实上，现代人经常出现的各种亚健康状况、情绪问题，甚至某些心理问题，都与肝脏健康状况密切相关。

认识我们的肝脏

1.肝脏在人体中的位置

肝脏是人体最大的内脏器官，位于右上腹，隐藏在右侧膈下和肋骨深面，大部分肝为肋弓所覆盖，仅在腹上区、右肋弓间有部分露出并直接接触腹前壁，肝上面则与膈及腹前壁相接。

肝脏的位置并不是固定不变的，肝脏上缘与膈相邻，所以常随呼吸被膈推动下移。

肝脏的位置表现为吸气时稍下降，呼气时则稍上升，通常平静呼吸时升降可达2~3厘米。

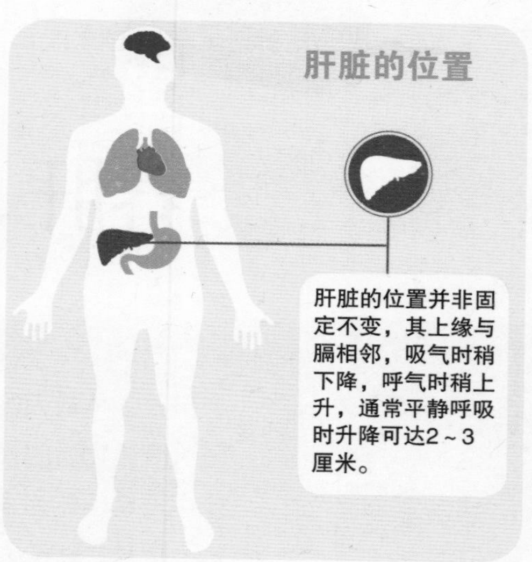

2.西医理解的肝脏功能

代谢功能：包括合成代谢、分解代谢和能量代谢。人每天摄入的食物中含有丰富的蛋白质、脂肪、糖类、维生素和矿物质元素等营养物质，这些物质在胃肠内经过初步消化吸收后被送到肝脏，在肝脏里

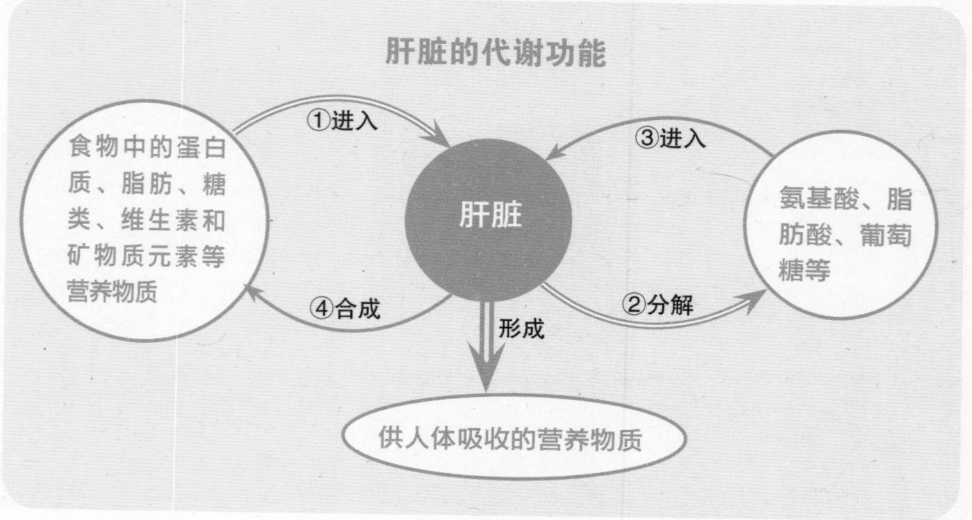

进行分解，成为氨基酸、脂肪酸、葡萄糖等。

分解后的物质又会根据身体需要再在肝脏内被合成为蛋白质、脂肪和一些特殊的糖类或能量物质等。

经过这个过程之后，摄入的营养物质就变成了人体的一部分。

可想而知，如果肝脏受到损伤，人体的营养来源就会中断，生命也会受到威胁。

解毒功能：人体代谢过程中产生的有毒物质和药物的代谢分解产物，在肝脏中被处理后绝大部分会变得无毒或低毒。但在患有严重的肝病时，肝脏解毒功能就会减退，人体内的有毒物质就会蓄积，容易对肝脏加重损害，也会对其他器官有损害。

造血、储血和调节循环血量的功能：新生儿的肝脏有造血功能，长大后就不再造

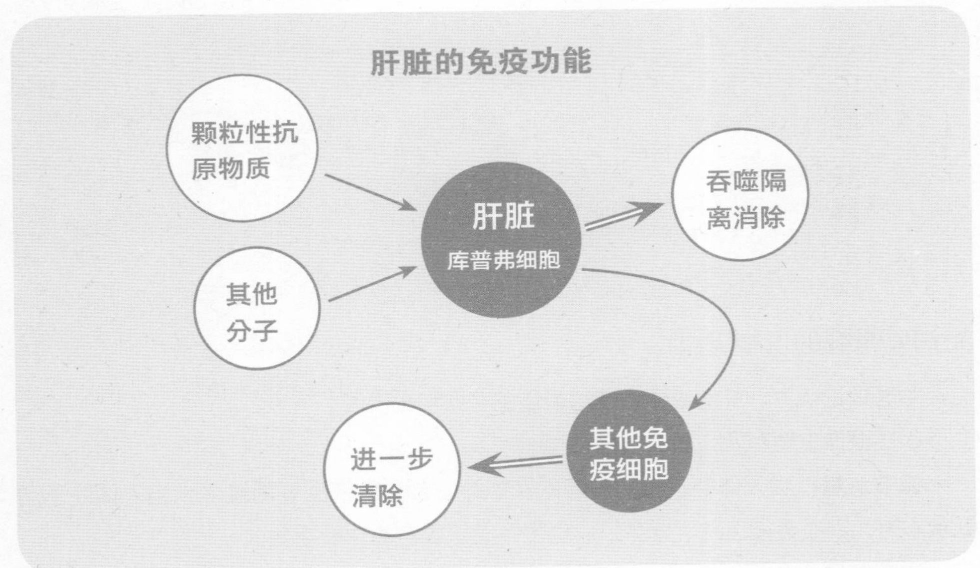

血，但由于血液通过门静脉和肝动脉流入肝脏，同时经肝静脉流出肝脏，因此肝脏的血容量也很大。肝脏就像一个宝库，在其他器官急需血液时，肝脏可以拿出一部分血液来为其所用。

分泌胆汁：肝细胞生成胆汁，由肝内和肝外胆管排泌并储存在胆囊，进食时胆囊会自动收缩，通过胆囊管和胆总管把胆汁排泄到小肠，以帮助食物消化吸收。

肝脏再生功能：肝脏的再生功能实际上是一种代偿性增生，是肝脏对受损的细胞修复和代偿反应。

免疫防御功能：肝脏里的库普弗细胞既是肝脏的卫士，又是全身的保护神。进

入血液的外来分子，尤其是颗粒性的抗原物质，如果经过肝脏，就会被库普弗细胞吞噬、隔离、消除，或经过初步处理后交给其他免疫细胞进行进一步清除。

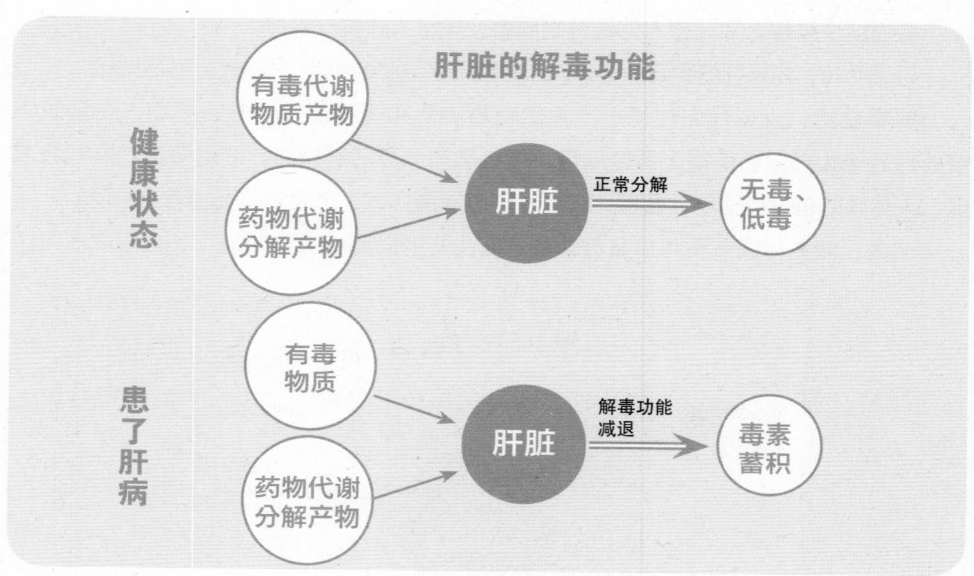

3.中医理解的肝脏功能

中医理论认为，肝的主要生理功能是主藏血和主流泄。

①主藏血主要有两方面的含义。

调节血量：当人体处于相对安静的状态时，部分血液回肝而藏之；当人体处于活动状态时，则血会被运送至全身，以供养各组织器官的功能活动。

滋养肝脏本身：肝脏要发挥正常的生理功能，其自身需要有充足的血液滋养，若肝血不足，则会出现眩晕眼花、目力减退、视物不清等症状。

②主流泄主要有两方面的含义。

输注胆汁，帮助脾胃消化：若肝气抑郁、疏泄失常，影响脾胃，则会引起食减、胃腹满闷、消化不良等症状。

疏通气机：肝脏能使全身气机舒畅。人体多种生理活动，如气血的运行，胃肠的消化、吸收、排泄等，都与肝的疏泄功能有关。在精神情志受到刺激时，肝的疏泄功能发生障碍， 就会出现胁痛、胸闷、烦躁、易怒等症候，这些都是肝的气机不舒所致。

4.肝脏的再生能力

20世纪末人们就发现肝脏具有强大的再生能力。换句话说，肝脏被切除一部分后，很快就能恢复到原来的大小。有人曾做过以下的实验：把老鼠的肝脏切掉一半，结果发现老鼠仍照常进食并正常地活着，检查其肝功能指标仍然正常。还有人做了这么个实验：每隔10周即在动物身上切除一定量的肝组织，将多次切除的肝组织总量相加，竟然超过原来的肝组织质量；而经多次切除的肝脏，比原来的更大更重。至于人体的肝脏，要是长了大小不等的多个肿瘤，使肝脏变形，这些占位性病变不压迫血管区，只要肝脏尚有300克以上的健康组织，则不会影响患者的食欲，肝功能也不会有太大的改变。可见，肝脏有其他器官无法比拟的强大的再生能力。

如今，手术切除肝部肿瘤的患者，存活10年以上的已大有人在，甚至还有20年仍然健在的病例。因急性肝坏死而实行换肝术的患者，已有存活5年以上的病例。这些事例充分说明，随着医学与科学技术的发展，只要能正确认识自己的疾病，从思想、精神上振作起来，合理调整饮食、营养和药物治疗三者之间的关系，依靠自身的毅力和体内抵抗力，积极配合治疗，肝病患者完全康复的可能性已大大提升。

5.肝脏在人体中所扮演的“角色”

肝脏是人体内最大的消化腺，也是体内新陈代谢的中心站。肝脏的血流量极为丰富，约占心输出量的1/4，每分钟进入肝脏的血流量为1000～1200毫升。肝脏的主要功能是进行糖的分解、贮存糖原，参与蛋白质、脂肪、维生素、激素的代谢，解毒，分泌胆汁，吞噬、防御功能，制造凝血因子，调节血容量及电解质平衡，产生热量等。在胚胎时期，肝脏还有造血功能。

脂类代谢

肝脏能将胆固醇转化为胆汁酸，生成和分泌胆汁，胆汁中的胆汁酸盐有促进脂类消化、吸收的作用。当肝细胞受损时，肝脏分泌胆汁能力降低，可影响脂类的消化吸收。

胆汁生成和排泄

胆红素的摄取、结合和排泄，胆汁酸的生成和排泄都由肝脏承担。肝细胞制造、分泌的胆汁经胆管输送到胆囊，经胆囊浓缩后排放入小肠，帮助脂肪的消化和吸收。

糖代谢

肝脏对维持血糖浓度具有重要作用，这种作用主要通过肝糖原的合成和分解及糖异生来实现。当饱食后，血糖升高，肝脏通过合成糖原，将葡萄糖转变为肝糖原储存起来；空腹时，血糖降低，肝糖原分解为葡萄糖以补充血糖。

解毒作用

在机体代谢过程中，门静脉收集自腹腔流来的血液，血中的有害物质及微生物抗原性物质将在肝内被解毒和清除。肝脏是人体的主要解毒器官，它可保护机体免受损害，使毒物成为无毒的或溶解度大的物质，随胆汁或尿液排出体外。

维生素代谢

肝脏分泌的胆汁酸能促进脂溶性维生素A、维生素D、维生素E、维生素K的吸收，同时肝脏也是脂溶性维生素和B族维生素的储存场所。在肝脏中，维生素A原被转化成维生素A，维生素D_3被转化成25-羟基维生素D_3，是生成活性维生素D_3的第一步，多种维生素在肝内参与辅酶的合成，转而参与体内的物质代谢。

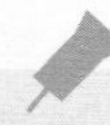

蛋白质代谢

除了肝脏本身的结构蛋白质外，大多数血浆蛋白质也是在肝脏合成的，如清蛋白（白蛋白）、纤维蛋白原和凝血因子等。肝脏具有非常活跃的氨基酸分解和转化功能，并能将有毒的氨通过鸟氨酸循环转变为尿素，通过肾脏排出。当肝功能严重受损时，尿素合成能力下降，血氨浓度升高，就会发生肝性脑病。

激素代谢

许多激素在体内发生作用后，主要在肝脏内进行灭活，激素的灭活过程是体内调节激素作用时间长短的主要方式之一。

免疫功能

肝脏是最大的网状内皮细胞吞噬系统，它能通过吞噬，隔离和消除入侵人体和人体内生的各种抗原。

重视生活细节，避免伤肝因素

肝脏是人体的“化工厂”，能帮助人体过滤很多垃圾和有害物质，因此，肝脏在这个过程中也会受到不同程度的伤害。要想保护肝脏，就要重视生活中的细节，尽量避免伤害肝脏的因素。

1.饮食与肝脏健康

◆过度服药

药物是用来治疗疾病的，对于肝病来说，有很多的西药、中药都具有很好的疗效。因此，有些人为了健康，往往过度服用各种营养药、补药、治疗用药。这种状况很容易伤害肝脏。有调查显示，由红霉素、阿司匹林、利福平等常用药所引起的肝脏疾病患者，大约占到肝病住院患者的10%。另外，中药的服用也要适量。

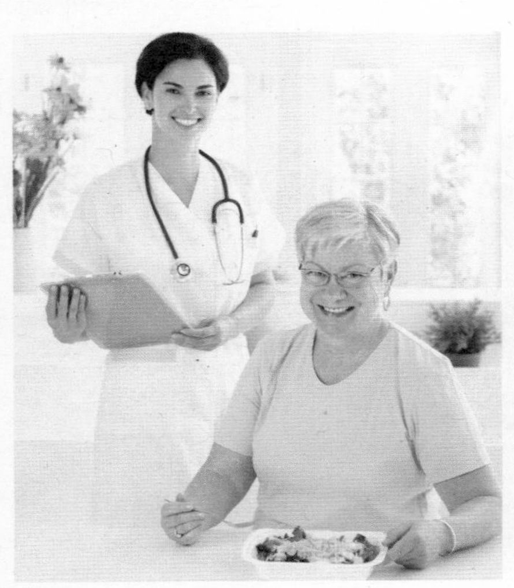

◆过量饮酒

饮酒是伤肝的最主要因素之一。白酒、啤酒、红酒甚至米酒是含有一定量的酒精。度数越高的酒，其酒精含量就越高，对肝脏的伤害也就越大。摄入体内的酒精，90%需要在肝脏内进行代谢，肝脏在代谢酒精的过程中会导致肝细胞坏死。健康专家认为，饮酒造成肝损害，主要取决于两个方面：一是饮酒年限，二是每次饮酒量的多少。如果一次大量饮酒，就会杀死大量肝细胞；如果长期大量饮酒或酗酒，就会严重伤害肝脏，导致酒精性脂肪肝、酒精性肝炎甚至酒精性肝硬化。

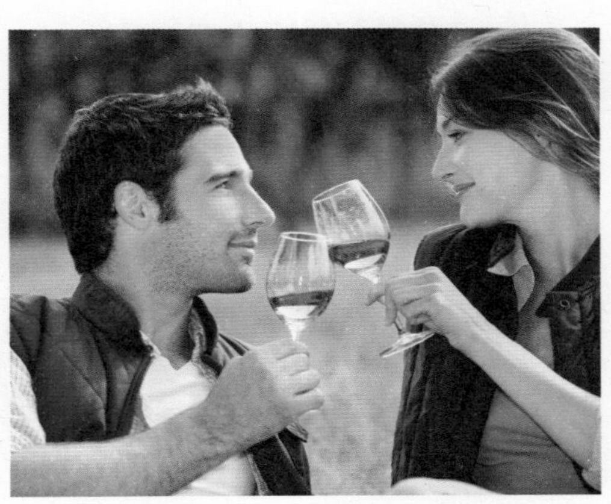

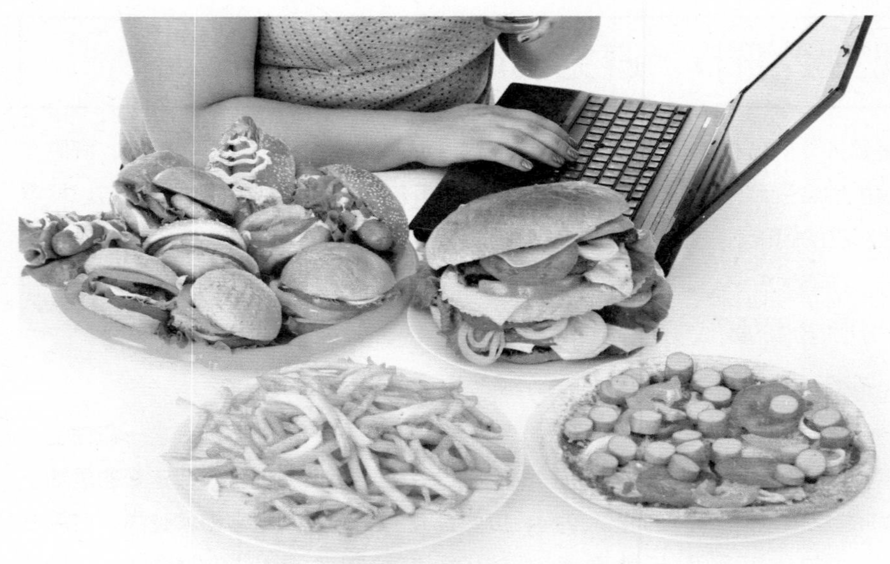

◆总是吃快餐

快餐有很多优点，省时省力、方便快捷，有的还很美味。但是，快餐也有很多缺点，如脂肪含量高、多油多盐，甚至很多快餐的卫生情况很差，食材不够新鲜健康。所以，经常吃快餐会摄入过多的油、盐、脂肪，导致肝脏负担加重；吃不卫生的快餐还有被传染乙肝的可能性。因此，快餐不能常吃，即使要吃快餐，也应尽量选择味道相对清淡、食材比较新鲜、卫生情况良好的。

◆冬季长期吃辣

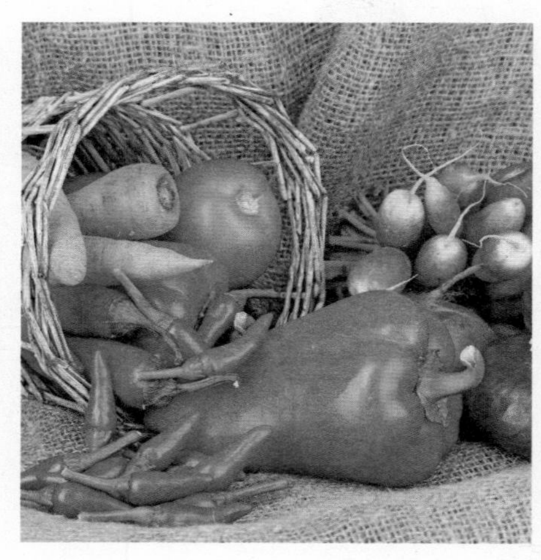

冬季天气寒冷，为了让身体暖和，人们喜欢吃辣的食物。在寒冷的冬季吃一些辣的食物的确能够温中祛寒、暖身和胃，但是，如果吃辣过多或长期吃辣就容易伤害肝脏。中医认为，辛入肺，过多的辛辣食物会让肺气偏盛，肺气偏盛就会对肝脏造成损伤。另外，长期大量吃辣会导致上火，还会损害眼部健康，甚至会引发干眼症、结膜炎等眼部疾病。

2.情绪与肝脏健康

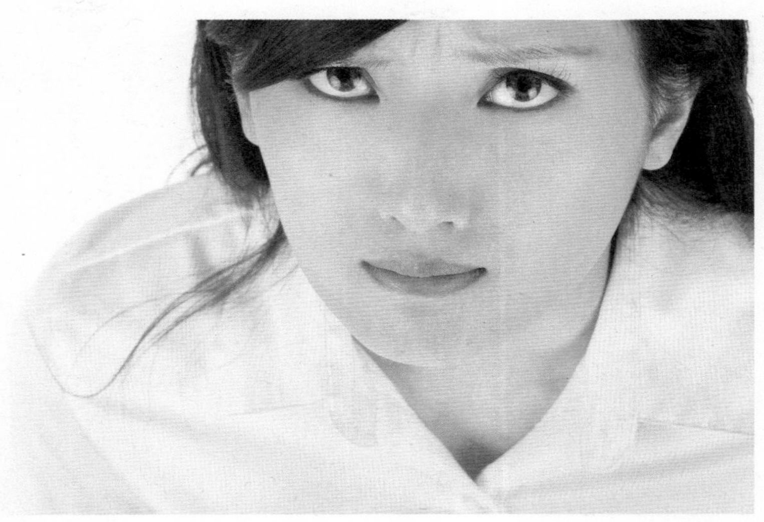

◆怒极伤肝

中医讲“心主喜、肝主怒、肺主悲、脾主思、肾主恐”，肝“喜条达、主疏泄”，所以很多脾气暴躁的人往往肝脏不好。在历史上，有岳飞“怒发冲冠”，周瑜被诸葛亮“三气”而吐血身亡的例子。在现实生活中，也有很多人经不起激愤情绪的冲击，导致肝气横逆、肝阳暴涨，从而损害肝脏。经常愤怒会导致肝气郁滞、食欲减退；重者会面色苍白、四肢发抖，甚至昏厥、死亡。怒气不仅伤肝，而且还有可能诱发高血压、冠心病、心脏病和胃溃疡等疾病。

◆七情郁结

人有七情六欲，在日常生活中难免会有喜怒哀乐，这些情绪如果过度，就会伤害肝脏。肝气郁结会导致肝脏血液流通不畅，解毒负担加重，最终会伤害肝细胞和肝功能。七情郁结不仅会损伤肝脏，还会引发失眠、抑郁、头痛、烦躁易怒、腹部胀满、胸胁胀痛、内分泌紊乱、经期异常、乳腺癌等疾病或症状。

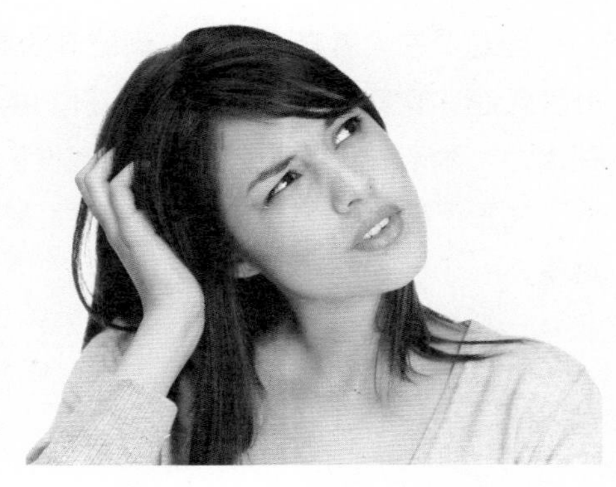

3.运动与肝脏健康

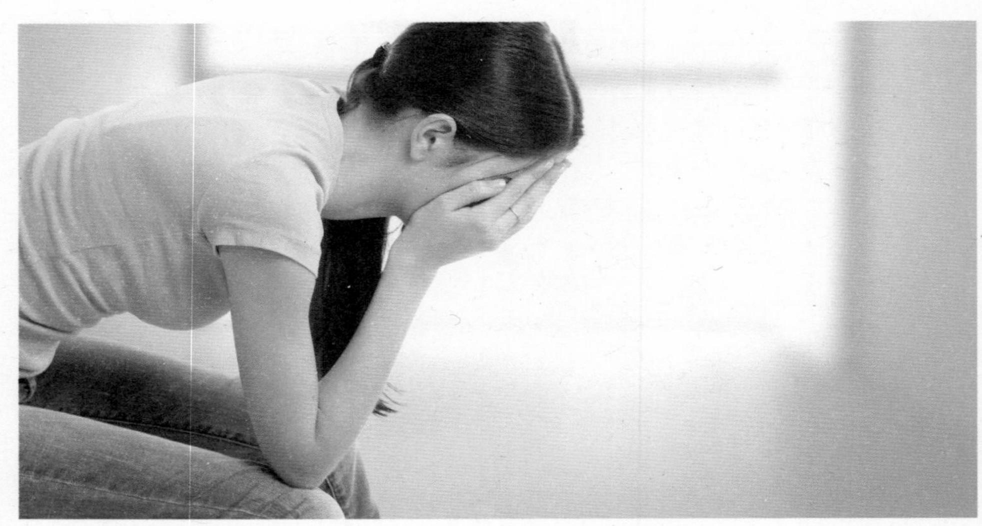

◆久坐不动

不仅“久视伤肝”，其实久坐也伤肝。人体的关节、肌腱、韧带都跟肝系统紧密相连，是肝脏赖以疏泄条达的结构基础和重要通道。现代社会中，很多人由于工作的原因在电脑前、汽车里一坐就是半天，也有许多人在电视机前一坐就是一晚上，这样会令关节肌腱韧带僵硬，失去柔韧灵活，从而导致肝疏泄条达系统内的通道不畅通。所以，我们经常会觉得，越是坐着，越是不运动，人就会越郁闷或脾气暴躁。因此，为了肝脏健康，最好避免久坐不动。

◆肥胖

运动少的人就容易变胖，而肥胖对肝脏也有一定的伤害。单纯的肥胖常会导致肝脏疾病。很多肥胖的人常会伴有肝功能损害、肝炎、脂肪肝等。肥胖会伤害肝脏就是因为人体无法消耗的脂肪在肝周围堆积，最终使正常大小的肝脏因为脂肪而变得肥大，失去正常的功能。所以，肥胖对肝脏的伤害不容小觑，过于肥胖的人要注意适当减重。

留意身体发出的肝病信号

肝脏本身没有痛觉神经，所以我们无法直接感知来自肝脏的“疼痛”。但由于肝脏与全身多种生理功能息息相关，身体的很多部位都可以向我们传达肝脏的健康状况。如果身体已经发出了以下“求救信号”时，尤其是有好几种症状同时出现，经过休养后，症状依然没有消除，便要考虑患肝病的可能，要及时去医院进行检查。

1.持续性发热，并排除其他感染

急性黄疸型肝炎患者早期常有发热症状，体温多在37.5~38.5℃，一般持续3~5天，而无黄疸型肝炎者发热时体温远远低于黄疸型肝炎者。急性无黄疸型肝炎发热一般为低热，高热少见，并表现出怕冷、头晕头痛、周身不适、食欲减退等类似感冒的症状。急性重型肝炎患者体温在24小时内急剧上升，可出现高热。

肝炎患者发热主要是肝细胞发生炎症、坏死，激活中性粒细胞、单核细胞释放致热源，刺激下丘脑体温调节中枢。同时，肝功能损害使肝脏解毒功能降低，不能及时清除某些代谢产物，也可引起发热。

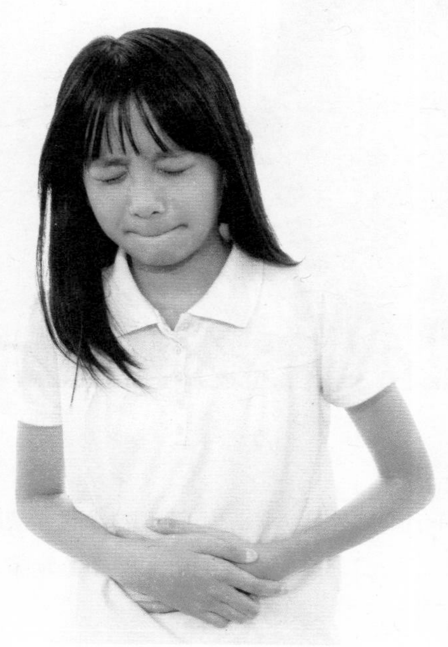

2.食欲减退，恶心厌油

食欲减退、恶心厌油是大多数肝炎患者都会出现的症状，尤其是黄疸型肝炎患者表现得更严重。这是因为分泌胆汁是肝脏的重要功能之一，胆汁是一种消化液，有乳化脂肪的作用，可使脂肪乳化成许多微滴，有利于脂肪的消化。人体内的胆汁约有75%由肝细胞生成，肝脏一旦患病，肝细胞分泌胆汁的功能就会受损，从而影响脂肪的消化，所以患者会出现厌油症状。

另外，患肝病时还会导致胃肠道充血、水肿、蠕动减弱，出现胃肠功能紊乱等症状，影响患者对食物的消化和吸收，因而出现食欲减退、恶心厌油等症状。勉强进食后腹部出现饱胀感，有的还会出现上腹不适、呕吐、腹泻、体重减轻等症状。

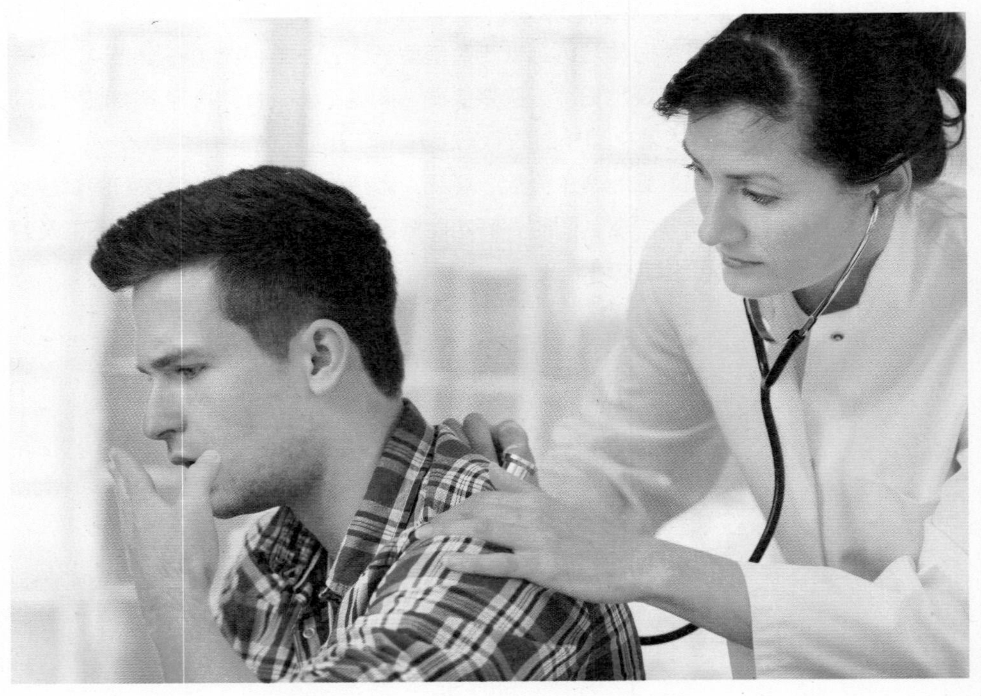

3.尿黄如茶色

肝病患者由于肝细胞被破坏，影响胆红素的代谢，使胆红素进入血液的量增多，经尿液排出体外较平时增加，故尿色加深。尿的颜色越黄，说明肝细胞被破坏得越严重，若病情好转，则尿色逐渐恢复正常。

4.全身乏力，疲劳感无法消除

疲乏无力是肝炎患者发病的早期表现之一。轻者不爱活动，重者卧床不起，连洗脸、吃饭都懒得动。尽管经充分休息，疲劳感仍不能消除，严重者好像四肢与身体分离似的。

出现这些症状主要是由于肝炎患者食欲不振，出现消化吸收障碍，导致人体能量不足；其次是由于病毒导致肝细胞遭到破坏，从而使肝脏制造和储存糖原减少，身体功能减弱。另外，肝脏代谢出现问题之后导致的维生素缺乏、电解质紊乱及肝细胞破坏，都会引起血中胆碱酯酶减少，影响神经、肌肉的正常功能，从而出现无法消除的全身乏力。

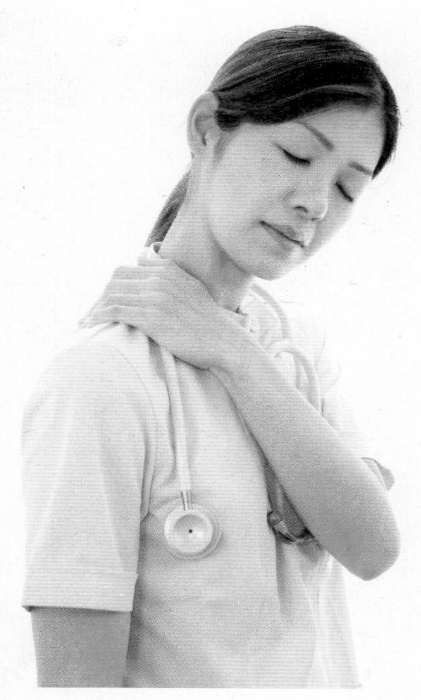

5.下肢或全身水肿

肝病患者初期可见下肢明显水肿，甚至全身水肿，按之凹陷，并排除肾脏损害。肝硬化、肝癌伴腹腔积液的患者，常有下肢水肿，轻者发生在踝部，严重者可蔓延至整个下肢。临床上曾见到有的患者下肢高度水肿，水液能从大腿皮肤渗出。

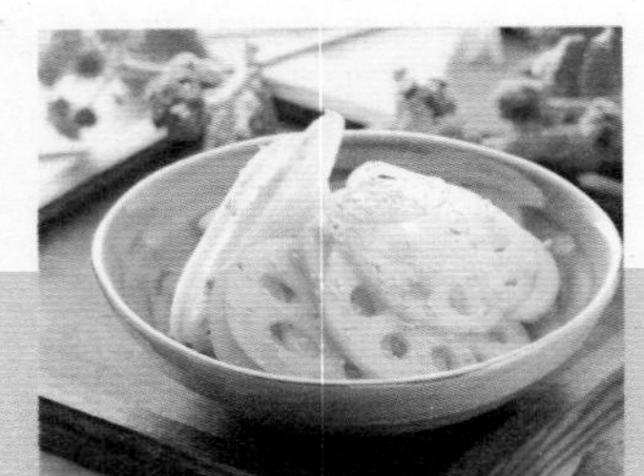
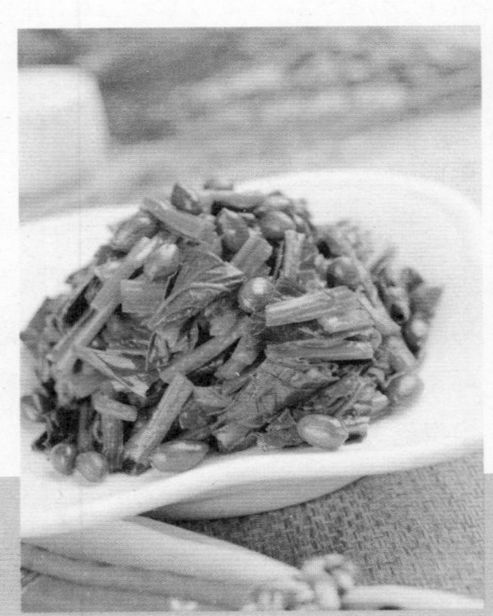
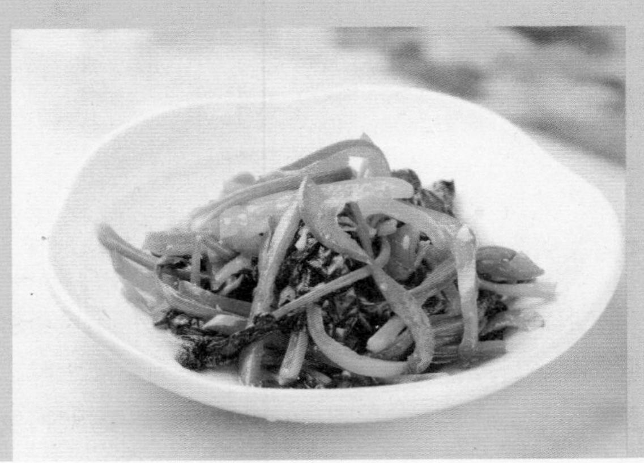

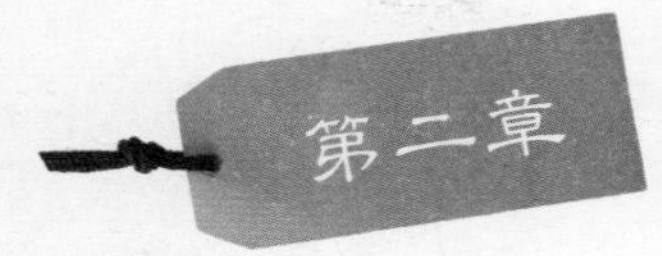

常见肝病食疗法

肝病患者的饮食调理很重要，如果饮食得当就有利于病情的恢复；如果饮食不当，则可能使病情加重，甚至危及生命。肝病患者应根据病情的轻重缓急，制定个性化的饮食方案。

酒精性脂肪肝

酒精性脂肪肝是酒精性肝病的一种，是因长期大量饮酒、嗜酒而导致的肝脏疾病。

主要症状

酒精性脂肪肝的发病症状为非特异性，表现为右上腹胀痛、食欲不振、乏力、体重减轻、黄疸等，严重时可伴有神经精神症状和蜘蛛痣等。

易患人群

高血压、心脑血管病、胃肠疾病和打鼾人群等，长期应酬饮酒或酗酒者。

预防方法

①戒酒或严格控制饮酒量。不得不喝时，尽量饮用低度酒或不含酒精的饮料，更要避免空腹饮酒，症状严重的酒精性肝病患者建议戒酒。

②平时应多适当运动。做散步、慢跑、爬楼梯等轻度运动，对肝脏功能的调节有益。

饮食之宜

①平时多补充一些富含维生素A和维生素E的食物，如梨、苹果、樱桃、南瓜、绿豆、核桃、玉米和鸡蛋等，可以减少对肝脏的损害。

②不饱和脂肪酸是人体补充营养必需的物质，患者可适量补充，如花菜、韭菜、冬瓜、海带、紫菜、红小豆、绿豆、蚕豆、海鱼、山楂、橘子、酸奶等，都是富含不饱和脂肪酸的食物，对健康有益。

饮食之忌

①带有高热量、高脂肪、刺激性的食物，肝病患者要少食。如巧克力、薯条、葱、肥肉、鱼子、猪肝、鸡肝、鸭肝、鹅肝等。

②饱和脂肪酸会加重酒精性脂肪肝患者的病情，对身体恢复不利。如猪肉、牛肉、羊肉等含有大量脂肪的食物，应尽量避免摄入。

雪梨银耳百合粥

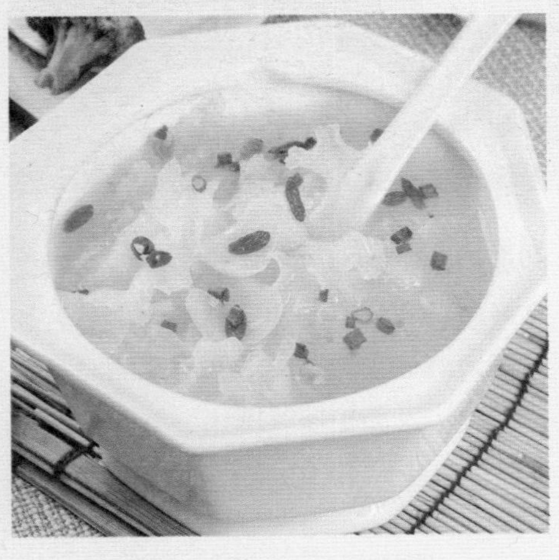

【食疗功效】酒精性脂肪肝患者常食本品能起滋补肝阴之效。

【原料】银耳、雪梨、枸杞子、百合各适量，冰糖适量

【制作】

1 雪梨洗净，去皮，去核，切小块待用。

2 银耳泡半小时后，洗净撕成小朵；百合、枸杞子洗净待用。

3 锅中倒入清水，放银耳，烧开，再将银耳炖烂，放入百合、枸杞子、雪梨、冰糖，炖至雪梨熟即可。

瑶柱蔬菜粥

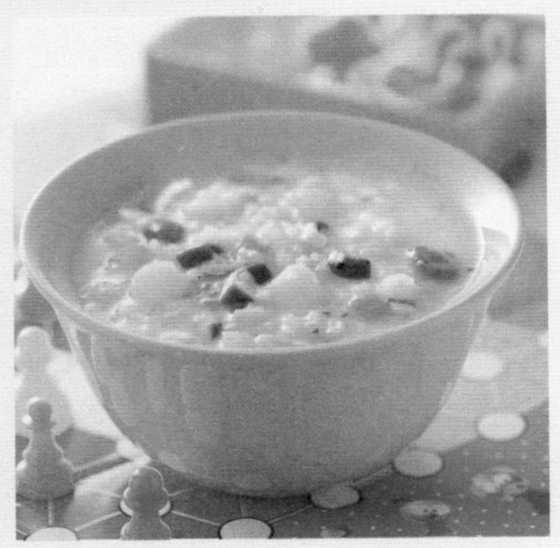

【食疗功效】燕麦含有丰富的蛋白质，还有利于促进消化，防止脂肪的堆积。本品适合酒精性脂肪肝患者长期食用。

【原料】枸杞子15克，大米50克，燕麦30克，瑶柱1颗，冬瓜50克，胡萝卜30克，香菇1朵，玉米粒30克，盐、米酒各适量

【制作】

1 大米和燕麦分别洗净用清水浸泡1小时；瑶柱洗净泡软后剥成丝；冬瓜、胡萝卜、香菇分别洗净，切小丁；玉米粒洗净。

2 将水、米酒、枸杞子和所有原材料放入锅中，熬煮至材料熟透，加入盐拌匀即可。

酒精性肝硬化

长期过量饮酒，或者是一次性大量饮用不同种类的酒，这些饮酒方式，都会使肝细胞反复发生脂肪变性、坏死和再生，长期反复，最终就会导致酒精性肝硬化。

主要症状

在初期，会出现轻度乏力、腹胀、肝脾轻度肿大、轻度黄疸等症状，伴有肝掌、蜘蛛痣；到了肝脏功能进一步损害时，还会出现消瘦、面色晦暗、尿少、下肢水肿、贫血、腹水、脾功能亢进等症状，同时还会引发多种并发症。

易患人群

高血压、心脑血管病、胃肠疾病患者和打鼾人群等，长期应酬饮酒或酗酒者，都容易引发酒精性肝硬化。

预防方法

①应远离不健康的生活方式，首先从戒酒开始，尽量戒掉喝酒的习惯，改喝不含酒精的饮料。

②有大量饮酒或长期饮酒习惯的人，最好定期检查一下肝功能，如检查出异常，应及时进行全面体检。

③日常饮食少食多餐，保持规律的饮食习惯，对病情的控制有益。

饮食之宜

①可以坚持高热量、高蛋白、高纤维素的饮食习惯，如可食用牛奶、鸡蛋、猪肉、土豆、红薯、黄瓜、黄豆、豆浆、鲫鱼、大麦、玉米、绿豆、蚕豆等。

②应适当补充维生素A、B族维生素、维生素C、维生素K等多种维生素，如进食菠菜、白菜、包菜、胡萝卜、西红柿、冬瓜、南瓜、西葫芦、鱼肝油、酸奶、苜蓿等。

饮食之忌

①应忌食一切辛辣、刺激或坚硬、生冷的食物，更不宜进食过热的食物，如辣椒、芥末、胡椒、冷饮、油炸食品、螃蟹、狗肉、茴香等，防止并发出血症状。

②切忌高盐饮食，每日摄入食盐量不应超过1～1.5克，饮水量在2000毫升内，出现严重腹水时，每日摄入食盐量应控制在500毫克以内，水摄入量在1000毫升以内。

红薯芥菜汤

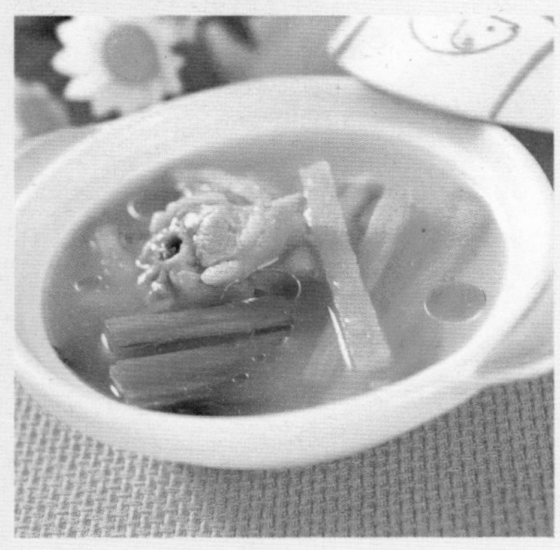

【食疗功效】红薯有防止肝坏死等作用。鸡肉可改善肝病患者乏力体虚、面色晦暗症状。

【原料】芥菜心300克，土鸡半只，红薯200克，嫩姜适量，盐3克，芝麻油10毫升

【制作】

1 芥菜心洗净切成丝状，并用开水汆烫，除去苦涩味。

2 红薯及嫩姜洗净去皮切成丝状；鸡肉洗净切块，以热水汆烫去血水。

3 将所有材料放入锅中，加水一起煮至鸡肉熟，加盐调味，起锅前淋上芝麻油即可。

绿豆豆浆

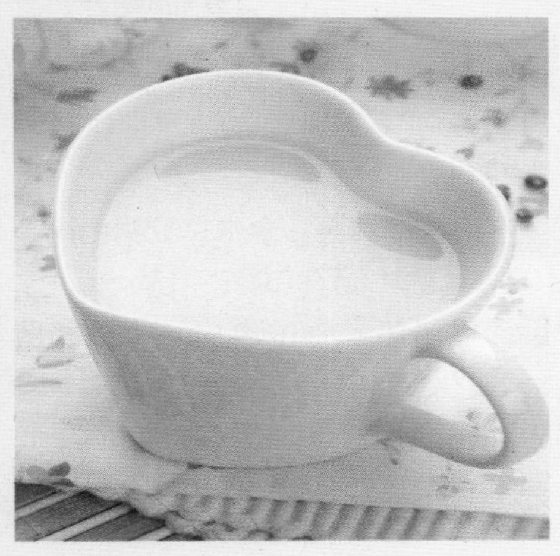

【食疗功效】常饮本品有助于保护肝脏，促进人体新陈代谢，对酒精性肝硬化患者的腹胀、下肢水肿等症有改善功效。

【原料】绿豆80克，白糖适量

【制作】

1 绿豆加水泡至发软，捞出洗净。

2 将泡好的绿豆放入全自动豆浆机中，加适量清水搅打成豆浆，煮熟。

3 过滤，加入适量白糖调匀即可。

参果炖瘦肉

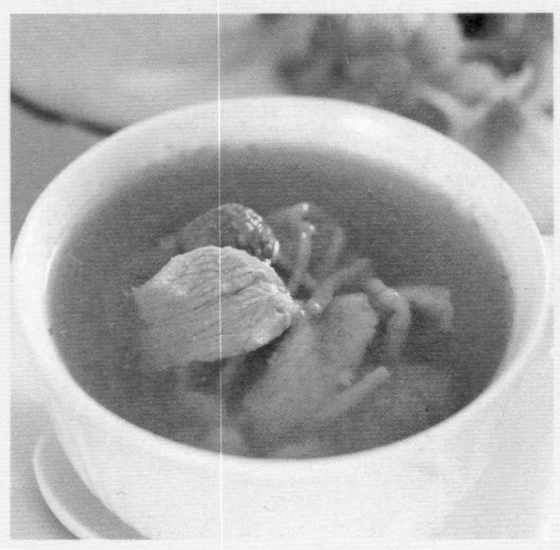

【食疗功效】本品有助于改善酒精性肝硬化患者面色晦暗、肝功能衰退的症状。

【原料】猪瘦肉25克，太子参10克，无花果20克，盐、味精各适量

【制作】

1 太子参略洗；无花果洗净。

2 猪瘦肉洗净，切片。

3 把全部材料放入炖盅内，加适量开水，盖好，隔水炖约2小时，调入盐和味精即可。

羊肉烩菜

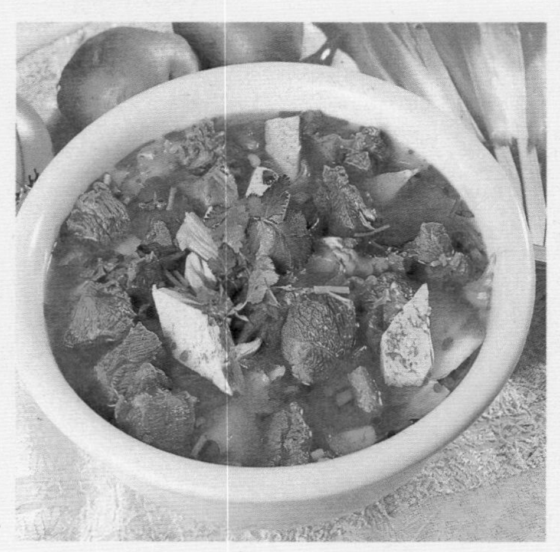

【食疗功效】羊肉对酒精性肝硬化患者有改善体虚和营养缺乏的作用，适量食用可为机体提供足够能量。

【原料】羊肉500克，豆腐、胡萝卜块、粉丝各100克，盐4克，酱油8毫升，葱花、芹菜段各10克，清汤适量，食用油适量

【制作】

1 羊肉洗净切块，汆水；豆腐洗净，切块；粉丝洗净用温水泡发。

2 油锅烧热，下羊肉块，加盐和酱油炒熟。

3 起锅入清汤，加豆腐块、胡萝卜块、粉丝、羊肉炖煮至熟，再加调料、芹菜段、葱花即可。

烫包菜

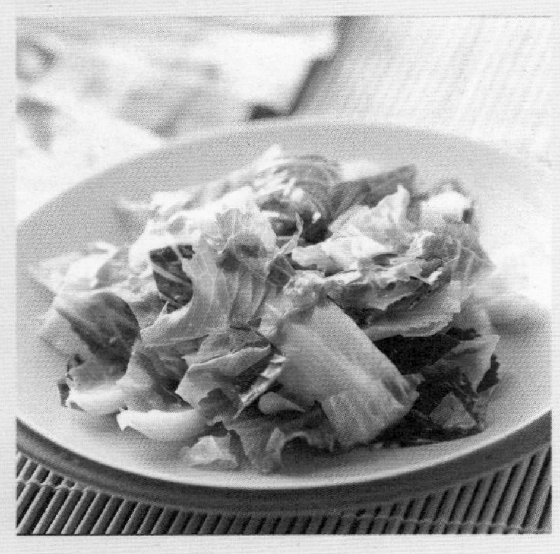

【食疗功效】本品对于酒精性肝硬化患者的腹水和腹胀等症有一定的缓解功效。

【原料】包菜200克，酱油膏少许

【制作】

1 包菜洗净，切小片，入开水中烫熟，捞出排盘。

2 将适量酱油膏淋在包菜上拌匀即可。

南瓜百合

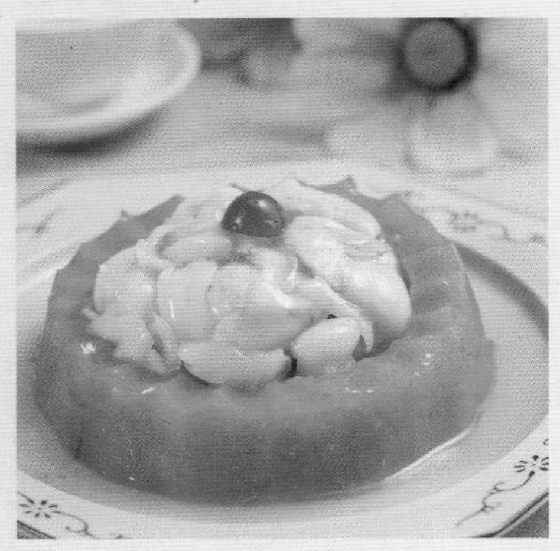

【食疗功效】百合有润肺、清心、调中之效，酒精性肝硬化患者食用有助改善病情。

【原料】南瓜250克，百合250克，白糖20克，蜜汁5克

【制作】

1 南瓜洗净，去皮，去瓤，表面切锯齿花刀。

2 百合洗净用白糖拌匀，放入南瓜中，上火蒸8分钟。

3 取出，淋上蜜汁即可。

酒精性肝炎

酒精性肝炎是因长期饮酒过量或酗酒而导致肝脏受损，或因空腹饮酒、肥胖、肝炎病毒感染、遗传因素、营养不均衡等导致的酒精性肝病。

主要症状

有明显体重减轻、食欲不振、恶心、呕吐、全身倦怠乏力、发热、腹痛及腹泻、上消化道出血及精神症状；体征有黄疸、肝肿大和压痛，同时有脾肿大、面色发灰、水肿及蜘蛛痣、食管静脉曲张等。从实验室检查看，有贫血和中性白细胞增多现象。

高发人群

高血压、心脑血管病、肝脏病、胃肠疾病患者和打鼾人群，以及长期应酬饮酒或酗酒者都是酒精性肝炎的高发人群。

饮食原则

①高蛋白质饮食：患者需要补充蛋白质，多摄取高蛋白饮食，有助于身体恢复。但有肝昏迷征兆者，应给予低蛋白质或无蛋白质饮食。

②全面补充营养：酒精性肝炎患者需要补充多种营养，食欲不振、恶心呕吐者应静脉补充热量（以葡萄糖为主），补充多种维生素和钾盐等都有助于酒精性肝炎患者的恢复治疗。

③合理饮食：应以多食素食、谷类为主，粗细搭配，多吃蔬菜水果，常吃奶类、豆类，清淡少盐膳食，并注意补充含B族维生素、维生素C、维生素K及叶酸类较多的食物，如新鲜的水果、蔬菜等。

饮食禁忌

①永久戒酒：酒对酒精性肝炎患者的病情非常不利，故酒精性肝炎患者必须永久戒酒，任何含有酒精的饮品都不能喝。

②少吃辛辣刺激性的食物，如辣椒、蒜、姜等，以免加重肝脏负担。

③少吃肥腻的食物，如油炸食物、肥肉、鱼子、鸡皮、猪肝、鸡肝、鹅肝等，以免加重肝脏负担。

豆皮南瓜卷

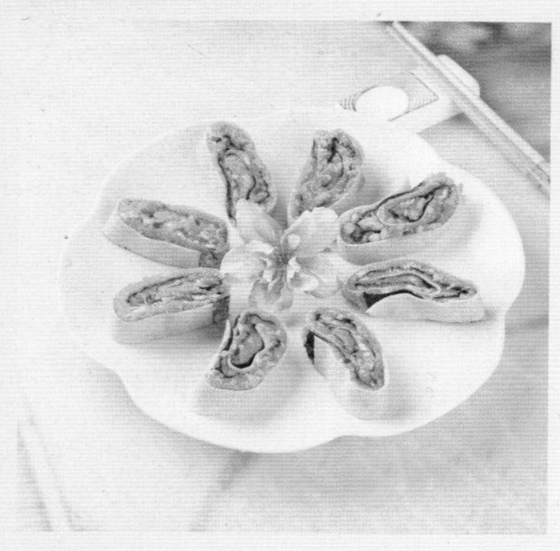

【食疗功效】豆腐皮极富营养价值，与南瓜一起食用能增强人体对肝炎的免疫力。

【原料】豆腐皮45克，南瓜200克，紫菜1张，鸡胸肉85克，葱花少许，盐2克，白糖少许，生抽、料酒、食用油各适量

【制作】

1 南瓜去皮洗净切片。

2 蒸锅上火烧开，放入南瓜片、洗净的鸡胸肉，加盖，用中火蒸至食材熟透后，取出；将鸡胸肉切成碎末；南瓜片碾成泥状。

3 用油起锅，倒入鸡肉末、生抽、料酒，加入盐、白糖、葱花、南瓜泥，炒匀成馅料。

4 取豆腐皮，铺开，盛入部分馅料，放上紫菜，再放入余下馅料，铺匀，卷成南瓜卷，切成段即可。

蒜蓉菠菜

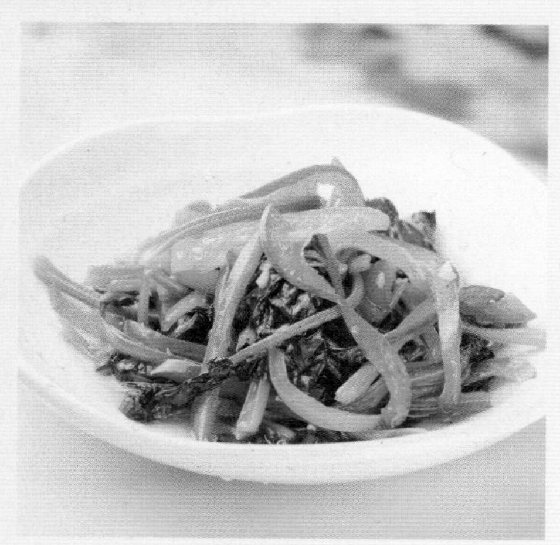

【食疗功效】菠菜中的叶酸可以改善酒精性肝炎的状况，与彩椒一同食用可以起到保肝护肝的作用。

【原料】菠菜200克，彩椒70克，蒜末少许，盐2克，鸡精2克，食用油适量

【制作】

1 彩椒洗净切粗丝；菠菜洗净去根部。

2 用油起锅，爆香蒜末，倒入彩椒丝翻炒，再放入切好的菠菜，快速翻炒均匀，炒至食材断生。

3 加入盐、鸡精，用大火翻炒至入味。

4 关火后盛出炒好的食材，放入盘中即成。

花生菠菜

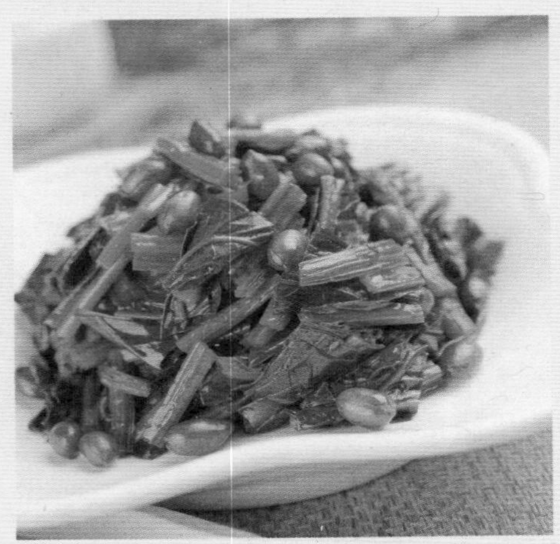

【食疗功效】花生含有大量的蛋白质和止血素，可使受损伤的肝脏血管得到修复和加固，也起补肝之效。

【原料】菠菜200克，花生米50克,盐3克，味精1克，酱油5毫升，芝麻油适量，食用油适量

【制作】

1 菠菜洗净，切段，用沸水焯熟；花生米洗净。

2 油锅烧热，下花生米炒熟。

3 将菠菜、花生米放入盘中，加入盐、味精、酱油、芝麻油拌匀即可食用。

蚝油牛肉

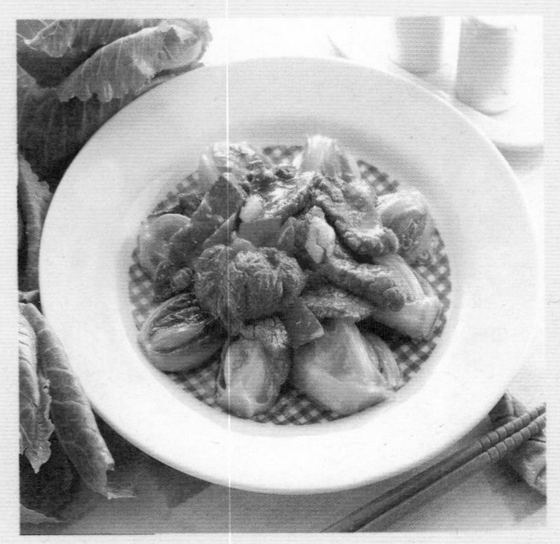

【食疗功效】牛肉富含丰富的蛋白质，具有补肝作用，对气短体虚、久病及面黄目眩等症有益。

【原料】牛肉200克，生菜150克，食用油、盐、蒜、红椒、水淀粉、蚝油、酱油各适量

【制作】

1 牛肉洗净，切片，用水淀粉、酱油腌5分钟；大蒜去皮洗净拍碎；红椒洗净切段；生菜洗净，焯水后摆盘。

2 油锅烧热，爆香蒜，放入牛肉片、红椒段快炒，加盐、蚝油调匀，盛在生菜上即可。

酒精性肝纤维化

酒精性肝纤维化是由酒精性脂肪肝发展而来的肝病。生活中因为应酬长期饮酒或嗜酒，导致肝脏损伤严重，患有酒精性脂肪肝后，不及时治疗就极有可能导致病情逐渐加重。

主要症状

酒精性肝纤维化与一般酒精性肝病一样，症状无特异性，主要表现为身体乏力、腹胀腹泻、食欲不振、性功能减退，还会出现肝掌和蜘蛛痣的典型肝病症状，有些人还会出现脾肿大的现象。

易患人群

高血压、心脑血管病、胃肠疾病患者以及打鼾人群等，长期过量饮酒者，是酒精性肝纤维化的易患人群。

预防方法

①酒是导致酒精性肝纤维化的主要原因，长期饮酒，尤其是烈性酒，对肝脏的损害很大，为防止病情恶化，一定要戒酒。

②情绪不佳、精神抑郁、暴怒激动均可影响肝的功能，因此一定要注意调节心情，保持心情开朗，振作精神。

③平日里适当做些运动，如散步、做保健操、打太极拳等，都有利于身体强健，对酒精性肝纤维化有良好的预防作用。

饮食之宜

①要以低脂肪、高蛋白、高维生素为饮食原则，尽量选择易消化的食物，如鸡蛋、牛奶、白菜、胡萝卜、西红柿、鱼肉、猪肉、牛肉等。

②饮食要定时、定量、有节制，才能更好地保护肝脏。早期可多吃豆制品、水果、蔬菜、蛋类；当肝功能显著减退并有肝昏迷先兆时，应对蛋白质摄入适当控制。

饮食之忌

①饮食不可无节制，要严格控制食盐摄入量，每天不超过1～1.5克，饮水量在2000毫升内；严重腹水时，食盐摄入量应控制在500毫克以内，水摄入量在1000毫升以内。

②应忌食辛辣、刺激和坚硬、生冷食物，更不宜进食过热食物，如咖喱、辣椒、冷冻食品、油炸食品、腌制食品，以防并发出血，对身体造成损害。

西红柿酸奶

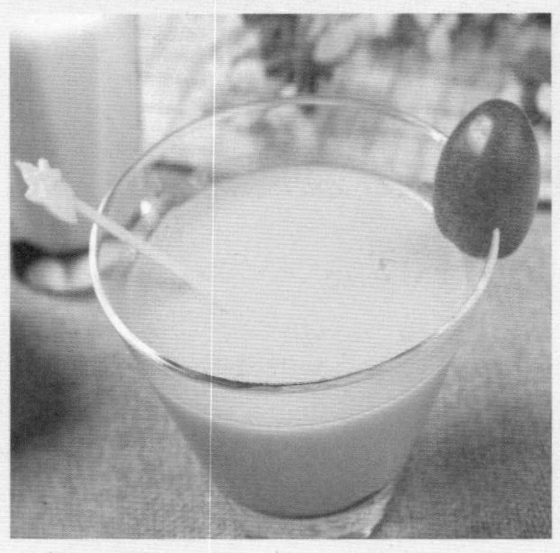

【食疗功效】酸奶对酒精性肝纤维化患者腹胀和食欲不振有改善功效。本品适合酒精性肝纤维化患者经常食用。

【原料】西红柿100克，酸奶300克

【制作】

1 将西红柿洗干净，去掉蒂，切成小块。

2 将切好的西红柿和酸奶一起放入搅拌机内，搅拌均匀即可。

双菇脊骨汤

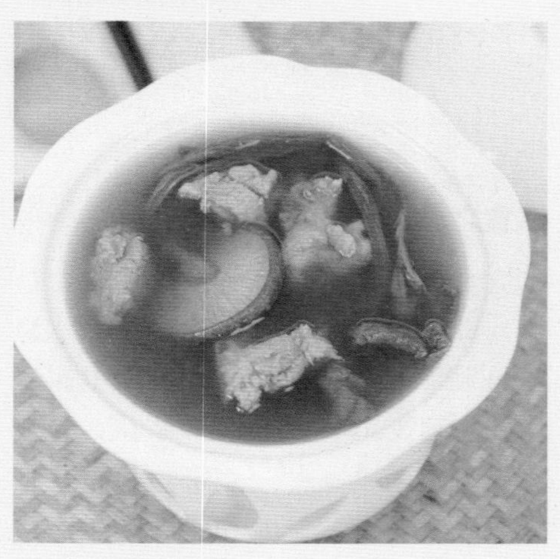

【食疗功效】本品能够提高机体免疫力，补气养身，可防止酒精性肝纤维化病情进一步发展。

【原料】脊骨、香菇、茶树菇各适量，盐适量

【制作】

1 脊骨洗净，斩段；香菇、茶树菇均洗净，泡发撕片。

2 热锅上水烧开，下入脊骨氽透，捞出洗净。

3 将脊骨放入砂煲，注入适量水，大火煲沸后放入香菇、茶树菇，改用小火煲1.5小时，加盐调味即可。

萝卜香菇肉粥

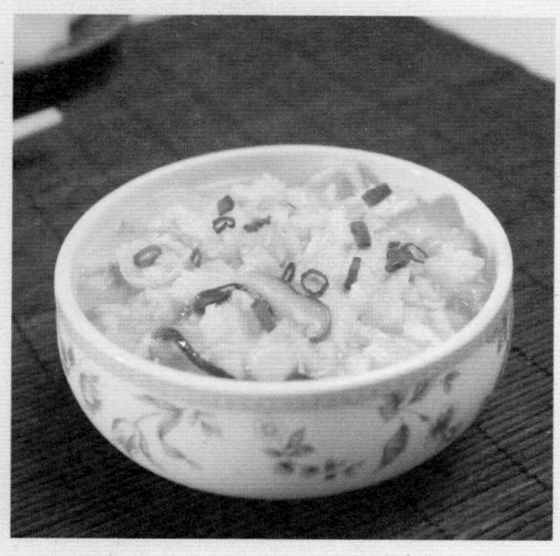

【食疗功效】本品可有效改善酒精性肝纤维化患者食欲不振的症状。

【原料】猪肉100克，胡萝卜、香菇、玉米粒、大米饭各适量，盐3克，葱花少许

【制作】

1 将猪肉、香菇洗净后切片；胡萝卜洗净后切丁；玉米粒洗净；取碗，用盐将肉腌渍片刻。

2 把肉片、香菇片、胡萝卜丁、玉米粒倒入装有大米饭的锅中，加适量清水。

3 最后加适量盐，开大火煮至粥稠且有香味溢出时，撒上葱花即可。

土豆小炒肉

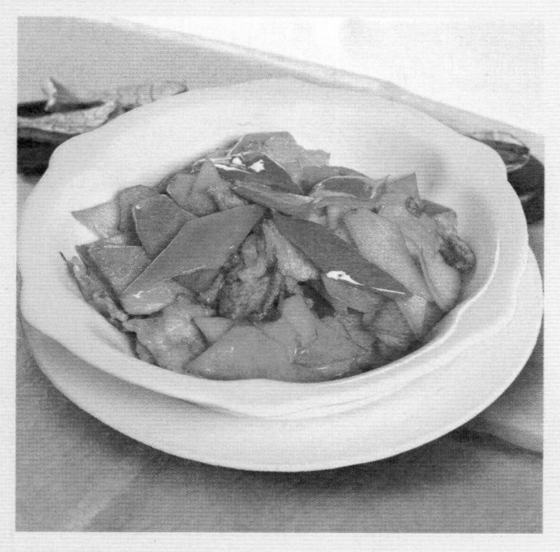

【食疗功效】土豆能促进胃肠蠕动，可以辅助治疗酒精性肝纤维化患者食欲不振和腹胀的症状。

【原料】土豆250克，猪肉100克，辣椒少许，盐、水淀粉、酱油各少许，食用油各适量

【制作】

1 土豆洗净去皮，切块；辣椒洗净，切片。

2 猪肉洗净，切片，加盐、水淀粉、酱油拌匀备用。

3 油烧热，入辣椒片炒香，放肉片煸炒至变色，放土豆块炒熟，入酱油和盐调味即成。

甲型病毒性肝炎

甲型病毒性肝炎简称“甲肝”。甲肝是病毒性肝炎的一种，病毒性肝炎包括甲肝、乙肝、丙肝、丁肝、戊肝等。

主要症状

甲型肝炎潜伏期约30天，多以发热起病，类似感冒症状，平均发热3天；常伴随恶心、呕吐、厌油等类似胃炎的表现；随之出现尿色深红，皮肤、黏膜发黄，粪便颜色变浅等症状。化验检查提示血清胆红素和谷丙转氨酶明显增高。

高发人群

凡是未感染过甲肝病毒的人，均为易感染者。大部分患者病后已获得持久免疫力，所以成年人中甲肝患者明显减少。

饮食原则

①适量摄入蛋白质：当肝脏病变时，人体自身的蛋白质分解加速，大量蛋白质丢失，血浆蛋白下降，使受损的肝组织难以修复，甚至因低蛋白质而产生局部水肿及腹水，故应补充高蛋白质饮食，如蛋类、牛奶、瘦肉和豆制品，豆类与动物蛋白质同食，可提高两者的营养价值。

②适量摄入糖类：甲肝患者由于食欲减退，进食量少，血糖浓度下降，易出现面色苍白、心悸出汗、倦怠少力等低血糖反应。糖类是人体能量的主要来源，补充糖类，可有效防治低血糖反应。

饮食禁忌

①甲肝患者由于肝脏炎症导致胆汁分泌不足，使脂肪的分解和吸收能力下降，大量食用高脂肪食物，会增加肝脏的负担，使病情加重。

②甲肝患者要戒烟、戒酒。

③严禁暴饮暴食，改正不健康、不卫生的生活方式。

红枣蜂蜜柚子茶

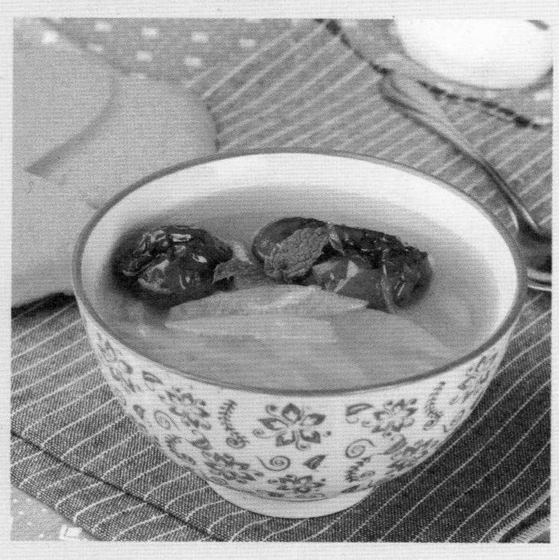

【食疗功效】柚子有利于补充维生素，蜂蜜能改善血液成分，本品对肝脏有保护作用，可辅助治疗甲型病毒性肝炎。

【原料】柚子皮90克，柚子肉110克，红枣适量，冰糖80克，蜂蜜30克，盐少许

【制作】

1 柚子皮切丝后，装入碗中，撒上盐，拌匀，腌渍30分钟后，将腌渍出的汁水倒出。
2 砂锅底部铺上一层柚子皮丝，放入柚子肉、红枣、冰糖，注入适量清水至没过食材。
3 盖上盖，大火煮开后转小火煮15分钟。
4 将煮好的柚子茶盛入碗中，倒入备好的蜂蜜，搅拌匀即可。

白果蒸蛋羹

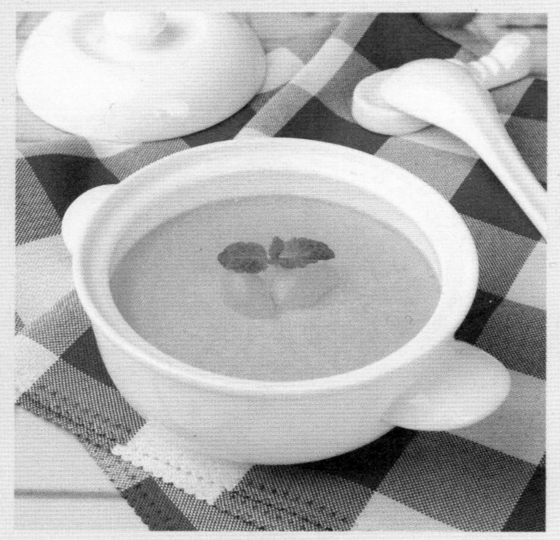

【食疗功效】白果含有多种维生素和矿物质，鸡蛋营养价值高，本品能满足甲肝患者的营养需求，可保护肝脏。

【原料】鸡蛋100克，熟白果25克，盐2克

【制作】

1 鸡蛋打入装有100毫升清水的碗中，搅散，加盐、熟白果搅匀。
2 拌好的蛋液装入碗中，封上保鲜膜，放入备好的蒸锅中。
3 蒸锅盖上盖，蒸10分钟至食材熟透。
4 将蛋羹取出，掀去保鲜膜即可。

白果红枣肚条汤

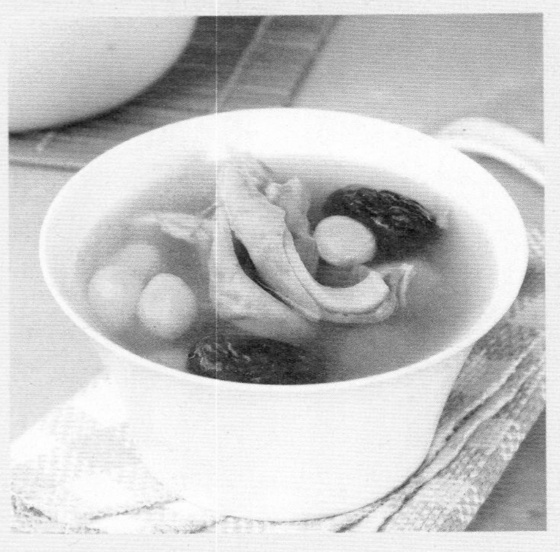

【食疗功效】常食本品，能有效帮助修复受损肝组织，对甲肝患者有一定的滋补作用。

【原料】猪肚150克，白果40克，红枣20克，姜片少许，盐、鸡精、黑胡椒粉、料酒各适量

【制作】

1 猪肚洗净切条。

2 锅中注清水烧开，放入猪肚条，淋入料酒拌匀以去除腥味，捞出。

3 电火锅中加入清水，倒入猪肚条、洗净的红枣和姜片、白果拌匀，煮开后，调至“低”挡，续炖20分钟至入味。

4 将盐、鸡精、黑胡椒粉加入锅中，调味，再盖上盖，稍焖煮片刻至入味，断电，揭盖，将汤盛入碗中即可。

水果燕麦牛奶粥

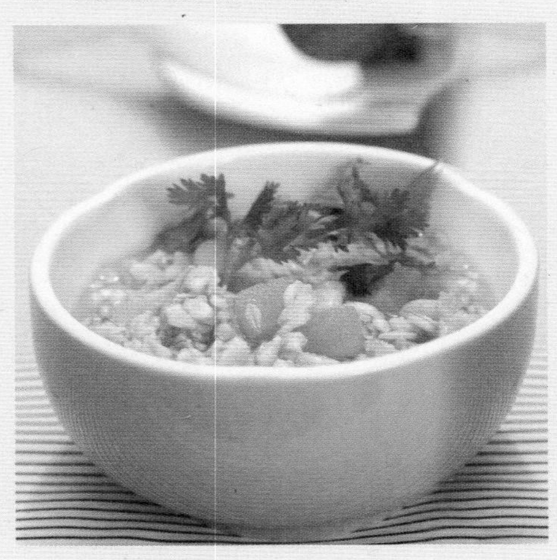

【食疗功效】燕麦含有丰富的蛋白质，有助于甲肝患者减轻病症，增强抵抗力和改善血液循环。

【原料】椰果丁、木瓜、玉米粒、牛奶各适量，燕麦片40克，白糖3克

【制作】

1 燕麦片洗净，泡发；木瓜去皮洗净，切丁；玉米粒洗净。

2 锅置火上，倒入清水，放入燕麦片，以大火煮开。

3 加入椰果丁、木瓜丁、玉米粒、牛奶同煮至浓稠状，调入白糖拌匀即可。

醋焖多宝鱼

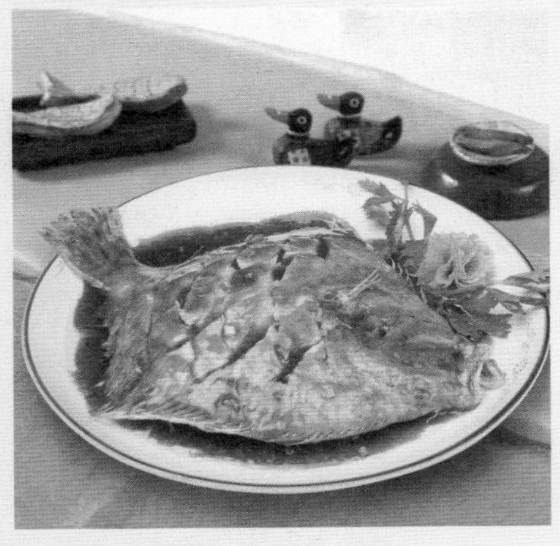

【食疗功效】经常食用多宝鱼可以滋补养肝，帮助受损肝脏细胞修复和再生，能够为食欲不振的甲肝患者补充营养。

【原料】多宝鱼300克，盐3克，料酒10毫升，陈醋15毫升、葱花15克，食用油适量

【制作】

1 多宝鱼去鳞、腮、内脏，洗净，在鱼身上打上花刀，加盐、料酒腌10分钟。

2 油锅烧热，放入多宝鱼煎至两面金黄，注入少量清水烧开。

3 倒入陈醋焖煮至汤汁浓稠，撒上葱花即可。

肉丝芹菜

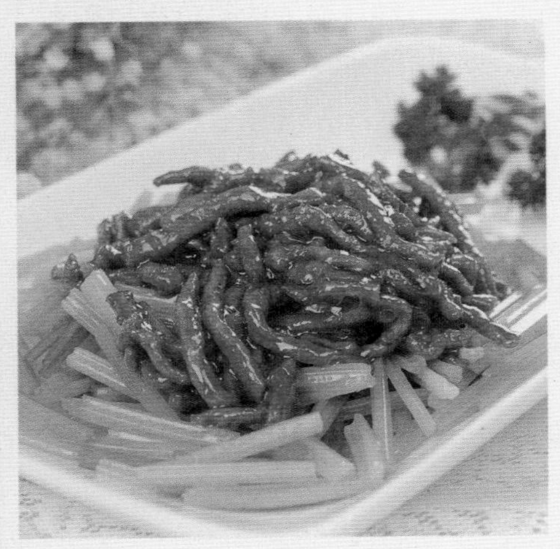

【食疗功效】本品能够促进消化，对甲肝患者有滋补肝阴的调理作用。

【原料】猪肉200克，芹菜250克，盐3克，料酒、老抽、水淀粉各适量，芝麻油10毫升，食用油适量

【制作】

1 猪肉洗净切丝，用料酒、老抽腌片刻，再以水淀粉抓匀上浆；芹菜取梗洗净，切段。

2 锅内注水烧沸，加盐，放入芹菜段焯熟，捞出沥水，装盘。

3 另起油锅，放入猪肉丝滑炒至熟，捞出盛在芹菜上，最后淋上芝麻油即可。

乙型病毒性肝炎

乙型病毒性肝炎简称“乙肝”，是一种由乙型肝炎病毒（HBV）感染机体后所引起的疾病。

主要症状

乙型病毒性肝炎的临床表现为乏力、恶心、腹胀、肝区疼痛等；肝大，质地为中等硬度，有轻压痛；病情重者可伴有慢性肝病面容、蜘蛛痣、肝掌、脾大，肝功能异常或持续异常。根据临床表现分为轻度、中度和重度。

高发人群

接受输血及血制品者，尤其是血友病患者； 注射（尤其是静脉注射）吸毒者；血液透析及肾脏移植患者；有过外科手术或其他创伤性行为的人（包括美容，口腔手术等）；酗酒成瘾者；乙型肝炎家庭内接触者，尤其配偶；有不正当性行为或同性恋者；乙肝孕妇所生婴儿；医务人员、实验室工作人员、处理血或血制品者。

饮食原则

①控制热量的摄入：主食量每天应在300克以上；每日摄入的热量应控制在8 400～10 500千焦。适量的热量可增强体力，促进肝细胞的再生与修复，但热量过高会造成体重增加，导致脂肪肝。

②补充蛋白质：蛋白质的供给要高于健康人，由蛋白质提供的热量应占全日总热量的15%，其中优质蛋白宜占50%，豆、奶、蛋、肉类要多吃。

③保证充足的维生素和糖类：多补充脂溶性维生素，对肝细胞的解毒、再生和提高免疫力等方面有益。

饮食禁忌

①乙肝患者一定要戒酒，酒类中含有乙醇，乙醇对肝细胞的损害很大，即使少量饮酒也会加重肝细胞损害。

②应该避免摄入损害肝脏的食物。

③忌食一切辛辣、刺激的食物。

冬瓜鱼头汤

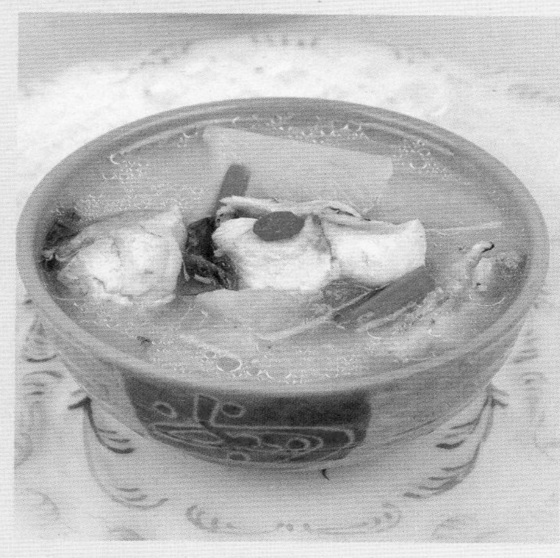

【食疗功效】冬瓜对由乙肝发展成的肝炎湿热内蕴型患者可起到清热利湿的功效。本品是乙肝患者的食疗佳品。

【原料】胖头鱼头1个，冬瓜300克，清汤适量，盐3克，葱段、姜片各4克

【制作】

1 将胖头鱼头去鳞、去腮，洗净，斩成大小均匀的块；冬瓜去皮、籽洗净，切块备用。

2 净锅上火倒入清汤，调入盐、葱、姜片，下入胖头鱼头、冬瓜块煲至熟即可。

西红柿炒山药

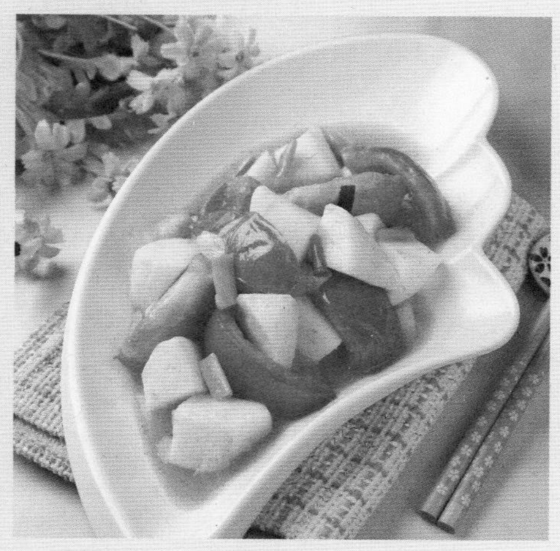

【食疗功效】本品对肝炎患者有补益作用，乙肝患者可适量多吃。

【原料】去皮山药200克，西红柿150克，大蒜5克，葱段5克，盐2克，白糖2克，鸡精、水淀粉、食用油各适量

【制作】

1 山药洗净切块；西红柿洗净切小瓣；大蒜切片。

2 锅中注清水烧开，加入盐、食用油、山药块，煮至断生，捞出。

3 用油起锅，倒入大蒜片、大葱段、西红柿、山药块炒匀，加入盐、白糖、鸡精调味。

4 淋入水淀粉勾芡，加入葱段，炒至熟，盛出即可。

胡萝卜炒香菇片

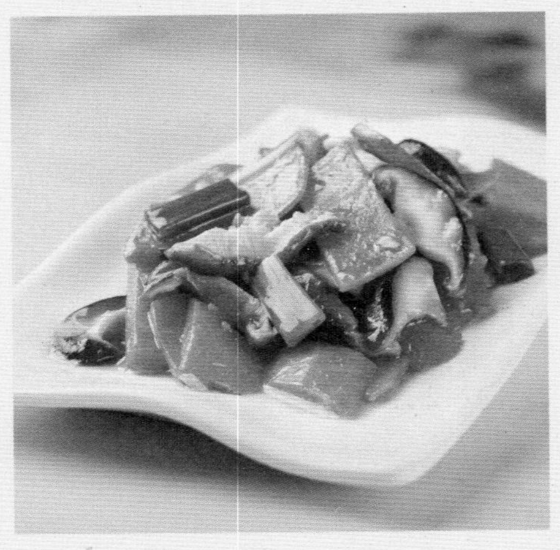

【食疗功效】香菇具有抗病毒、诱生干扰素和保护肝脏的作用，胡萝卜含有胡萝卜素，具有舒肝养血的作用。

【原料】胡萝卜180克，鲜香菇50克，蒜末、葱段各少许，盐3克，鸡精2克，生抽4毫升，水淀粉5毫升，食用油适量

【制作】

1 胡萝卜去皮洗净切片；香菇洗净用斜刀切片。

2 胡萝卜片加入1克盐、食用油拌匀，锅中注清水烧开，再放入香菇片，煮至八成熟，捞出。

3 用油起锅，爆香蒜末，倒入胡萝卜和香菇炒匀，加入生抽、2克盐、鸡精调味。

4 淋入水淀粉勾芡，撒上备好的葱段，翻炒至食材熟透，盛出即成。

香菇木瓜沙拉

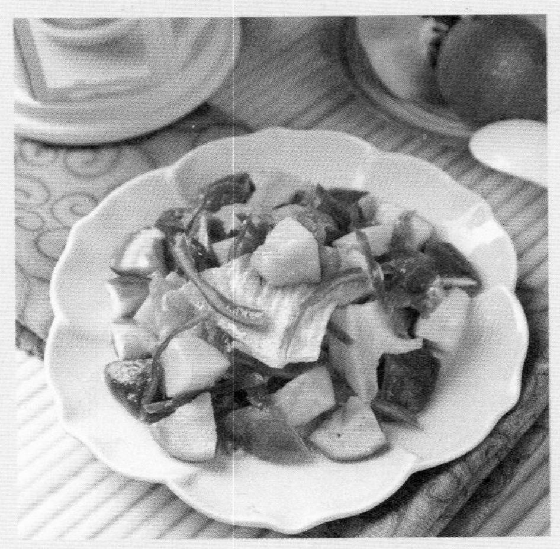

【食疗功效】香菇能起到保护肝脏的作用，乙肝患者应经常食用。此外，香菇与木瓜同食还能够提高机体免疫力。

【原料】紫甘蓝30克，木瓜50克，香菇50克，生菜20克，蜂蜜10克，橄榄油10毫升，盐、白醋各少许

【制作】

1 洗净去皮的木瓜切丁；洗好的紫甘蓝切成丝；洗净的香菇切成块；洗净的生菜用手撕成小段。

2 锅中注入清水烧开，倒入香菇块、紫甘蓝丝，焯片刻，将食材捞出放入凉水中冷却，捞出沥干水分。

3 将冷却的食材装入碗中，放入木瓜丁、生菜段，加入盐、白醋、蜂蜜、橄榄油，搅匀即可。

蜜制莲藕

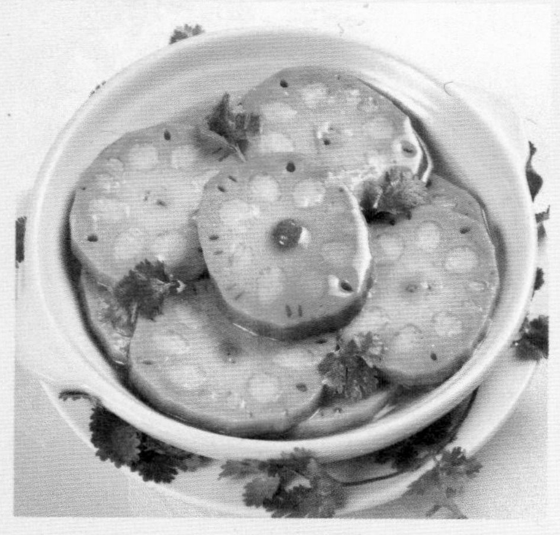

【食疗功效】本品能够增进食欲，促进消化，常食有益于乙肝患者恢复健康。

【原料】嫩莲藕100克，桂皮10克，八角10克，糯米50克，香菜段少许，蜂蜜8克，冰糖10克

【制作】

1 莲藕去皮洗净，灌入糯米；桂皮、八角均洗净。

2 高压锅内放入灌好的莲藕、桂皮、八角、蜂蜜、冰糖。

3 加水煲1小时，冷凉切片，撒上香菜即可。

芥蓝木耳炒香肉

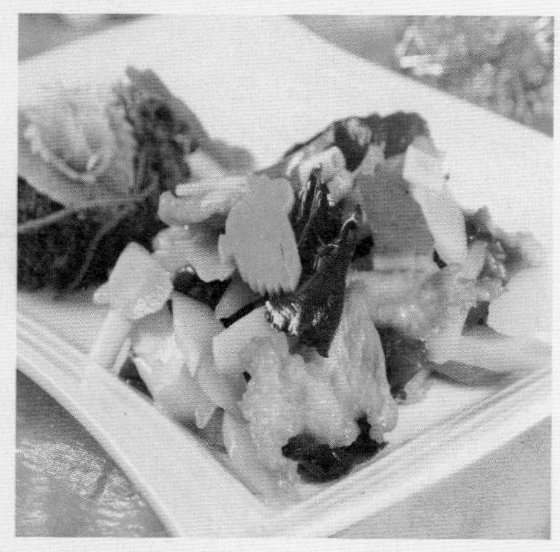

【食疗功效】本品适合出现食欲不振和厌食油腻的乙肝患者食用。里脊肉能够为肝病患者补充能量和营养。

【原料】芥蓝200克，里脊肉、胡萝卜、黑木耳各适量，盐3克，白糖、酱油、料酒、红椒、葱各少许，食用油适量

【制作】

1 芥蓝取梗洗净，去皮后切斜段；里脊肉洗净切片，用酱油腌至入味；胡萝卜洗净，切片；黑木耳泡发洗净；红椒洗净，切块；葱洗净，切小段。

2 油锅烧热，下里脊肉稍炸，捞出；锅留油烧热，放红椒块、葱段炒香，里脊肉回锅，与芥蓝段、胡萝卜片、黑木耳同炒至熟。

3 加料酒、盐、白糖、酱油调味，出锅即可。

丙型病毒性肝炎

丙型病毒性肝炎是一种由丙型肝炎病毒感染引起的病毒性肝炎，主要经输血、针刺、吸毒等传播。

主要症状

成人急性丙型肝炎病情相对较轻，多数为急性无黄疸型肝炎，丙氨酸转氨酶（ALT）升高为主，少数为急性黄疸型肝炎，黄疸为轻度或中度升高；可出现恶心、食欲下降、全身无力、尿黄眼黄等表现。单纯丙肝病毒感染极少引起肝功能衰竭。慢性丙型病毒性肝炎症状较轻，表现为肝炎常见症状，如易疲劳、食欲欠佳、腹胀等，也可无任何自觉症状。

高发人群

接受输血和血制品者、接受注射（尤其是静脉注射）者、吸毒者、血液透析及肾脏移植患者、丙型肝炎家庭内接触者、丙肝孕妇所生婴儿以及医务人员、实验室工作人员、处理血或血制品者，都是丙肝的高发人群。

饮食原则

①营养均衡：丙肝患者饮食需要营养均衡，不要偏食。既要补充蛋白质，也要摄入足够的维生素和矿物质以及膳食纤维。

②饮食清淡：丙肝患者的饮食要尽量清淡，少脂肪，烹饪方式也要尽量选择蒸、煮、炖，少用煎、炸等方式。少油、少盐，不用辛辣刺激性的调味料，尽量保持食物原有的鲜味。

饮食禁忌

①慎服滋补品：丙肝患者要避免大量服用滋补类食物，如甲鱼、人参、鹿茸等。这些补品有很好的滋补功效，但是要慎用，要根据患者自身情况来服用，不要过量。

②忌酒：丙肝患者要忌酒，否则会对病情的恢复产生不利影响。

芦笋玉米西红柿汤

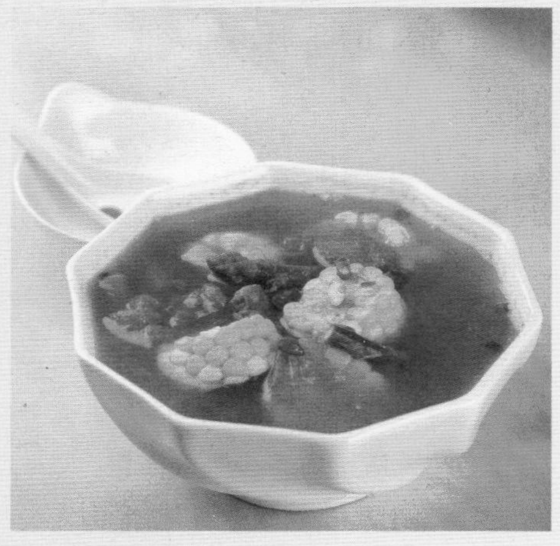

【食疗功效】玉米含有天然维生素E，与芦笋、西红柿等蔬菜一起食用对丙肝患者病情的恢复有很好的帮助。

【原料】玉米棒200克，芦笋100克，西红柿100克，葱花少许，番茄酱15克，盐2克，鸡精2克，食用油少许

【制作】

1 芦笋洗净切段；玉米棒、西红柿均切小块。

2 砂锅中注清水烧开，倒入玉米棒、西红柿，盖上盖，煮沸后续煮15分钟，至食材熟软。

3 将食用油倒入砂锅中，再放入芦笋段拌匀，调入盐、鸡精、番茄酱，续煮至食材熟透。

4 关火后盛出煮好的汤，装入汤碗中，撒上葱花即成。

南瓜清炖牛肉

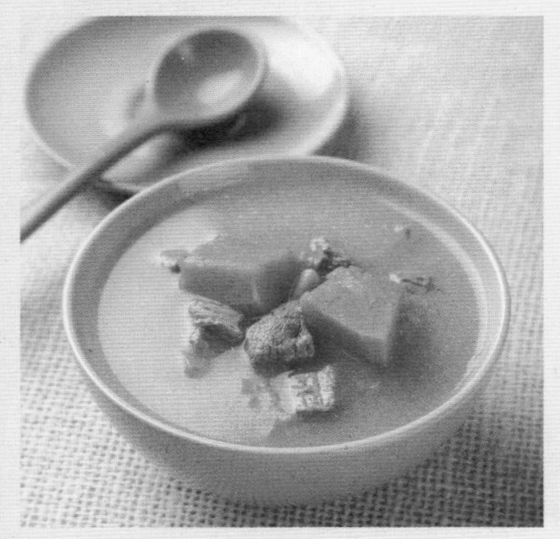

【食疗功效】南瓜含有丰富的胡萝卜素和维生素C，可以防治夜盲症，明目护肝，与牛肉搭配食用能养护肝脏。

【原料】牛肉块300克，南瓜块280克，葱段、姜片各少许，盐2克

【制作】

1 砂锅中注入适量清水烧开，倒入洗净切好的南瓜块、牛肉块、葱段、姜片搅匀。

2 盖上盖，用大火烧开后转小火炖煮约2小时至食材熟透。

3 将盐调入锅中，搅拌均匀，用汤勺撇去浮沫。

4 盛出煮好的汤，装碗即可。

口蘑蒸牛肉

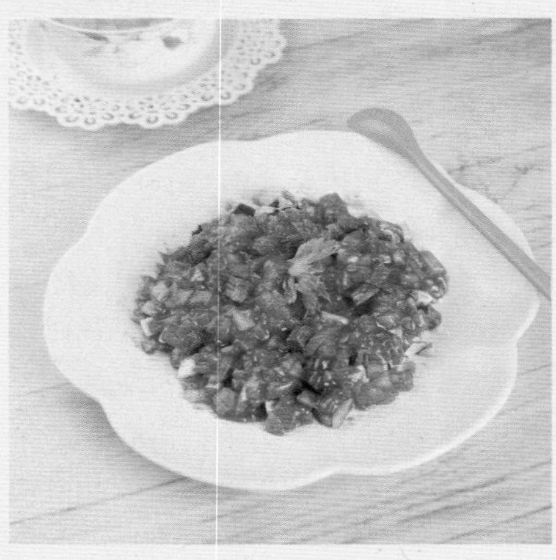

【食疗功效】口蘑可以提高人体免疫力，牛肉对肝有保健作用，适量食用对于肝脏功能的恢复有益处。

【原料】卤牛肉125克，口蘑55克，苹果40克，胡萝卜30克，西红柿25克，洋葱15克，番茄酱10克，食用油适量

【制作】

1 口蘑、卤牛肉、西红柿、胡萝卜、洋葱均切丁；苹果洗净，将果肉切小块。

2 煎锅置于火上，注入食用油烧热，倒入洋葱丁、西红柿丁、胡萝卜丁、苹果块炒匀，放入番茄酱炒香，注入适量清水，制成酱料。

3 取一蒸盘，放入口蘑丁、牛肉丁，铺好；蒸锅上火烧开，放入蒸盘，用中火蒸约30分钟至食材熟透，取出，浇上酱料即可。

蒸香菇西蓝花

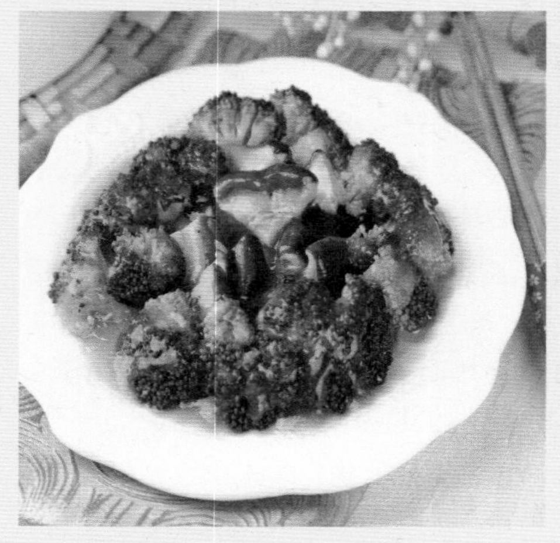

【食疗功效】经常食用西蓝花能有效防癌抗癌，还有杀菌和防止感染的功效。

【原料】香菇100克，西蓝花100克，盐2克，鸡精2克，蚝油5克，水淀粉10毫升

【制作】

1 香菇洗净按十字花刀切块；西蓝花洗净沿圈摆入蒸盘中，再将香菇摆在西蓝花中间。

2 将蒸盘放入备好的电蒸锅中，加盖，蒸8分钟至熟后，取出。

3 另起锅，注清水烧开，加入盐、鸡精、蚝油搅匀，淋入水淀粉，制成汤汁。

4 将制好的汤汁浇在西蓝花和香菇上即可。

丁型病毒性肝炎

丁型病毒性肝炎是由丁型肝炎病毒与乙型肝炎病毒等嗜肝DNA病毒共同引起的传染病，主要通过输血和血制品传播，与乙型肝炎的传播方式相似。

主要症状

丁型病毒性肝炎与乙型病毒性肝炎重叠感染后，可以促使肝损害加重，并易发展为慢性活动性肝炎、肝硬化和重型肝炎。丁型病毒性肝炎患者多表现为厌食、发热、黄疸和肝区痛等症状；重型患者病情较为严重，表现为慢性肝炎中、重型功能失代偿及重型肝炎，极少有慢性肝炎轻型者。

高发人群

由于丁型病毒性肝炎是一种缺陷性病毒，需要乙肝病毒的外壳作为“自己的外壳”，才能形成完整的丁肝病毒，所以丁型病毒性肝炎的易发人群多为乙型肝炎表面抗原阳性的急、慢性肝炎及乙肝病毒携带者，静脉内注射毒品的人也极易感染。

饮食原则

①适当补充蛋白质：患者适当补充蛋白质和糖类，可以维持氨的平衡，改善肝脏功能，还有利于肝细胞损伤的修复和再生。

②适当补充维生素：患者要适当补充维生素A、维生素E等脂溶性维生素，以增强肝细胞的解毒、再生能力，提高免疫力。

③适当补充脂肪：饮食需要清淡，但也要适量进食脂肪，以每天50克左右为宜；尽量选择鱼肉和禽肉，畜肉要选择瘦肉。

饮食禁忌

①慢性肝炎患者的肝脏对乙醇的解毒能力较弱，即使少量饮酒，也会加重肝细胞损害，导致肝病加重，患者应戒酒。

②慢性肝炎患者应忌食辛辣、刺激、大辛大热的食物，因为这些食物摄入后会损害肝脏的正常功能。

益母草鱼腥草排骨汤

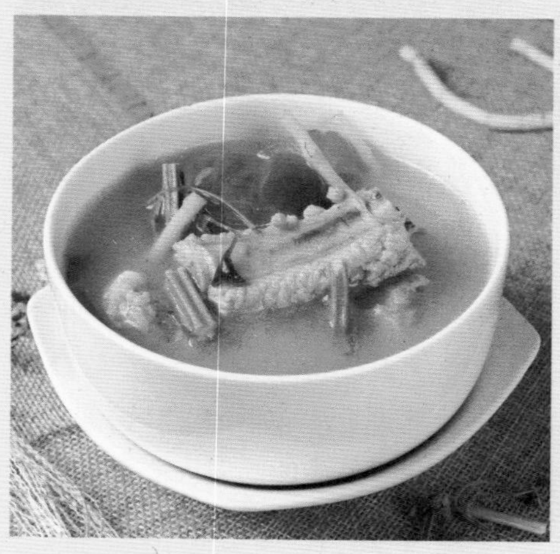

【食疗功效】丁型病毒性肝炎患者食用排骨汤可以强壮身体、提高免疫力、促进肝细胞的修复。

【原料】苦瓜150克，排骨块250克，益母草10克，鱼腥草20克，姜片少许，盐3克

【制作】

1 苦瓜洗净去瓤，切块，放入碗中，加入1克盐，腌20分钟；再入清水清洗，捞出苦瓜。

2 锅中注清水烧开，倒入排骨块，略煮捞出。

3 砂锅中注入适量清水，倒入排骨块、苦瓜块、姜片、益母草、鱼腥草拌匀。

4 加盖，大火煮开转小火煮3小时至熟后加入2克盐，煮至入味，盛出装碗即可。

银鱼干炒苋菜

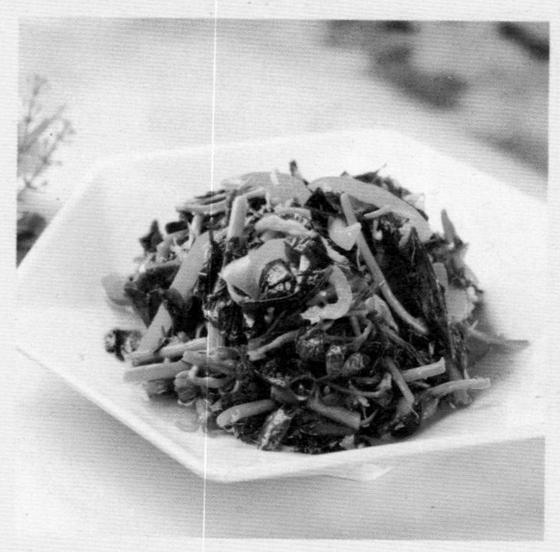

【食疗功效】食用苋菜能提高机体的免疫力，还有清肝解毒的功效，与银鱼一同食用对肝脏修复非常有益。

【原料】苋菜200克，水发银鱼干60克，彩椒45克，蒜末少许，盐2克，鸡精2克，料酒4毫升，食用油适量

【制作】

1 彩椒洗净切粗丝；苋菜洗净切小段。

2 用油起锅，爆香蒜末，倒入洗净的银鱼干、彩椒丝翻炒。

3 淋入料酒提鲜，倒入切好的苋菜，炒至其变软，转小火。

4 再加入盐、鸡精，翻炒至食材入味后，盛出即成。

福寿四宝虾球

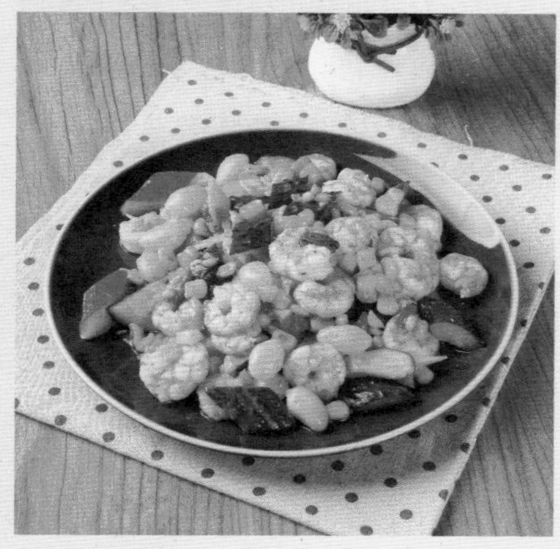

【食疗功效】白果与虾仁同食，具有通畅血管、保护肝脏的作用。

【原料】虾仁300克，黄瓜70克，蟹柳、白果仁、松仁、玉米粒各30克，水发枸杞子10克，葱段、姜片各少许，盐2克，料酒、水淀粉各6毫升，食用油适量

【制作】

1 黄瓜洗净切块；蟹柳洗净斜刀切块；虾仁洗净装碗，加1克盐、3毫升料酒、水淀粉腌10分钟。

2 沸水锅中倒入玉米粒、白果仁，略煮，再放入黄瓜块、蟹柳块、泡好的枸杞子，煮至食材断生，捞出。

3 用油起锅，爆香葱段和姜片，倒入松仁、虾仁翻炒，放入焯好的食材，再加入3毫升料酒、清水翻炒，调入1克盐炒匀至收汁即成。

黑蒜炒平菇

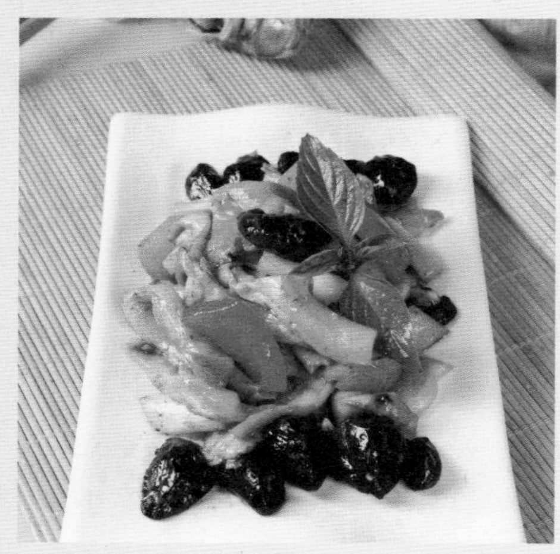

【食疗功效】黑蒜具有增强免疫力、保护肝脏的功效，平菇含有菌糖，能起到养肝的作用。

【原料】黑蒜150克，平菇350克，彩椒75克，葱段、姜片、蒜末各少许，盐2克，鸡精3克，生抽5毫升，水淀粉、食用油各适量

【制作】

1 平菇洗净用手撕开；彩椒洗净切块。

2 锅中注清水烧开，倒入平菇，煮至食材断生，捞出。

3 用油起锅，爆香姜片、蒜末，放入彩椒块、平菇块、黑蒜炒匀，调入生抽、盐、鸡精。

4 加入葱段、水淀粉，翻炒约2分钟至熟后，盛出炒好的菜肴，装入盘中即可。

戊型病毒性肝炎

戊型病毒性肝炎是病毒性肝炎的一种，多发于高温多雨季节，尤其在洪涝灾害造成粪便对水源广泛污染的地区。

主要症状

戊型病毒性肝炎潜伏期较长，平均为6周。一般起病比较急，以黄疸最为多见。多数患者有发热现象，伴有乏力、恶心、呕吐、肝区痛，少数患者有关节痛。大多数患者黄疸于2周左右消退，一般不发展为慢性。孕妇感染易发生肝功能衰竭，尤其是在妊娠晚期病死率高，可见流产与死胎。

高发人群

以青壮年为主，儿童和老年人发病比较少；孕妇易感性比较高，由于血清免疫球蛋白水平低下，往往病情重而且病死率高。戊型病毒性肝炎没有家庭聚集现象，流行持续时间长短不一，无慢性化，愈后良好。

饮食原则

①饮食清淡：戊型病毒性肝炎患者的饮食要清淡，忌食油腻、辛辣、刺激、生冷的食物，但是要注意的是，饮食清淡不等于全素食，还要适量摄入脂肪，可以吃一些瘦肉。

②补充维生素：戊型病毒性肝炎患者在日常饮食中还要注意多补充维生素，新鲜的蔬菜、水果都是不错的选择。蔬菜可以清炒，水果最好生吃，或者榨汁饮用。

③为促进肝细胞的修复与再生，应增加蛋白质供给，一般应占总热量的15%，特别应保证一定数量的优质蛋白，如动物性蛋白质、豆制品等的供给。

饮食禁忌

①戊肝是一种人畜共患病，与人类密切接触的动物如猪、鸡、狗等都能感染，因此，一定要避免进食生肉或半熟动物肉制品以及海产品。

②生食蔬菜、水果前一定要清洗干净，不吃放置时间过久、不新鲜的食物，避免食用生水。

黑蒜炒苦瓜

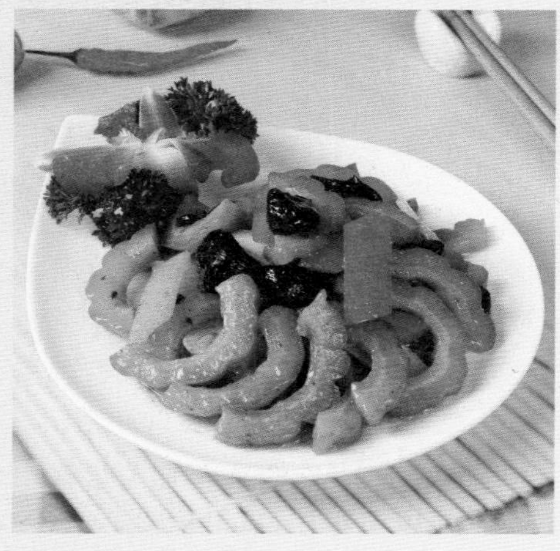

【食疗功效】黑蒜中的微量元素含量较高，能增加肝脏的排毒能力，与苦瓜一同食用能养护肝脏。

【原料】黑蒜70克，苦瓜200克，豆豉30克，彩椒65克，姜片、蒜片、葱段各少许，盐2克，鸡精3克，芝麻油5毫升，水淀粉、食用油各适量

【制作】

1 苦瓜洗净去子，切厚片；彩椒洗净切块。

2 锅中注清水烧开，加入1克盐、苦瓜片，煮至断生，捞出。

3 用油起锅，爆香蒜片、姜片，放入豆豉、苦瓜、彩椒块炒匀。

4 倒入黑蒜，调入1克盐、鸡精，加入葱段、水淀粉、芝麻油，炒至熟后，盛出即可。

萝卜圣女果梨汁

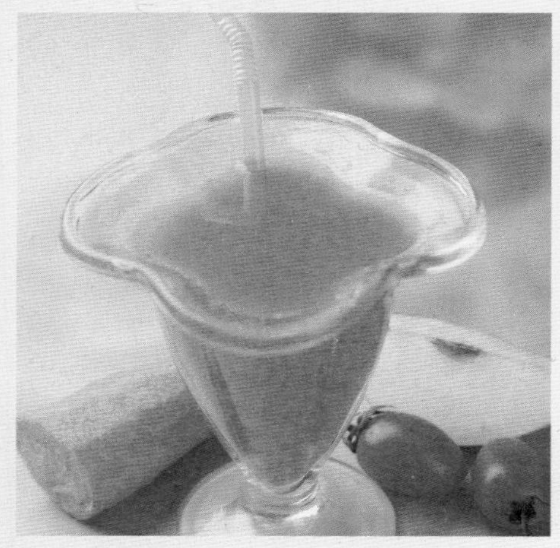

【食疗功效】梨的果肉中含有较多糖类和多种维生素，对肝脏有保护作用，与圣女果一起食用具有舒肝解毒的作用。

【原料】雪梨60克，胡萝卜40克，圣女果45克

【制作】

1 雪梨洗净去皮，去核，切小块；胡萝卜洗净切小块；圣女果洗净切开。

2 取榨汁机，选搅拌刀座组合。

3 放入雪梨块、圣女果块、胡萝卜块，倒入纯净水，盖上盖。

4 选择“榨汁”功能，榨取果汁，断电后把果汁滤入杯中即可。

小白菜香菇肉片

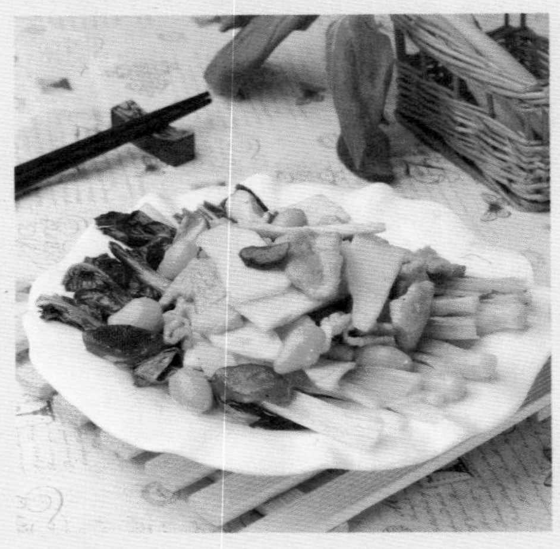

【食疗功效】食用新鲜的小白菜对肝脏有很好的帮助，能起到养肝排毒的效果，搭配瘦肉同食有助于补充营养。

【原料】瘦肉100克，小白菜、鲜香菇、竹笋、白果各适量，盐4克，淀粉、食用油各适量

【制作】

1 小白菜洗净；洗净的香菇去蒂切成片；竹笋对半切开，切片；洗净的瘦肉切成片，放入少许盐、淀粉拌匀腌10分钟。

2 锅中注清水烧开，放入白果、香菇片、竹笋片搅匀，煮约1分钟，捞出。

3 热锅注油烧热，倒入小白菜炒软，放入盐炒至入味，盛出装盘。

4 用油起锅，倒入肉片炒至转色，倒入焯好的食材炒匀，放入盐，翻炒调味，盛入装有小白菜的盘中。

紫甘蓝拌茭白

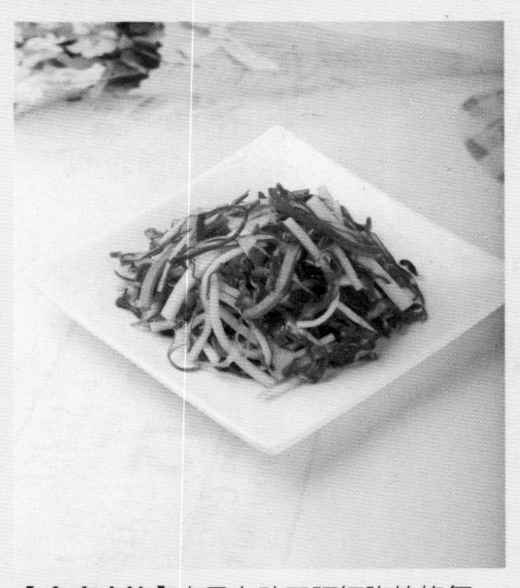

【食疗功效】本品有助于肝细胞的修复。

【原料】紫甘蓝150克，茭白200克，彩椒50克，蒜末少许，盐2克，鸡精2克，陈醋4毫升，芝麻油3毫升，食用油、生抽各适量

【制作】

1 茭白去皮洗净切丝；彩椒、紫甘蓝均洗净切丝。

2 锅中注入适量清水烧开，加入食用油、茭白丝，焯至五成熟后，加入紫甘蓝丝、彩椒丝，焯至断生，捞出。

3 将焯好的食材装入碗中，放入蒜末，调入生抽、盐、鸡精。

4 淋入陈醋、芝麻油，搅匀后，将食材盛出，装入盘中即可。

肝纤维化

肝纤维化是指由各种致病因子致使肝内结缔组织异常增生，导致肝内弥散性细胞外基质过度沉淀的病理过程。它不是一个独立的疾病，许多慢性肝脏疾病均可引起肝纤维化。

主要症状

疲乏无力是肝纤维化的早期常见症状之一。还会表现为食欲减退、慢性消化不良、慢性胃炎及出血，症见泛酸、嗳气、呃逆、上腹部隐痛、肝区隐痛及上腹饱胀等胃区症状，有时伴恶心、呕吐等。临床上部分患者无明显的慢性肝病史，经进一步检查才发现。

高发人群

酗酒和长期饮酒者在肝内产生的乙醇可直接毒害肝细胞，初期造成酒精性脂肪肝，以后可发展为肝纤维化、肝硬化；各种慢性病毒性肝炎患者是发生肝纤维化、肝硬化的高危人群；长期接触和摄入各种有毒物质者可引起中毒性肝纤维化；慢性充血性心力衰竭患者可产生心源性肝纤维化。

饮食原则

①饮食要做到定时、定量、有节制。每一次进食都要有规律，养成良好的饮食习惯。

②调理饮食，均衡营养，做到粗细粮搭配，尽量使饮食多元化。

③多吃富含锌的食物。肝纤维化患者普遍血锌水平较低，尿锌排出量增加，肝细胞内含锌量也降低，应适当食用猪瘦肉、牛肉、蛋类、鱼类等。为防止镁离子缺乏，可多食用绿叶蔬菜、奶制品、谷类等。

饮食禁忌

①忌食油腻、油炸、发酵及腌制食物，如香肠、咸鱼、肥肉等。

②忌酒：酒能助火，长期饮酒，可导致酒精性肝硬化。因此，饮酒可使肝硬化患者病情加重，并易引起出血。

③戒烟：长期吸烟不利于肝病的稳定和恢复，会加快肝硬化的进程，具有促发肝癌的危险。

木瓜马蹄萝卜饮

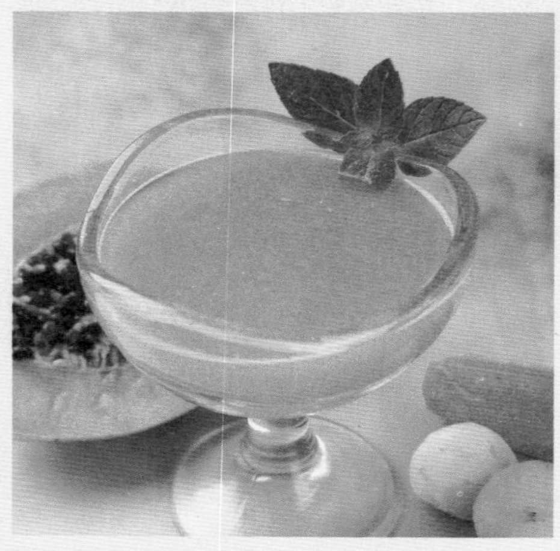

【食疗功效】本品富含维生素C，有助于增加肝细胞的抵抗力，稳定肝细胞膜，促进肝细胞再生。

【原料】木瓜肉135克，马蹄肉90克，胡萝卜75克

【制作】

1 马蹄肉洗净切小块；木瓜肉切丁；胡萝卜去皮洗净切小块。

2 取榨汁机，选搅拌刀座组合，倒入木瓜肉、马蹄肉和胡萝卜块，加入适量纯净水。

3 盖上盖， 选择“榨汁”功能，榨取蔬果汁。

4 断电后倒出蔬果汁，滤入杯中即成。

西红柿葡萄紫甘蓝汁

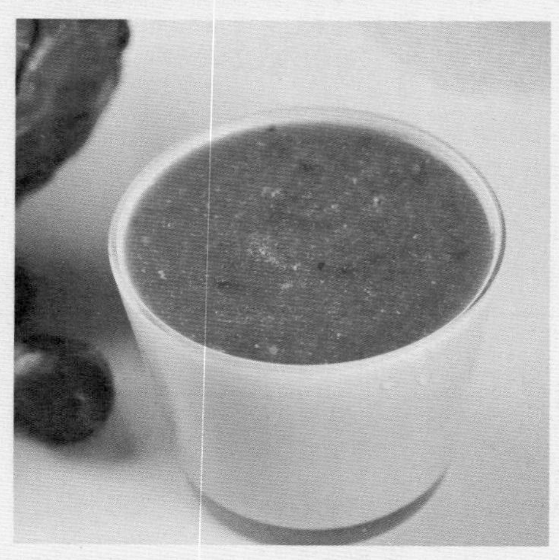

【食疗功效】经常食用本品可以降低自由基对肝脏的损伤。

【原料】西红柿100克，紫甘蓝100克，葡萄100克

【制作】

1 西红柿、紫甘蓝洗净切小块。

2 锅中注清水烧开，倒入紫甘蓝，焯1分钟，捞出紫甘蓝。

3 取榨汁机，选搅拌刀座组合，倒入西红柿、葡萄、紫甘蓝、适量纯净水。

4 盖上盖，选用“榨汁”功能，榨出蔬果汁，将榨好的蔬果汁倒入杯中即可。

蒜泥海带丝

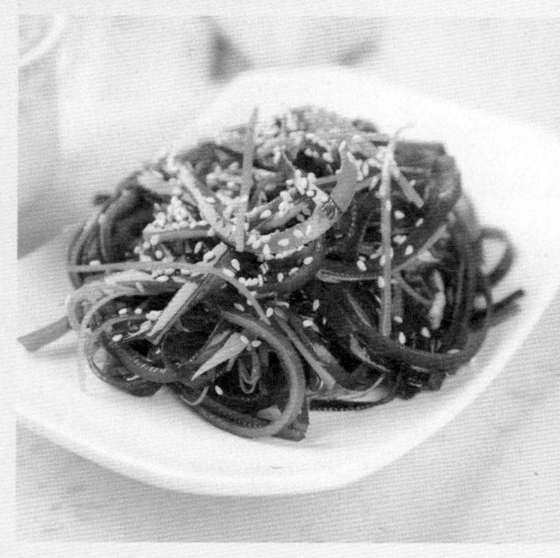

【食疗功效】常食用本品可以强化肝细胞的抵抗力、促进肝细胞再生。

【原料】水发海带丝240克，胡萝卜45克，熟白芝麻适量，蒜末少许，盐2克，生抽4毫升，陈醋6毫升，蚝油12克

【制作】

1 胡萝卜去皮洗净切细丝。

2 锅中注清水烧开，放入洗净的海带丝，煮至食材断生后捞出。

3 取一个大碗，放入煮好的海带丝，撒上胡萝卜丝、蒜末，加入盐、生抽、蚝油。

4 淋上陈醋拌匀，至食材入味，盛入盘中，再撒上熟白芝麻即成。

白菜木耳炒肉丝

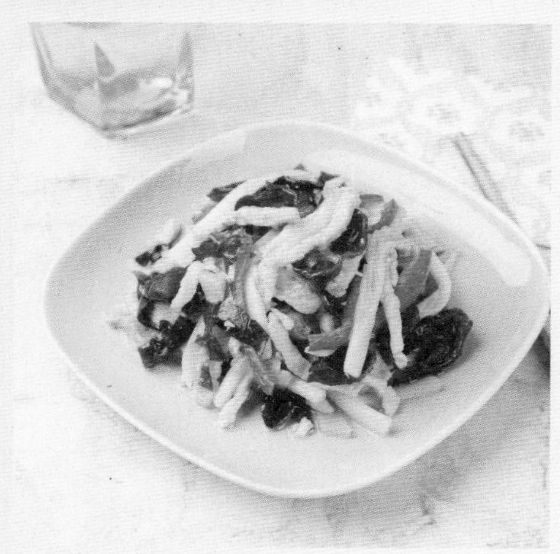

【食疗功效】黑木耳中的多糖体对肝脏有养护作用，与白菜同食，能促进受损肝脏的修复。

【原料】白菜80克，水发黑木耳60克，猪瘦肉100克，红椒10克，姜末、葱段各少许，盐2克，白糖3克，生抽、料酒5毫升，水淀粉、食用油各适量

【制作】

1 白菜洗净切粗丝；黑木耳洗净切小块；红椒洗净切条；猪瘦肉洗净切细丝。

2 把肉丝装入碗中，加入1克盐、生抽、2毫升料酒拌匀，腌10分钟。

3 用油起锅，倒入肉丝、姜末、葱段爆香，放入红椒条、3毫升料酒炒匀，再放入黑木耳块、白菜丝，炒至变软，加入1克盐、白糖、水淀粉翻炒入味即成。

脂肪肝

脂肪肝是指由于各种原因引起的肝细胞内脂肪堆积过多的病变。如果肝内脂肪蓄积太多，超过肝重量的5%或在组织学上肝细胞50%以上有脂肪变性时，就可称为脂肪肝。

主要症状

轻度脂肪肝患者通常仅有疲乏感，常常易困易疲劳，而多数脂肪肝患者较胖，所以比较难发现轻微的自觉症状。中度脂肪肝有类似慢性肝炎的表现，常有食欲不振、疲倦乏力、恶心、呕吐、体重减轻、肝区或右上腹隐痛等。

高发人群

过度饮酒及吸烟者：过量的酒精摄入已被公认为是脂肪肝最重要的危险因子之一。此外，有研究报道称，吸烟也可能与脂肪肝相关，且脂肪肝危险性随吸烟时间增长呈显著增加。

血脂异常者：血脂异常以高三酰甘油血症最为常见，最容易引发脂肪肝。

肥胖者：肥胖是引发脂肪肝的重要因素。

饮食原则

①增加蛋白质供给量：高蛋白膳食可避免体内蛋白质消耗，有利于肝细胞的修复和再生。蛋白质中的许多氨基酸都有抗脂肪肝作用。高蛋白提供胆碱、蛋氨酸等抗脂肪因子，使肝内脂肪结合成脂蛋白，有利于将其顺利运出肝脏，防止肝内脂肪浸润。因此，脂肪肝患者应适量增加蛋白质供应量。

②适量糖类饮食，限制单糖和双糖的摄入：高糖类，尤其是高蔗糖，可增加胰岛素分泌，促进糖转化为脂肪，较易诱发肥胖、脂肪肝、高血脂及龋齿等。

③脂肪肝患者在饮食上多吃新鲜的瓜果蔬菜，对饮食及热量的控制都是很有益的。

饮食禁忌

①不宜摄入过多的动物性脂肪、植物油等，以免营养长期过剩诱发脂肪肝。

②不能喝酒，因为酒精是损害肝脏的第一杀手。

③少食生冷、甜腻、性热食物。

④忌食生痰助湿的食物。

泽泻枸杞子粥

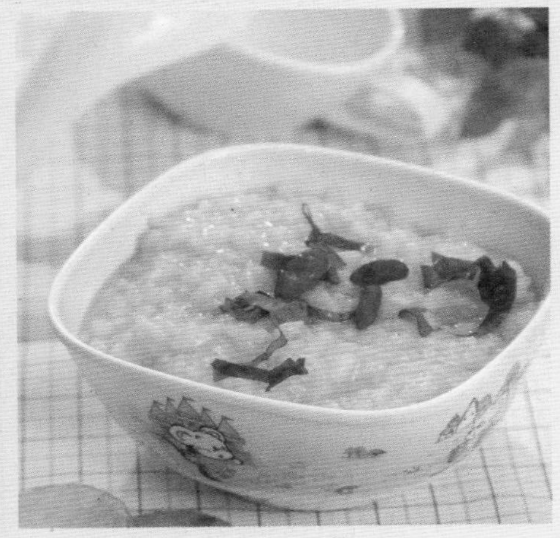

【食疗功效】此粥具有清除湿热、降脂瘦身的功效，适合脂肪肝和肥胖患者食用。

【原料】泽泻、枸杞子各适量，大米80克，盐1克，葱花少许

【制作】

1 洗净大米泡发；枸杞子洗净；泽泻洗净，加水煮好，取汁待用。

2 锅置火上，加入适量清水，放入大米、枸杞子以大火煮开。

3 再倒入熬煮好的泽泻汁，以小火煮至浓稠状，调入盐拌匀，撒上葱花即可。

燕麦米豆浆

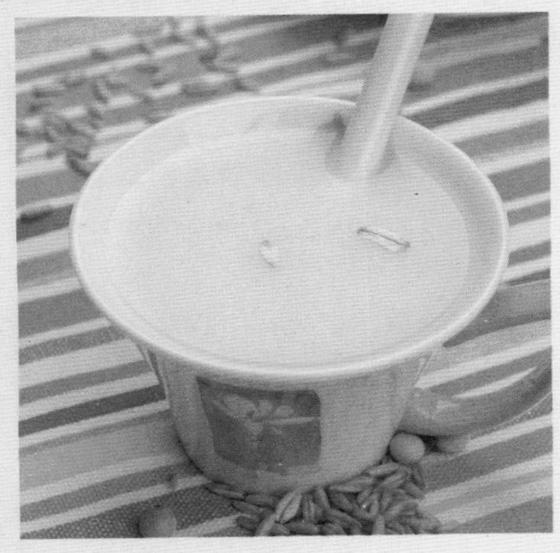

【食疗功效】脂肪肝病患者食用此品有助于减轻病症和增强抵抗力。

【原料】黄豆50克，燕麦米40克

【制作】

1 黄豆洗净，用清水泡至发软；燕麦米淘洗干净。

2 将黄豆、燕麦米放入豆浆机中，加适量水搅打成豆浆，烧沸后滤出即可。

芹菜胡萝卜丝拌腐竹

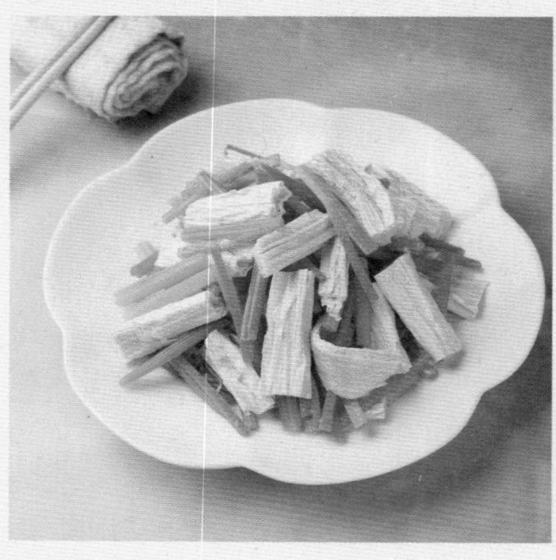

【食疗功效】腐竹中所含有的磷脂能降低血液中胆固醇的含量，抑制脂肪肝。本品可增加肝脏的排毒能力。

【原料】芹菜85克，胡萝卜60克，水发腐竹140克，盐2克，鸡精2克，胡椒粉1克，芝麻油4毫升

【制作】

1 芹菜洗净切段；胡萝卜去皮洗净切丝；腐竹洗净切段。

2 锅中注清水烧开，倒入芹菜、胡萝卜拌匀，略煮，放入腐竹，煮至断生，捞出。

3 取一个大碗，倒入煮好的食材，加入盐、鸡精、胡椒粉、芝麻油，拌匀。

4 将拌好的菜肴装入盘中即可。

山楂消食汤

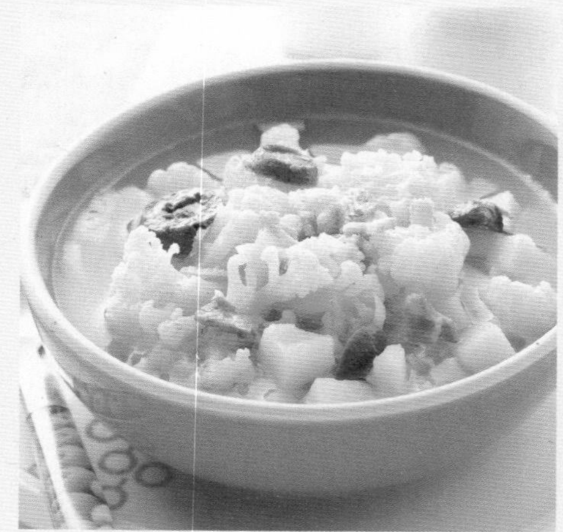

【食疗功效】脂肪肝患者适量常喝此汤能够加速脂肪的分解，减轻脂肪肝的病症。

【原料】山楂10克，花菜200克，土豆150克，培根75克，麦冬8克，盐3克，黑胡椒粉4克

【制作】

1 将山楂、麦冬洗净放入棉布袋，和清水置入锅中，煮沸，3分钟后关火，滤汁备用。

2 花菜洗净，剥朵；土豆洗净去皮切块；培根切丁； 花菜和土豆入锅，倒入药汁煮至土豆变软。

3 加入培根丁、盐、黑胡椒粉煮沸即成。

苦瓜拌鸡片

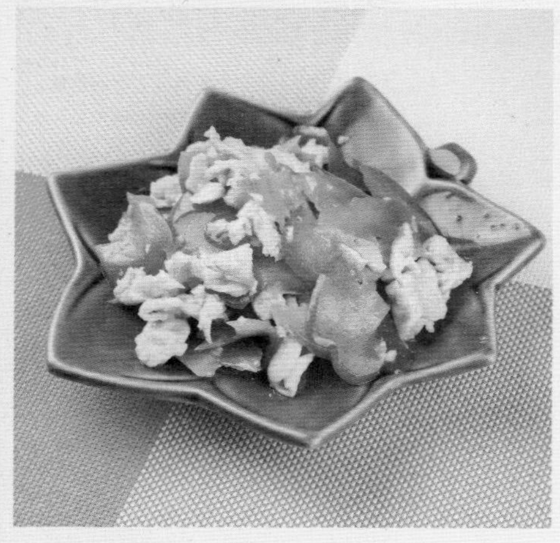

【食疗功效】鸡胸肉的脂肪含量较低，与苦瓜一起食用不仅对肝脏有养护作用，还能抑制脂肪肝的形成。

【原料】苦瓜120克，鸡胸肉100克，彩椒25克，蒜末少许，盐3克，生抽、食粉、芝麻油、水淀粉、食用油各适量

【制作】

1 苦瓜、彩椒、鸡胸肉均洗净切片；将鸡胸肉装碗，加1克盐、水淀粉、食用油，腌10分钟。

2 锅中注清水烧开，加入食用油、彩椒片，略煮捞出；锅中加入苦瓜片，煮至断生，捞出。

3 用油起锅，烧至四成热，倒入鸡肉片，滑油至转色，捞出。

4 取一个大碗，倒入苦瓜、彩椒、鸡肉片、蒜末、2克盐、淋入生抽、芝麻油拌匀，装盘即成。

黑蒜拌芹菜

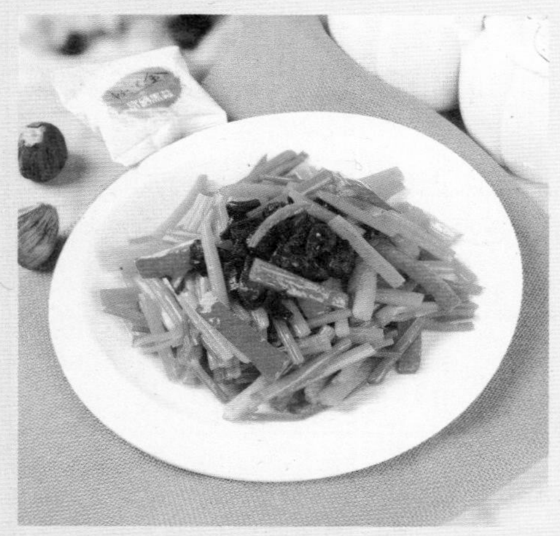

【食疗功效】黑蒜中的多种氨基酸能够有效抑制脂肪肝，与芹菜一起食用，对肝脏具有很好的养护作用。

【原料】芹菜300克，红彩椒40克，黑蒜70克，盐2克，鸡精1克，白糖1克，芝麻油5毫升，食用油适量

【制作】

1 芹菜、红椒均洗净切成段；黑蒜用刀拍扁，切碎。

2 锅中注清水烧开，放入1克盐、食用油、芹菜段，焯至断生。

3 再倒入红彩椒段，略煮捞出，装碗。

4 将1克盐、鸡精、白糖、芝麻油放入盛有蔬菜的碗中，拌匀装盘，撒上切碎的黑蒜即可。

肝硬化

肝硬化是临床常见的慢性进行性肝病，由一种或多种病因长期或反复作用形成的弥散性肝损害。

主要症状

大多数肝硬化患者为肝炎后肝硬化，少部分为酒精性肝硬化和血吸虫性肝硬化。病理组织学上有广泛的肝细胞坏死、残存肝细胞结节性再生、结缔组织增生与纤维膈形成，导致肝小叶结构破坏和小叶形成，肝脏逐渐变形、变硬而发展为肝硬化。

高发人群

肝炎病毒感染者、长期酗酒者、慢性胆汁淤积患者、肝脏淤血者、血吸虫以及药物中毒患者、代谢紊乱者等。

饮食原则

①饮食宜多样化、易消化：患者的消化功能一般都有所下降，食欲不振，可选择一些患者喜爱的食物，讲究烹饪方法，可增进食欲。
②保证充足的热量：充足的热量可减少蛋白质的消耗，减轻肝脏负担，有利于组织蛋白的合成。
③少食多餐：肝硬化患者的消化能力降低，每次进食不宜过量，以免加重肝脏负担。应少食多餐，尤其是在出现腹水时，更要注意减少进食量，以免增加饱胀不适的感觉。

饮食禁忌

①慎食易致氨中毒和肝昏迷的食物，如松花蛋、乌鸡、海参等。
②忌食含钠多的食物，因为会加重肝的负担，如咸菜、酱菜、挂面等不宜多食或最好不食用。
③慎食富含粗纤维和易引起消化道出血的食物，如芹菜、韭菜等。

蜂蜜苦瓜汁

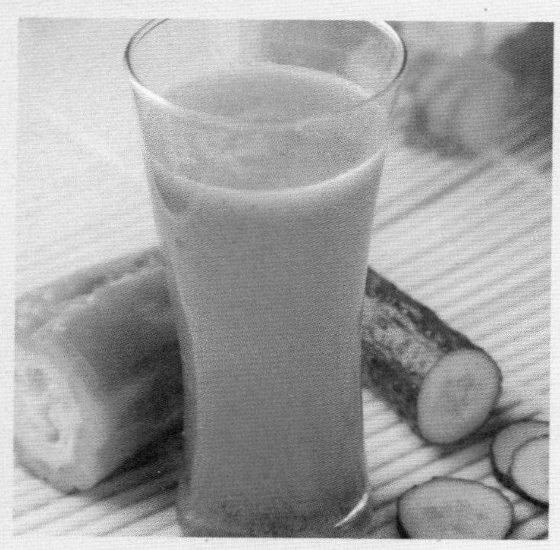

【食疗功效】本品能养肝护肝。

【原料】苦瓜140克，黄瓜60克，蜂蜜少许

【制作】

1 黄瓜洗净切薄片；苦瓜洗净切片。

2 取榨汁机，选搅拌刀座组合，倒入黄瓜片和苦瓜片，加入蜂蜜，注入适量的纯净水，盖好榨汁机盖子。

3 选择“榨汁”功能，榨出蔬菜汁。

4 断电后倒出蔬菜汁，装入杯中即成。

茯苓玉米须鲫鱼汤

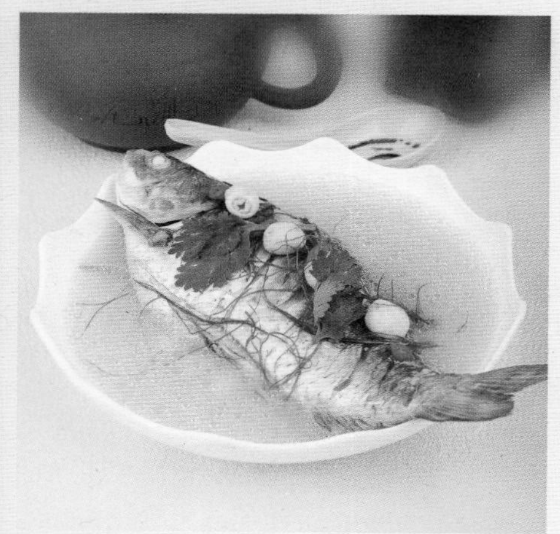

【食疗功效】本品具有健脾养肝、利水消肿的功效，对肝硬化的患者有很好的辅助治疗作用。

【原料】鲫鱼450克，茯苓30克，玉米须10克，莲子肉30克，盐少许，味精3克，葱段、姜片各5克，香菜段少许，食用油适量

【制作】

1 将鲫鱼处理干净，在鱼身上切上几刀；茯苓、玉米须洗净；莲子洗净备用。

2 锅上火倒入油，将葱、姜炝香，下入鲫鱼略煎，倒入水，加入玉米须、茯苓、莲子煲熟再加盐、味精调味，撒上香菜段即可。

猪苓垂盆草粥

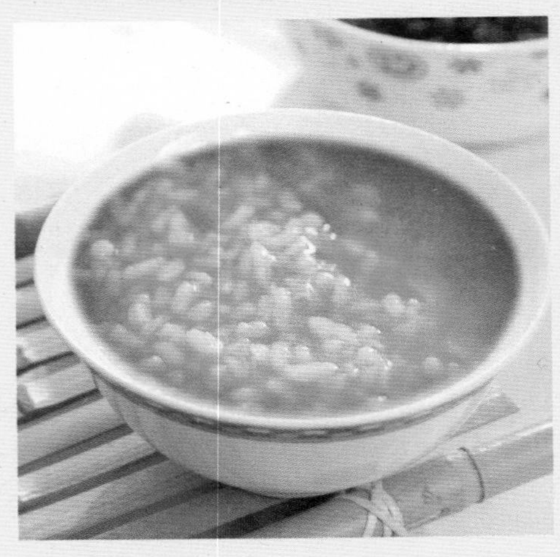

【食疗功效】本品具有利湿退黄、清热解毒的功效，对肝功能异常和肝硬化腹水等症有食疗作用。

【原料】垂盆草30克，猪苓10克，大米30克，冰糖15克

【制作】

1 先将垂盆草、猪苓分别用清水洗净，一起放入锅中，加入适量清水煎煮10分钟左右，捞出垂盆草、猪苓，取药汁备用。

2 另起锅，将药汁与淘洗干净的大米一同放入锅中，加水煮成稀粥。

3 最后加入冰糖即成。

香菇煨蹄筋

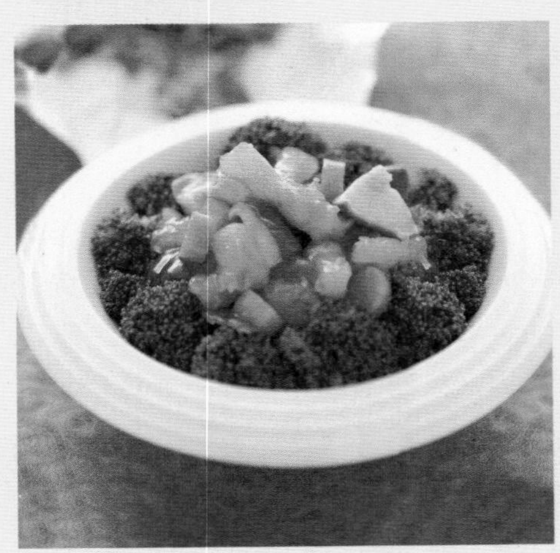

【食疗功效】本品对肝硬化患者肝细胞的修复有良好作用。

【原料】猪蹄筋250克，香菇、胡萝卜、西蓝花各200克，香卤包1包，盐少许，蚝油20克，淀粉适量

【制作】

1 西蓝花洗净掰成小朵；胡萝卜洗净切丁；香菇洗净切块，均入锅煮熟备用。

2 猪蹄筋洗净，入锅加水、香卤包煮熟。

3 将淀粉、蚝油拌匀煮沸，放香菇块、蹄筋、盐，炒至汁干，加入西蓝花和胡萝卜丁拌匀即可食用。

木耳烩豆腐

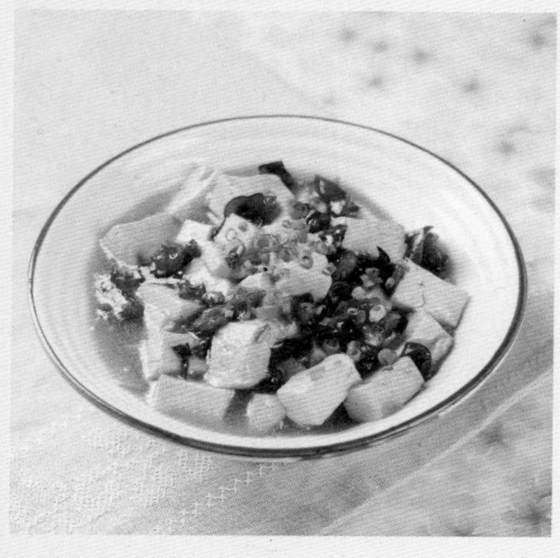

【食疗功效】豆腐营养丰富，与木耳同食能修复受损肝细胞，适合肝硬化患者食用。

【原料】豆腐200克，黑木耳50克，蒜末、葱花各少许，盐3克，鸡精2克，生抽、老抽各少许，料酒、水淀粉各适量，食用油适量

【制作】

1 豆腐洗净切小块；黑木耳洗净切块。

2 锅中注清水烧开，加1克盐、豆腐块，略煮捞出；将黑木耳倒入沸水锅中，略煮捞出。

3 用油起锅，爆香蒜末，倒入黑木耳、料酒，炒香，加入清水、生抽、2克盐、鸡精。

4 淋入老抽，放入豆腐搅匀，煮至熟，淋入水淀粉勾芡，盛出装碗，撒上葱花即可。

糖醋藕片

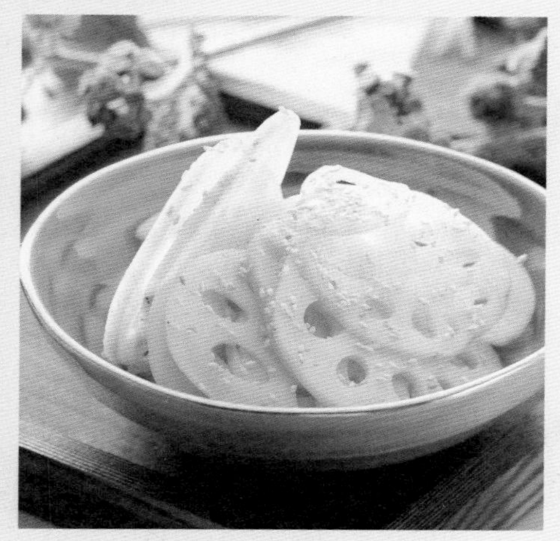

【食疗功效】莲藕能增进食欲，促进消化，开胃健中，对于胃纳不佳、食欲不振的肝硬化患者恢复健康有益。

【原料】莲藕2节，熟白芝麻8克，果糖6克，白醋20毫升，盐适量

【制作】

1 将莲藕削皮洗净，切成薄片，浸入淡盐水中。

2 锅内水烧开，放入藕片焯烫，并滴进几滴醋同煮，煮熟后捞起，沥干。

3 将藕片加醋、盐、果糖拌匀，撒上熟白芝麻即可。

肝血管瘤

肝血管瘤是一种常见的肝脏良性肿瘤，包括硬化性血管瘤、血管内皮细胞瘤、毛细血管瘤和海绵状血管瘤。

主要症状

肝血管瘤早期，患者多无症状，故不易被发现，常于正常体检或检查其他病变时偶然被发现。

高发人群

长期心情抑郁者、有不良生活习惯的人、有肝脏外伤史或相关遗传病的人。多发于30~60岁人群，女性多于男性。

饮食原则

①应多吃蔬菜、水果，保持大便通畅，防止便秘。如果经常便秘，会加重腹胀、嗳气等症状，严重便秘时用力排便，有发生巨大瘤体破裂的危险。另外应避免外力碰撞、忌剧烈运动或较强的体力劳动等，以免增加腹腔压力，引起瘤体破裂出血。
②多喝水。补充水分有利于腺体分泌腺液，及时补充水分既可增加循环血量，又可降低代谢产物，减轻毒物对肝脏的损害，起到“内洗涤”的作用。
③主食以米饭、面食为主，可适当调换以山药、白薯、芋头、土豆等为主食，但应严格控制总量。

饮食禁忌

①忌食含脂肪过多的食物，当肝脏功能出现障碍时，摄入过多的脂肪就无法在肝脏内被有效地分解，从而加重肝脏疾病。
②忌抽烟、喝酒。
③忌食硬、脆、干、粗糙、刺激性的食物，如辣椒、饼干、煎饼等。

胡萝卜葡萄柚汁

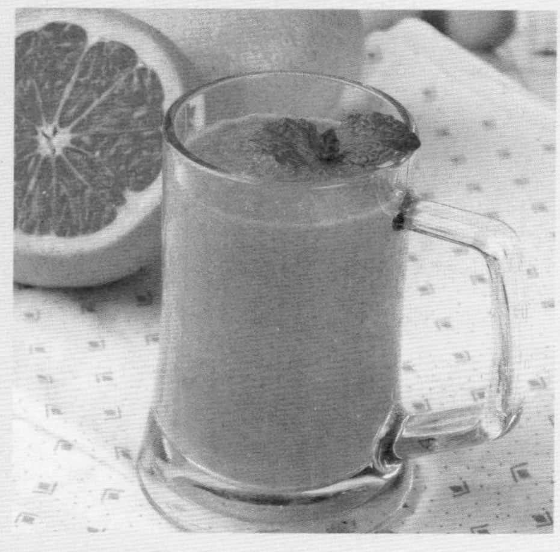

【食疗功效】本品对肝血管瘤有缓解作用。

【原料】胡萝卜50克，葡萄柚100克，杏仁粉20克，柠檬汁20毫升

【制作】

1 胡萝卜去皮洗净切块；葡萄柚去皮取果肉切成块。

2 将胡萝卜块和葡萄柚块倒入榨汁机中，加入柠檬汁、杏仁粉，注入100毫升凉开水。

3 盖上盖，启动榨汁机，榨约20秒成蔬果汁。

4 断电后将蔬果汁倒入杯中即可。

苦瓜胡萝卜粥

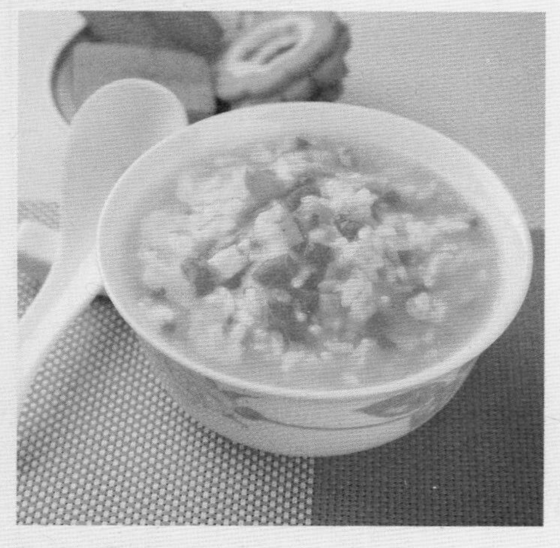

【食疗功效】苦瓜与胡萝卜中的有效成分可以抑制正常细胞的癌变，促进突变细胞复原，具有一定的抗癌作用。

【原料】水发大米140克，苦瓜45克，胡萝卜60克

【制作】

1 将胡萝卜去皮洗净切丁；苦瓜洗净切丁。

2 砂锅中注入清水烧开，放入大米，放入切好的苦瓜和胡萝卜。

3 盖上盖，烧开后用小火煮约40分钟至食材熟软。

4 搅拌一会儿，关火后盛出煮好的粥即可。

草菇冬瓜球

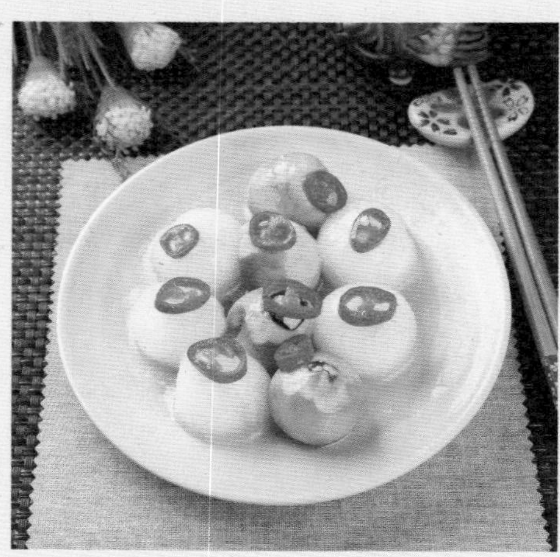

【食疗功效】草菇中的有效成分能抑制癌细胞生长，对肿瘤具有辅助治疗的作用，与冬瓜一起食用可加强肝肾活力。

【原料】冬瓜球300克，草菇100克，红椒30克，高汤80毫升，盐2克，鸡精2克，胡椒粉2克，水淀粉4毫升，食用油适量

【制作】

1 红椒洗净切圈。

2 锅中注清水烧开，倒入草菇，略煮捞出。

3 沸水锅中倒入冬瓜球，煮至断生，捞出。

4 热锅注油，倒入高汤、盐、鸡精、胡椒粉，搅匀。

5 倒入冬瓜球、草菇、红椒圈炒匀，淋入水淀粉勾芡，装盘即可。

五色蔬菜

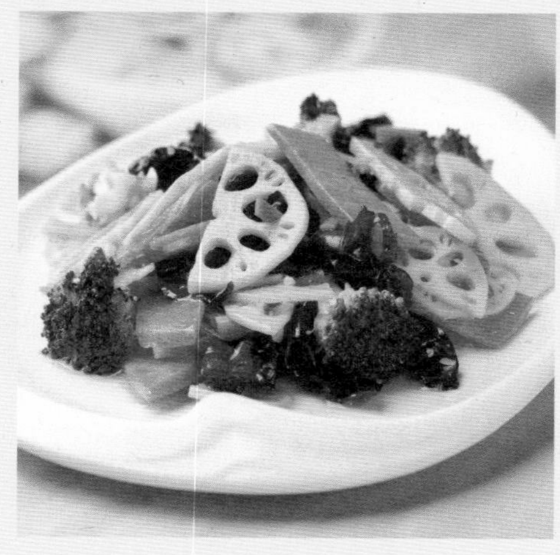

【食疗功效】西蓝花中的有效成分能抑制癌细胞生长，与莲藕、胡萝卜等蔬菜一起食用能增加肝脏的排毒能力。

【原料】西蓝花120克，水发黄花菜90克，莲藕90克，胡萝卜90克，水发黑木耳、姜片、蒜末、葱段各适量，盐4克，鸡精2克，料酒10毫升，蚝油10克，水淀粉4毫升，食用油适量

【制作】

1 胡萝卜去皮洗净切片；莲藕、西蓝花洗净切小块；黄花菜泡好去蒂。

2 锅中注清水烧开，放入2克盐、食用油、胡萝卜片、黑木耳、莲藕块、黄花菜、西蓝花，煮熟捞出。

3 用油起锅，爆香姜片、蒜末、葱段，放入焯好的食材、料酒、鸡精、2克盐、蚝油、水淀粉炒匀入味即可。

肝囊肿

肝囊肿是一种较常见的肝脏良性疾病，可分为寄生虫性、非寄生虫性和先天遗传性。

主要症状

肝囊肿生长缓慢，多数患者无明显症状。当囊肿长大到一定程度时，常见有食后饱胀、食欲差、恶心、呕吐、右上腹部不适和隐痛等症状。少数可因囊肿破裂或囊内出血而出现急腹症等。压迫胆管引起阻塞性黄疸者较少见。若带蒂囊肿扭转时，可出现突发性右上腹绞痛。如囊肿内发生感染，则患者往往有畏寒、发热、白细胞增多等症状。

高发人群

有家族集中性发病倾向者；女性；有不良饮食习惯的人，如饮食中摄入过少的纤维素、维生素，常食辛辣油腻刺激食品，长期嗜酒及喜食高脂肪食物的人群。

饮食原则

①多吃富含优质蛋白质的食物；注意高纤维、高维生素食物的补充及低脂肪饮食；五谷杂粮，新鲜的蔬菜和水果，牛、羊、猪的瘦肉，禽蛋类，牛奶，鱼虾等均可以食用。

②多吃胡萝卜、西红柿、红枣、火龙果等红颜色的蔬菜水果。多喝水可增强血液循环，促进新陈代谢，还可促进腺体的分泌。

③多吃米饭、谷类，以及适量食用糖、油等食物，能够补充人体热量，提供人体生命活动的基本能量。

饮食禁忌

①忌食发酵食品，尤其是菌变发酵的食品，如豆腐乳、臭鸡蛋等，这些食物会加速囊肿的生长。

②忌食高脂肪及辛辣食物。

③少吃油炸、过甜食物。

④忌盲目进补，以免损害肝脏或增加肝脏负担。

南瓜西红柿煲瘦肉

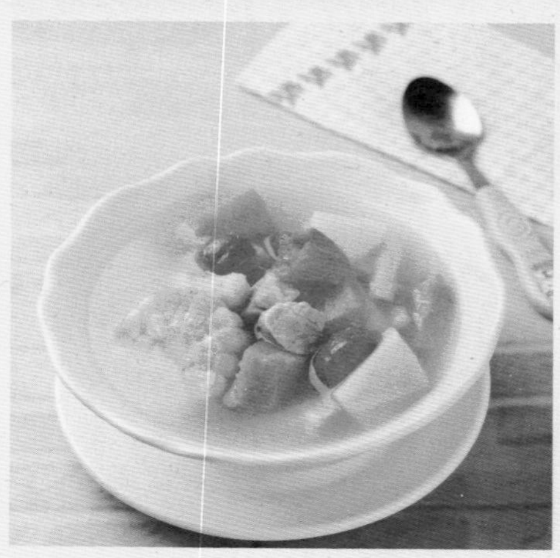

【食疗功效】南瓜可以预防胃炎，防治夜盲症，护肝舒肝，与猪肉同食利于缓解肝囊肿。

【原料】猪瘦肉丁60克，南瓜30克，土豆30克，西红柿20克，玉米40克，山楂15克，沙参5克，盐2克

【制作】

1 锅中注入适量清水烧开，放入猪瘦肉丁，汆去血水。

2 砂锅中注入清水烧开，放入汆好的猪肉。

3 再加入切好的南瓜、土豆、西红柿、玉米、山楂、沙参拌匀。

4 盖上盖，烧开后转中火煮约2小时至食材熟透，加盐调味后，盛出即可。

蘑菇藕片

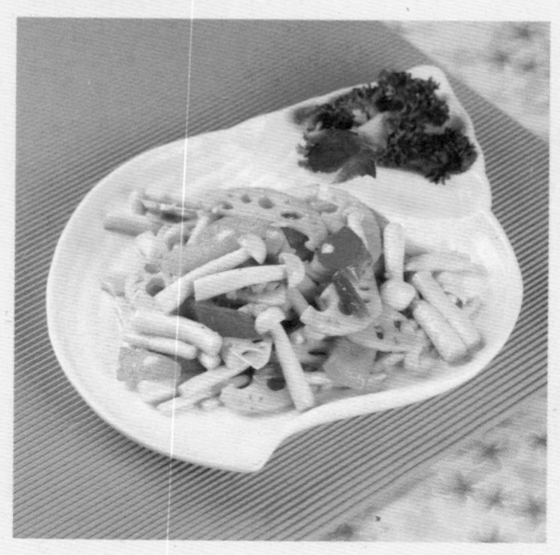

【食疗功效】蘑菇中的营养素对肝囊肿有较好的抑制作用，同时，莲藕性温味甘，主补五脏，肝囊肿患者可以食用。

【原料】白玉菇100克，莲藕90克，彩椒80克，姜片、蒜末、葱段各少许，盐3克，料酒、生抽、白醋、水淀粉、食用油各适量

【制作】

1 白玉菇切段；彩椒切小块；莲藕去皮切片。

2 锅中注清水烧开，放入食用油、1克盐、白玉菇段、彩椒块搅匀，煮至断生后捞出，沸水锅中放入白醋、藕片，煮至断生后捞出。

3 用油起锅，爆香姜片、蒜末、葱段，倒入白玉菇、彩椒、藕片，放入料酒、生抽炒匀，加入2克盐，倒入水淀粉炒匀即可。

椰子油炒虾

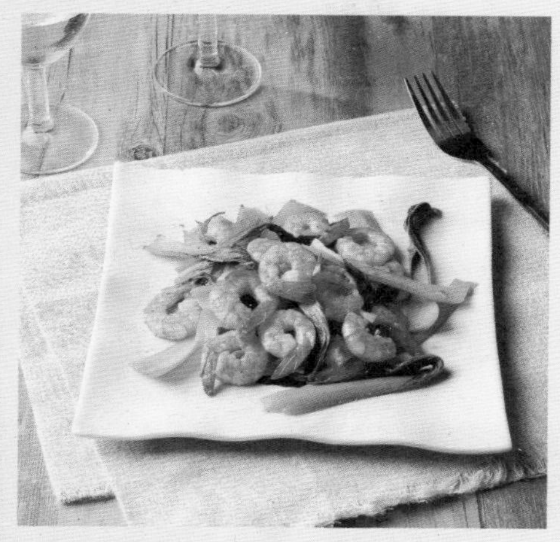

【食疗功效】上海青含有膳食纤维，能增强肝脏的排毒机制，而虾营养价值高，二者同食能促进肝脏恢复。

【原料】基围虾200克，上海青90克，朝天椒圈、姜末各少许，盐2克，黑胡椒粉2克，椰子油3毫升

【制作】

1 洗净的上海青切去根部；洗好的基围虾去头，去壳，装碗。

2 基围虾中放入盐、姜末拌匀，腌5分钟至入味。

3 锅置火上，放入椰子油烧热，加入朝天椒圈爆香，倒入腌好的基围虾，翻炒2分钟至弯曲转色。

4 倒入切好的上海青，快速翻炒约1分钟至熟软。

5 倒入黑胡椒粉炒匀调味，盛出菜肴装盘即可。

香菇苋菜

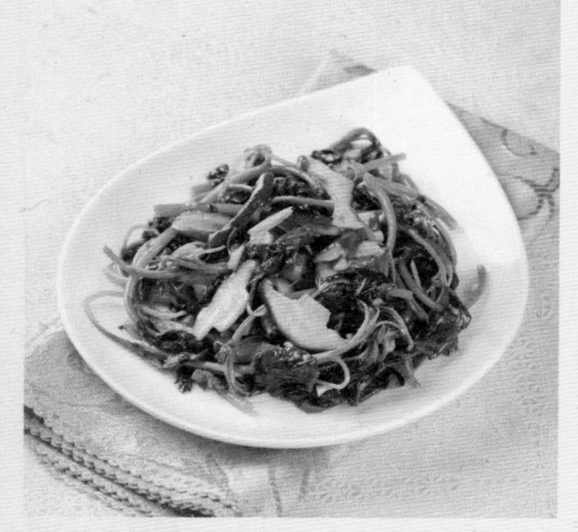

【食疗功效】苋菜性凉味甘，有清利湿热、清肝解毒的功效，与香菇同食对肝囊肿患者有缓解作用，可以适量食用。

【原料】鲜香菇50克，苋菜180克，姜片、蒜末各少许，盐2克，鸡精2克，料酒、水淀粉、食用油各适量

【制作】

1 香菇洗净切片。

2 用油起锅，爆香姜片、蒜末，放入香菇片、料酒炒香。

3 倒入洗净的苋菜、盐、鸡精炒匀，加清水拌匀，淋入水淀粉勾芡。

4 将炒好的食材盛出，装入盘中即成。

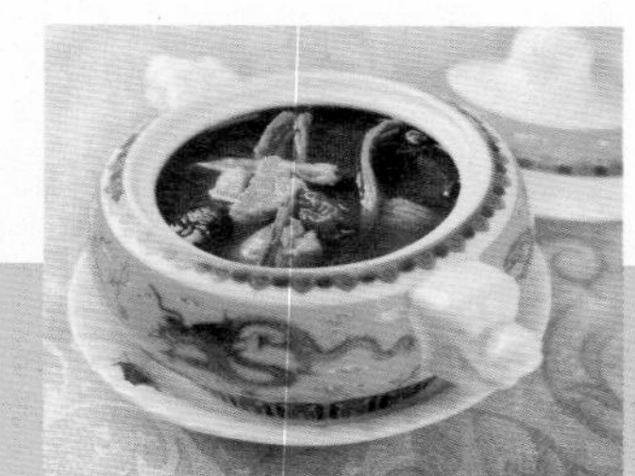
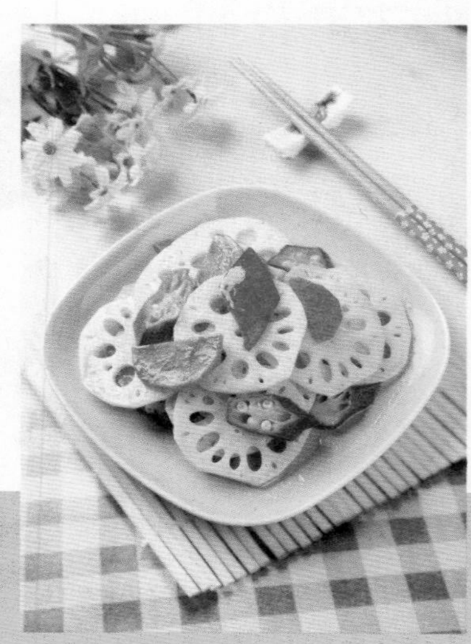
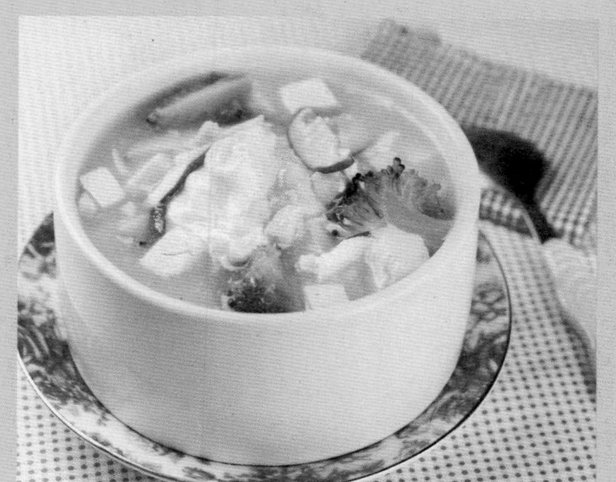

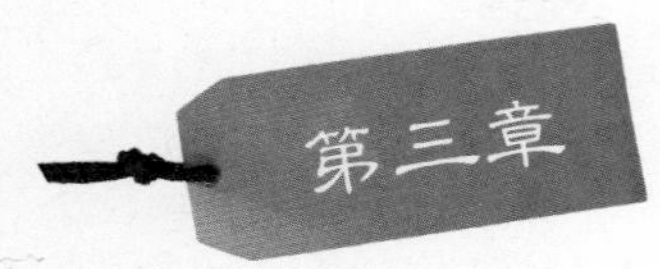

养肝护肝的 30 种食材

肝病是对身体伤害较大的一类疾病。想要康复，只通过物理治疗是不够的，还需要对食材进行筛选，以食疗辅之。食疗调理得当，就能够起到保护肝脏、控制病情的效果；反之，则可能加重肝脏负担，使病情加重。本章精心挑选对肝脏有养护效果的 30 种食材，分别介绍了食材的食用量、功效、相宜相克等内容，相信会帮助肝病患者趋利避害，更好地促进身体康复。

黑豆

【性味】性平，味甘

【归经】归脾、肾经

营养分析（每100克含量）	
热量	1594.81千焦
糖类	33.60克
脂肪	15.90克
蛋白质	36克
纤维素	10.20克
镁	243毫克

用量
40克/天

食疗功效

黑豆具有祛风除湿、明目、活血、解毒、利尿等功效。黑豆含有蛋白质、脂肪酸、纤维素和多种维生素，具有抗氧化性，能清除体内自由基，促进肌肤润滑、有光泽，还能帮助清理肠胃、排出肝脏毒素，达到活血散结、养肝护肝的目的。

人群宜忌

一般人群都可食用，适合盗汗、眩晕、头痛、水肿、胀满、风毒、脚气、黄疸等症患者食用。

温馨提示

①黑豆、黑芝麻各10克，黑米100克，熬煮成粥。可用于治疗须发早白、肠燥便秘等症。

②黑豆250克，煮浓汁，取适量涂患处，治烫伤。

搭配宜忌

宜

黑豆＋鲫鱼 → 滋阴补肾

黑豆＋红枣 → 补肾养血

黑豆＋虾米 → 影响钙的消化吸收

黑豆＋茄子 → 不利消化

佛手瓜莲藕板栗黑豆汤

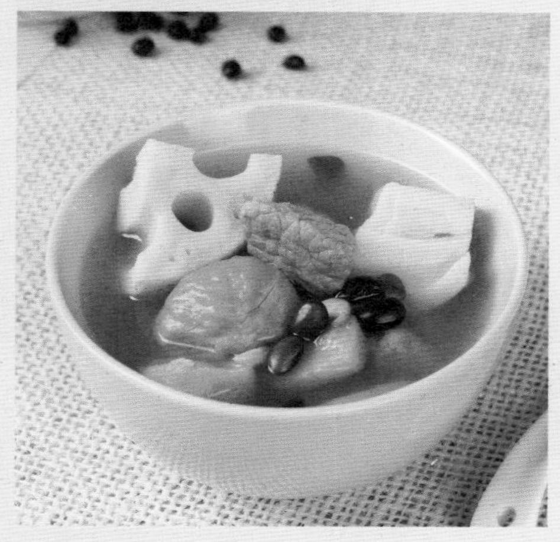

【食疗功效】板栗有益肝补血、抗衰老、厚补肠胃等功效，黑豆能够帮助肝脏排毒。本品能增强肝脏的排毒能力。

【原料】佛手瓜150克，去皮莲藕190克，去皮板栗100克，水发黑豆130克，瘦肉150克，姜片少许，盐2克

【制作】

1 洗净的去皮莲藕切块；洗好的佛手瓜切块；洗净的瘦肉切块。

2 锅中注入适量清水烧开，倒入瘦肉块，汆片刻，捞出，沥水。

3 砂锅中注入适量清水，倒入瘦肉块、莲藕块、佛手瓜块、板栗、黑豆、姜片，拌匀。

4 加盖，大火煮开转小火煮3小时至有效成分析出。

5 揭盖，加入2克盐，稍稍搅拌至入味，盛出装碗即可。

首乌黑豆红枣汤

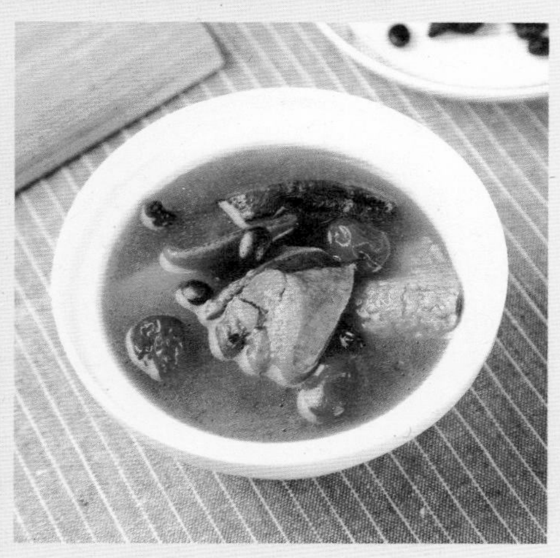

【食疗功效】黑豆具有护肝明目的功效，红枣中的维生素C能减轻化学药物对肝脏的损害，二者同食能养肝护肝。

【原料】乌鸡块220克，水发黑豆100克，水发薏米90克，首乌40克，红枣30克，姜片、枸杞子各少许，盐适量

【制作】

1 沸水锅中放入乌鸡块，汆水片刻，捞出。

2 砂锅中注清水烧开，放入洗净的首乌、乌鸡块、黑豆、薏米、姜片、红枣、枸杞子，盖上盖，烧开后转小火煲煮约100分钟。

3 揭盖，加入盐，搅匀，续煮一会儿，盛入碗中即可。

黄豆

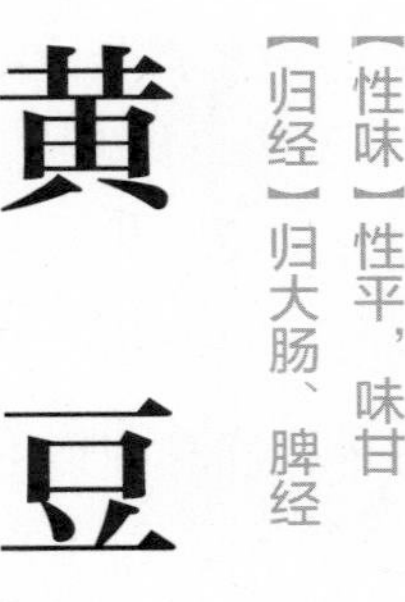

【性味】性平，味甘

【归经】归大肠、脾经

用量
40克/天

营养分析（每100克含量）	
热量	1502.72千焦
糖类	34.20克
脂肪	16克
蛋白质	35克
纤维素	15.50克
钾	1.50克

食疗功效

黄豆含有较多的蛋白质及其他营养素，可为肝病患者补气养生，而且黄豆含有的植物固醇类物质和皂角苷两种成分，是强有力的抗癌物质。植物固醇类能抑制癌细胞的分化及增生；皂角苷则能刺激免疫系统，直接杀死癌细胞，减缓肝癌细胞生长，甚至能够逆转肝癌细胞的增生，对肝病治疗有辅助作用。

人群宜忌

一般人群均可食用。黄豆是更年期妇女、糖尿病及心血管病患者的理想食品，脑力工作者和减肥的人也很适合食用。但患有严重肾病、痛风、消化性溃疡、动脉硬化的人禁食。

温馨提示

①黄豆30~60克，加水煎汤服。黄豆有健脾除湿作用，本方用于湿热痹痛、筋脉拘挛。
②取黄豆芽500~1000克，陈皮1片。黄豆芽加入陈皮，用大量的清水，旺火煎4~5小时后饮用，有清肺热、除黄痰、利小便、滋润内脏的功效。

搭配宜忌

宜：
黄豆＋鸡蛋 → 降低胆固醇
黄豆＋牛蹄筋 → 美容强身

忌：
黄豆＋洋葱 → 易导致胀气
黄豆＋虾皮 → 影响消化

醋泡黄豆

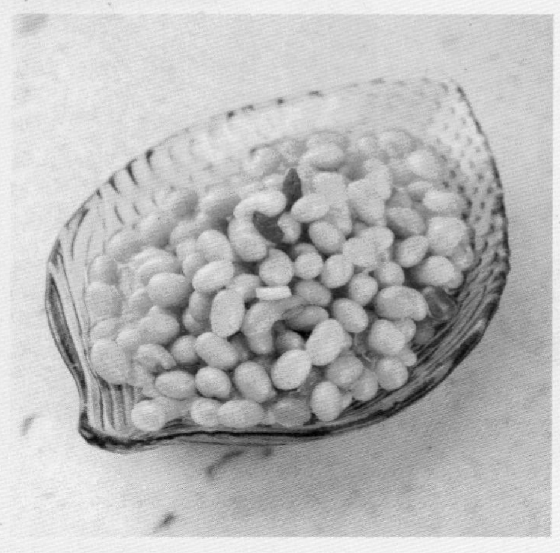

【食疗功效】本品可降低血液中胆固醇含量，对肝脏也大有益处。

【原料】水发黄豆200克，白醋200毫升

【制作】

1 取一个干净的玻璃瓶，将洗净的黄豆倒入瓶中。

2 加入白醋。

3 盖上瓶盖，置于干燥阴凉处，浸泡1个月，至黄豆颜色发白。

4 打开瓶盖，将泡好的黄豆取出，装入碟中即可。

香菇白菜黄豆汤

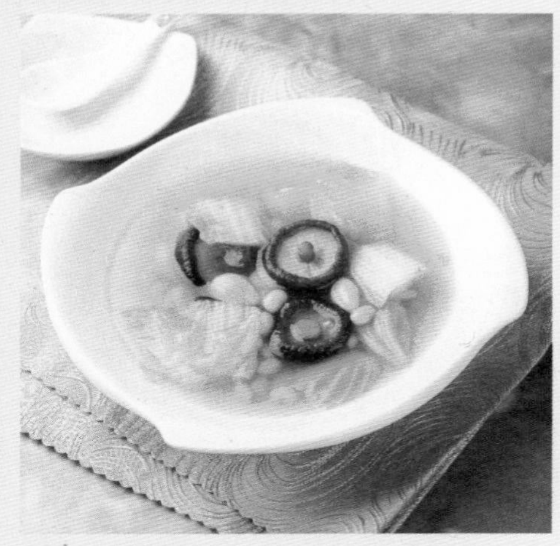

【食疗功效】香菇能预防动脉硬化、肝硬化等疾病，黄豆能滋养肝脏。二者同食，有保护肝脏的作用。

【原料】水发香菇60克，白菜50克，水发黄豆70克，白果40克，盐2克，鸡精2克，胡椒粉适量

【制作】

1 洗好的白菜切成段，备用。

2 锅中注清水烧开，倒入备好的白果、黄豆。

3 再放入洗好的香菇，搅拌均匀。

4 盖上锅盖，烧开后用小火煮约20分钟。

5 揭开锅盖，倒入白菜块，搅匀，煮至断生，加入盐、鸡精、胡椒粉，搅匀即可。

红枣

【性味】性平，味甘
【归经】入脾、胃经

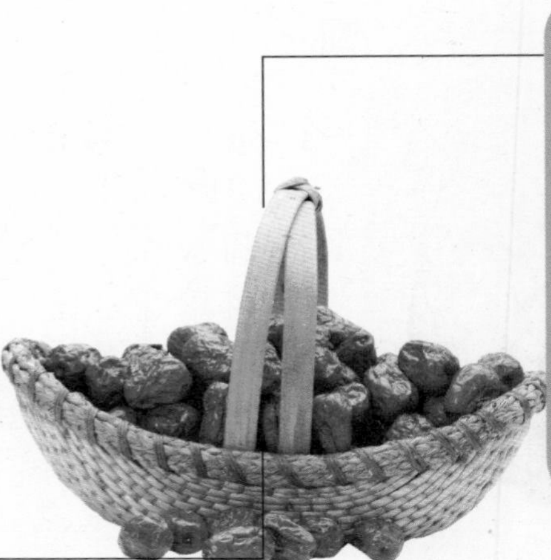

营养分析
（每100克含量）

热量	1105.06千焦
糖类	67.80克
脂肪	0.50克
蛋白质	3.20克
纤维素	6.20克
钙	64毫克

用量
5枚/天

食疗功效

红枣具有益气补血、健脾和胃、祛风的功效。含多种氨基酸、多种维生素等，具有减轻毒性物质对肝脏损害的功能，有保护肝脏、增强免疫力的作用，对急性肝炎、慢性肝炎、肝硬化、贫血、过敏性紫癜等症有较好的疗效。

人群宜忌

一般人群均可食用，中老年人、青少年、女性尤宜食用；有宿疾者应慎食，脾胃虚寒者不宜多吃，牙病患者不宜食用，便秘患者应慎食。

温馨提示

①红枣10枚，洋葱30克，芹菜根20克，糯米适量，煮粥食用，治高血压。
②红枣20枚，葱白7根，煎汤，睡前服，治失眠。
③晚饭后用红枣加水煎汁服用，或者与百合煮粥，临睡前喝汤吃枣，都能加快入睡。

搭配宜忌

宜
红枣＋人参 → 气血双补
红枣＋甘草 → 气血双补

忌
红枣＋黄瓜 → 破坏维生素C
红枣＋螃蟹 → 易导致寒热病

党参龙眼红枣汤

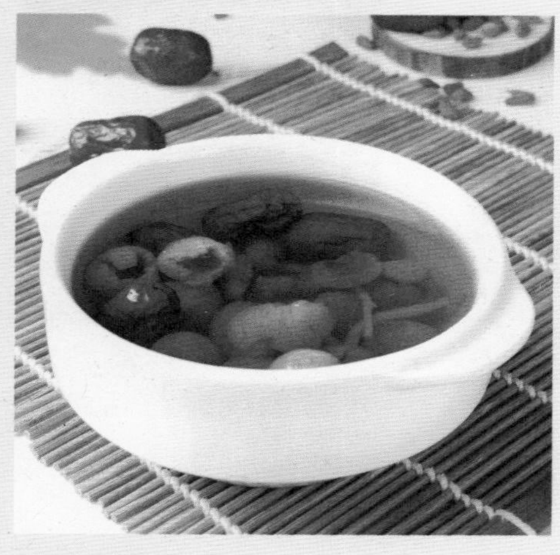

【食疗功效】红枣中的多种维生素可以减轻有毒物质对肝脏的伤害，与龙眼同食，具有保护血管、护肝益气等功效。

【原料】党参45克，红枣55克，龙眼肉45克，枸杞子20克

【制作】

1 取出养生壶，通电后放入不锈钢内胆。

2 将内胆压紧，倒入洗净的党参。

3 放入洗净的红枣，加入龙眼肉，放入洗好的枸杞子。

4 注入适量清水，加盖，熬煮100分钟至药材有效成分析出。

5 断电，揭盖，将煮好的药膳汤装碗即可。

木耳苹果红枣瘦肉汤

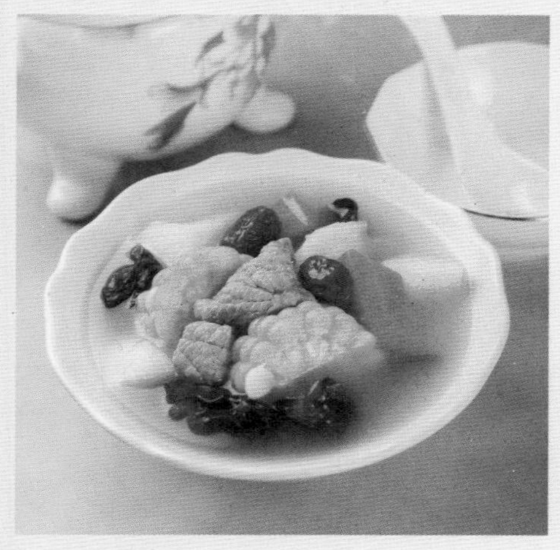

【食疗功效】红枣有保护肝脏、补血活血的作用，与黑木耳同食，还有护肝活血的功效。

【原料】瘦肉块80克，黑木耳30克，玉米段20克，胡萝卜块20克，苹果块30克，红枣、姜片、高汤各适量，盐2克

【制作】

1 沸水锅中倒入瘦肉块，汆片刻捞出，过冷水。

2 砂锅倒入适量高汤，放入瘦肉块、黑木耳、玉米段、胡萝卜、苹果、红枣、姜片，拌匀。

3 盖上锅盖，用大火煮15分钟，转中火煮1～3小时至食材熟软。

4 揭盖，加入盐调味即可。

西红柿

【性味】性凉，味甘、酸

【归经】归肝、胃、肺经

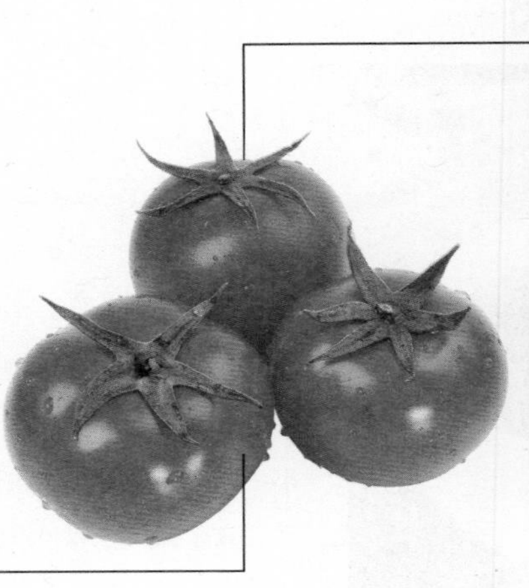

营养分析
（每100克含量）

热量	79.53千焦
糖类	4克
脂肪	0.20克
蛋白质	0.90克
纤维素	0.50克
磷	23毫克

用量
2～3个/天

食　疗　功　效

西红柿含有大量膳食纤维、维生素A、维生素C，有利于排出各种毒素，从而减轻肝脏排毒代谢的负担。西红柿中的番茄红素是很强的抗氧化剂，具有防癌、抗癌作用，还可以助消化、利尿，对于乙型肝炎患者食欲不振有良好的食疗功效。

人　群　宜　忌

一般人群都适宜，特别是高血压、急慢性肾炎、肝炎、夜盲症、近视眼患者；但脾胃虚寒者、月经期间妇女不宜进食。

温　馨　提　示

①将鲜熟西红柿去皮和子后捣烂敷患处，每日2～3次，可治真菌、感染性皮肤病。

②轻度消化性溃疡患者，可将榨取的西红柿和土豆汁各半杯混合后饮用，每天早晚各一次，连服10次，效果较好。

搭配宜忌

宜：
西红柿＋蜂蜜 → 补血养颜
西红柿＋山楂 → 降低血糖

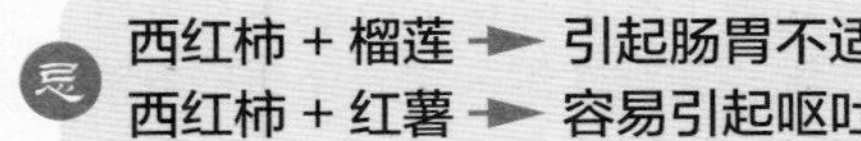

西红柿柠檬蜜茶

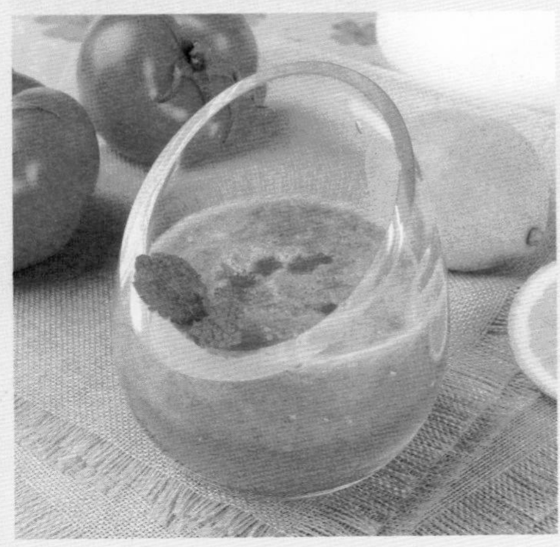

【食疗功效】常饮此果汁，可增加肝脏的排毒能力。

【原料】西红柿150克，柠檬20克，红茶100毫升，蜂蜜20克

【制作】

1 柠檬切块；西红柿切块。

2 红茶过滤出茶水，待用。

3 将西红柿块和柠檬块倒入榨汁机中。

4 加入红茶水，盖上盖，启动榨汁机，榨约15秒成蔬果茶。

5 静置榨汁机，将水果茶倒入杯中，淋上蜂蜜即可。

节瓜西红柿汤

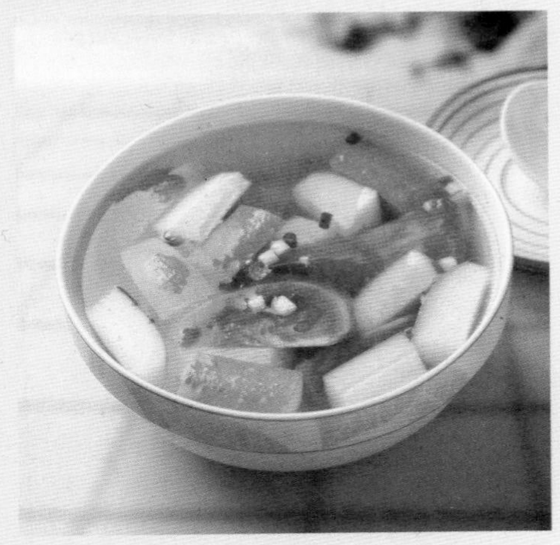

【食疗功效】西红柿可消除疲劳、增进食欲、增强肝脏新陈代谢能力，节瓜可清热解暑、解毒利尿。

【原料】节瓜200克，西红柿140克，葱花少许，盐2克，鸡精少许，芝麻油适量

【制作】

1 将洗好的节瓜切段；洗净的西红柿切瓣。

2 锅中注入适量清水烧开，倒入切好的节瓜、西红柿。

3 搅拌匀，用大火煮约4分钟，至食材熟软。

4 加入盐、鸡精，注入适量芝麻油，拌匀、略煮。

5 关火后盛出煮好的西红柿汤，装在碗中，撒上葱花即可。

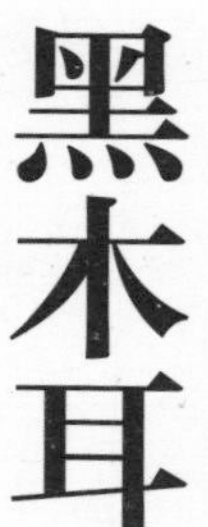

黑木耳

【性味】性平，味甘

【归经】归胃、大肠经

用量
15 克 / 天

营养分析（每 100 克含量）	
热量	87.90千焦
糖类	6克
脂肪	0.20克
蛋白质	1.50克
纤维素	2.60克
镁	57毫克

食疗功效

黑木耳能够帮助肠胃消化纤维类的物质，从而缓解肝脏的压力。黑木耳含有抗肿瘤的活性物质，能增强机体免疫力，肝病患者经常食用还可起到防肝癌和补血养血的功效。黑木耳中的胶质可以把残留在人体消化系统内的灰尘和杂质吸附集中起来排出体外，从而帮助肝脏排毒。

人群宜忌

一般人群均可食用，尤其适合心脑血管疾病、结石症患者食用，特别适合缺铁人士、矿工、冶金工人、纺织工、理发师食用。有出血性疾病、腹泻者应不食或少食，孕妇不宜多食。

温馨提示

①黑木耳30克，红枣30枚，红糖少许，加入糯米中，熬成粥服食，可改善贫血症状。
②黑木耳6克，柿饼30克，同煮烂，当成零食吃，可作为痔疮出血、便秘的食疗方。

搭配宜忌

宜
黑木耳 + 绿豆 → 降压消暑
黑木耳 + 银耳 → 提高免疫力

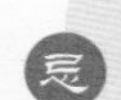

忌
黑木耳 + 鸭 → 消化不良
黑木耳 + 田螺 → 引起肠胃不适

枸杞木耳乌鸡汤

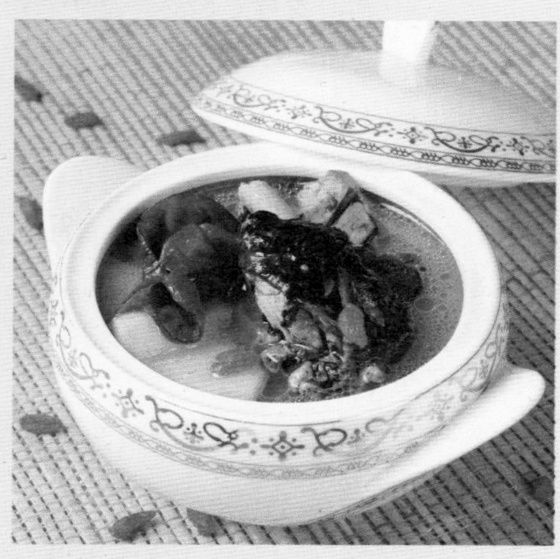

【原料】乌鸡400克，黑木耳40克，枸杞子10克，姜片少许，盐3克

【制作】

1 锅中注入清水大火烧开，倒入备好的乌鸡，搅拌氽去血沫，捞出，沥水。

2 砂锅中注入适量的清水大火烧热，倒入乌鸡、黑木耳、枸杞子、姜片，拌匀。

3 盖上锅盖，煮开后转小火煮2小时至熟透。

4 掀开锅盖，加入盐，搅拌片刻，将煮好的鸡肉和汤盛出装碗即可。

【食疗功效】黑木耳有清理肠道、开胃消食、护肝活血等功效，乌鸡能养血益肾。二者同食能很好的养肝护肾。

三七拌木耳

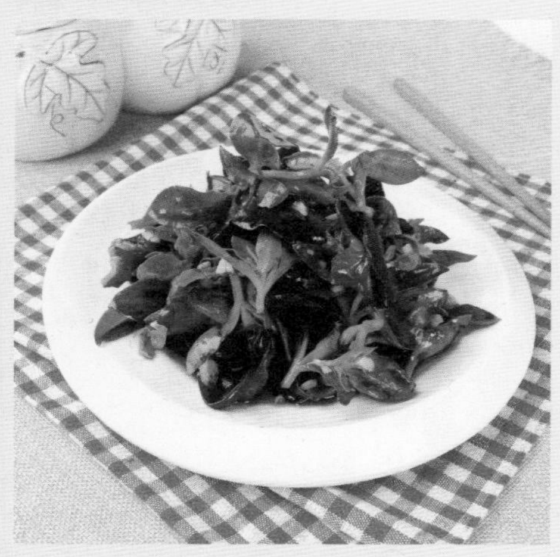

【原料】三七叶100克，水发黑木耳80克，蒜末少许，盐2克，鸡精2克，白糖2克，生抽4毫升，陈醋3毫升，芝麻油3毫升

【制作】

1 锅中注清水烧开，放入黑木耳，焯至断生，捞出，再过遍水，待用。

2 取一个碗，倒入木耳、三七叶、蒜末。

3 放入盐、鸡精、白糖、生抽、陈醋、芝麻油，拌匀，装入盘中即可。

【食疗功效】黑木耳能增强肝脏新陈代谢的能力，三七是活血止痛、止血化瘀的良药。二者同食对肝脏有养护作用。

黄瓜炒木耳

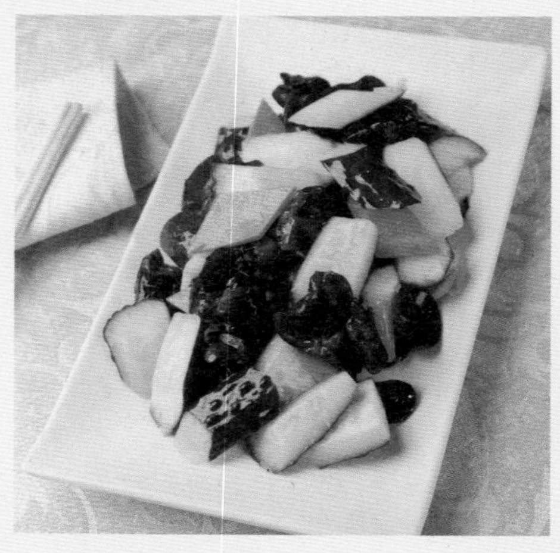

【食疗功效】黄瓜具有清热解毒、舒肝益气等功效，黑木耳能增强机体免疫力。二者同食能够很好地滋养肝脏。

【原料】黄瓜180克，水发黑木耳100克，胡萝卜40克，姜片、蒜末、葱段各少许，盐2克，鸡精2克，白糖2克，水淀粉、食用油各适量

【制作】

1 洗好去皮的胡萝卜切片；洗净的黄瓜切段。

2 用油起锅，倒入姜片、蒜末、葱段，爆香。

3 放入胡萝卜片，炒匀，倒入洗好的黑木耳，炒匀。

4 加入黄瓜段炒匀，加入盐、鸡精、白糖炒匀。

5 倒入适量水淀粉，翻炒均匀即可。

凉拌木耳

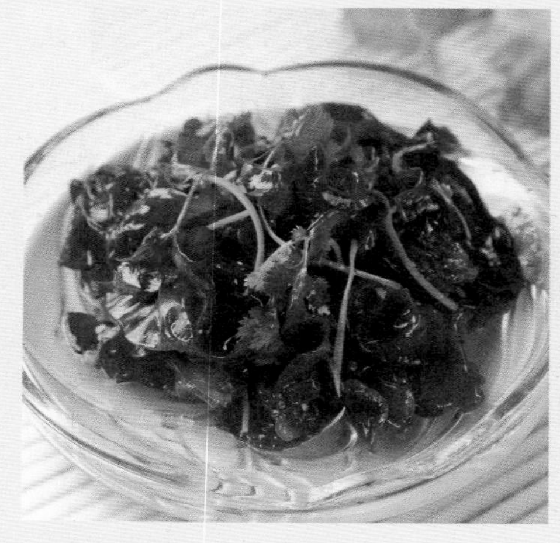

【食疗功效】黑木耳能够护肝活血、美容养颜，胡萝卜有补肝明目的作用。二者结合能增强肝功能。

【原料】水发黑木耳120克，胡萝卜45克，香菜15克，盐2克，鸡精2克，生抽5毫升，辣椒油7毫升

【制作】

1 将洗净的香菜切长段；去皮洗净的胡萝卜切丝；锅中注入清水烧开，放入洗净的黑木耳，煮约2分钟，捞出，沥水。

2 取一个大碗，放入焯好的黑木耳，倒入胡萝卜丝、香菜段，加入盐、鸡精。

3 淋入生抽，倒入辣椒油，快速搅拌至食材入味，盛入盘中即成。

马蹄

【性味】性微寒，味甘

【归经】归肺、胃、大肠经

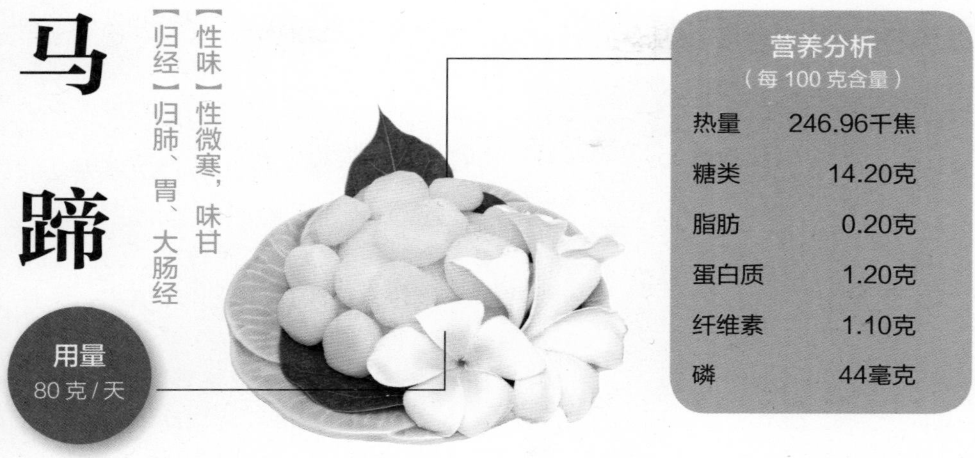

用量
80克/天

营养分析（每100克含量）

热量	246.96千焦
糖类	14.20克
脂肪	0.20克
蛋白质	1.20克
纤维素	1.10克
磷	44毫克

食疗功效

马蹄中的磷含量是所有茎类蔬菜中最高的，磷元素可以促进人体发育。马蹄是寒性食物，有清热泻火的良好功效，既可清热生津，又可补充营养，最宜用于发热病人，具有解毒、利尿等功效，还可明目清音、消食醒酒。马蹄中含有的荸荠英对癌症、肿瘤有防治作用。

人群宜忌

咽喉干疼、咳嗽多痰、大便不利患者适宜食用；小儿消化力弱者忌食。

温馨提示

①马蹄汁1杯，川贝1.5克研成粉，拌匀服，每天2～3次，既可清热生津，又可补充营养，最适合发热病人。

②马蹄绞汁冷服，可治咽喉肿痛。

③马蹄最好不要经常生吃。如果常吃生马蹄，其中的布氏姜片虫就容易进入人体并附在肠黏膜上，会造成肠道溃疡、腹泻或面部水肿。

④马蹄、米醋各适量，将马蹄去皮，切片，浸醋中，小火煎，待醋煎干后，将马蹄捣烂，用适量洗手，具有解毒杀虫散瘀之功效，治疗手足癣。

搭配宜忌

宜
马蹄 + 核桃 → 有利于消化
马蹄 + 香菇 → 益胃助食

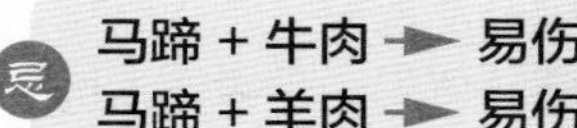

忌
马蹄 + 牛肉 → 易伤脾胃
马蹄 + 羊肉 → 易伤脾胃

山药玉米马蹄露

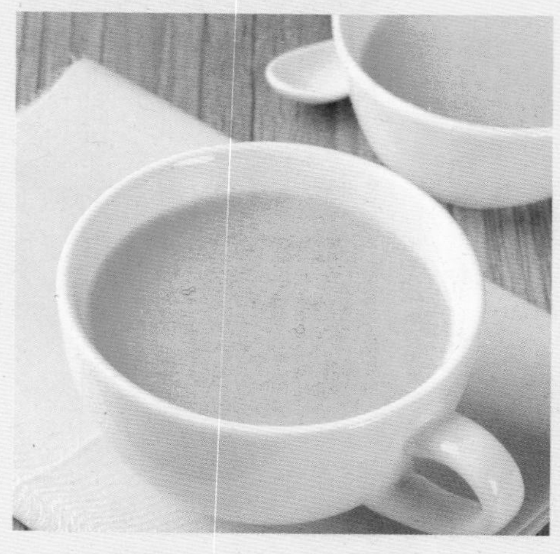

【食疗功效】马蹄有滋养肝脏的作用，玉米可以健脾益肝、延缓衰老。二者结合有增强肝功能的作用。

【原料】马蹄140克，山药180克，玉米粒130克

【制作】

1 洗净去皮的马蹄切碎；洗净去皮的山药切成丁，备用。

2 备好豆浆机，倒入马蹄、山药、玉米粒，注入1100毫升的清水，搅拌一下。

3 盖上盖，按下“选择”键，选定“打浆”，再按“启动”键，将食材打成汁。

4 取下机头，将汁倒入杯中即可。

佛手胡萝卜马蹄汤

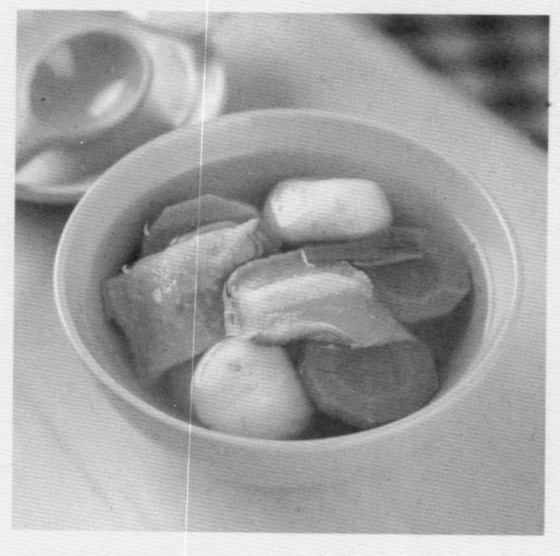

【食疗功效】马蹄能够清肝，佛手有理气化痰、舒肝健脾的效果。二者结合能够滋养肝脏。

【原料】胡萝卜50克，马蹄肉100克，佛手10克，葱段少许，盐2克，胡椒粉4克

【制作】

1 洗好去皮的胡萝卜切片；洗净的佛手切段。

2 砂锅中注入清水，倒入洗好的马蹄，放入切好的胡萝卜、佛手，拌匀。

3 盖上盖，煮开后用小火煮20分钟。

4 揭盖，倒入葱段，加入盐、胡椒粉，拌匀，盛出装碗即可。

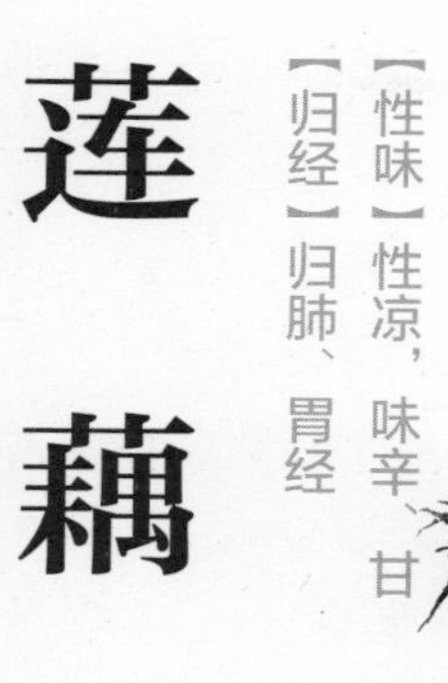

莲藕

【性味】性凉，味辛、甘

【归经】归肺、胃经

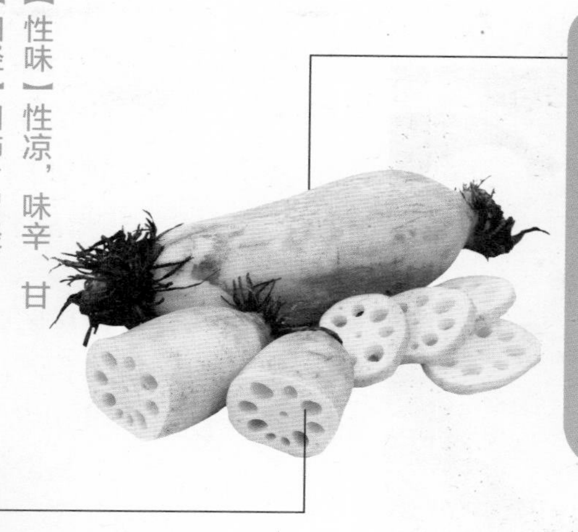

营养分析
（每 100 克含量）

热量	293.01千焦
糖类	16.40克
脂肪	0.20克
蛋白质	1.90克
纤维素	1.20克
磷	58毫克

用量
200 克 / 天

食　疗　功　效

莲藕含有人体所需的微量元素，对于调节人体功能、舒肝健脾、养气血效果极佳。莲藕还含有鞣质，能够增进食欲、促进消化、开胃健中，经常食用有益于胃纳不佳、食欲不振的肝病患者早日恢复健康。

人　群　宜　忌

一般人群均可食用，对患有肝病、便秘、糖尿病等一切虚弱之症的人十分有益，对患有瘀血、吐血、出血、尿血、便血的人以及产妇极为适合。需要注意的是，藕性偏凉，故产妇不宜过早食用。

温　馨　提　示

①将藕节捣汁饮用，并在鼻中滴3～4滴，每天2～3次，可治鼻出血。
②将生藕节去毛洗净，用盐腌2周。用时，取藕节，以开水冲洗后含服，每次含服1枚，每日2次，可治急性咽喉炎。

搭配宜忌

宜
莲藕＋猪肉 → 滋阴养血
莲藕＋羊肉 → 润肺止咳

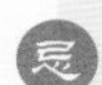

忌
莲藕＋人参 → 药性相反
莲藕＋菊花 → 容易引起腹泻

藕丁西瓜粥

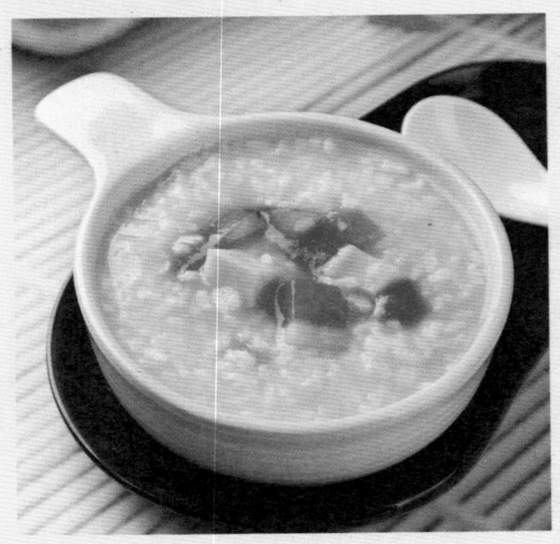

【食疗功效】本菜品有滋养肝脏、清热凉血之效。

【原料】莲藕150克，西瓜200克，大米200克

【制作】

1 洗净去皮的莲藕切丁；西瓜切块。

2 砂锅中注入适量清水烧热，倒入洗净的大米，搅匀。

3 盖上锅盖，煮开后转小火煮40分钟，揭开锅盖，倒入藕丁、西瓜。

4 再盖上锅盖，用中火煮20分钟，揭开锅盖，拌匀，盛出装碗即可。

南乳炒莲藕

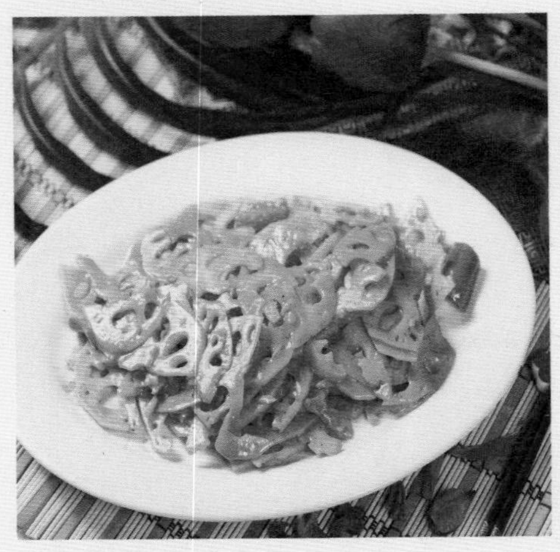

【食疗功效】本菜品有舒肝健脾、养气血的功效。

【原料】莲藕500克，南乳（红腐乳）50克，青椒、红椒各50克，芝麻油10毫升，盐4克，食用油适量

【制作】

1 莲藕去皮洗净，切片；青椒、红椒洗净，切小块。

2 锅烧热放油，加入藕片、青椒、红椒翻炒。

3 腐乳搅拌均匀，倒进藕片锅中，再加入其他调味料，炒匀、炒熟即可。

莲藕炒秋葵

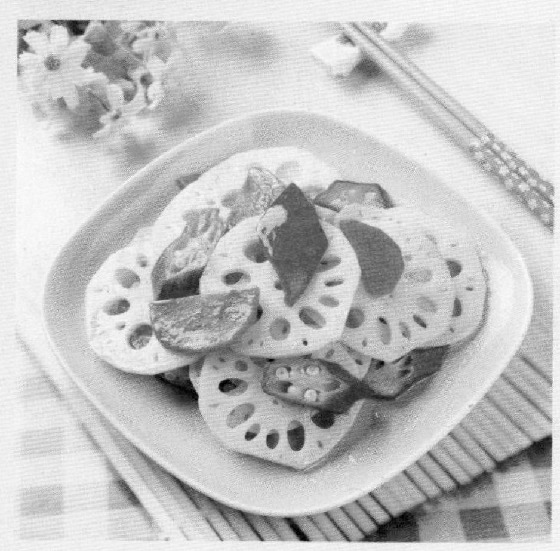

【食疗功效】莲藕可以清肝明目，秋葵所含的果胶、多糖有护肝功效。二者结合可以增强肝脏的解毒能力。

【原料】去皮莲藕250克，去皮胡萝卜150克，秋葵50克，红彩椒10克，盐2克，鸡精1克，食用油适量

【制作】

1 洗净的胡萝卜切片；洗好的莲藕切片；洗净的红彩椒切片；洗好的秋葵斜刀切片。

2 锅中注清水烧开，加入油、1克盐，拌匀。

3 倒入胡萝卜、莲藕片、红彩椒片、秋葵片，焯约2分钟，捞出，沥水。

4 用油起锅，倒入焯好的食材，炒匀，加入1克盐、鸡精，炒匀入味。

茄汁莲藕炒鸡丁

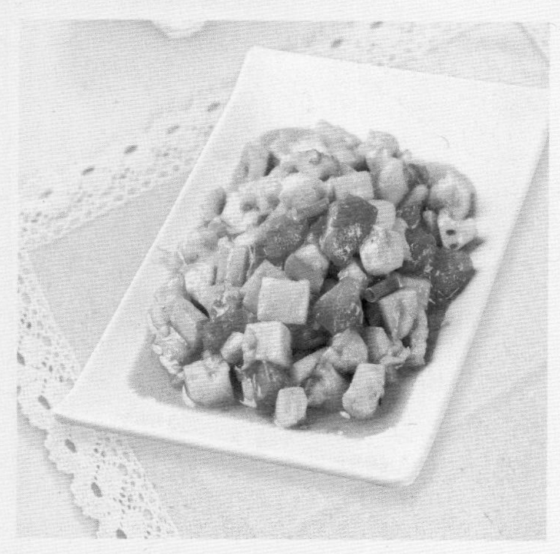

【食疗功效】莲藕健脾开胃、益肝补心，西红柿可以帮助瘦身。

【原料】西红柿100克，莲藕130克，鸡胸肉200克，蒜末、葱段各少许，盐3克，鸡精少许，水淀粉4毫升，白醋8毫升，番茄酱10克，白糖10克，料酒、食用油各适量

【制作】

1 洗净去皮的莲藕、鸡胸肉切丁；洗好的西红柿切块；鸡肉加1克盐、鸡精、水淀粉、油腌渍。

2 沸水锅中加入1克盐、白醋、藕丁，煮熟捞出。

3 起油锅，爆香蒜末、葱段，倒鸡肉丁炒匀，淋入料酒，放入西红柿块，炒匀，倒入莲藕，加番茄酱、1克盐、白糖，炒匀即可。

紫薯

【性味】性平、微温，味甘

【归经】归脾、胃经

营养分析
（每 100 克含量）
热量 344.70千焦
糖类 17.65克
蛋白质 2.35克
纤维素 1.18克
用量
约 130 克 / 天

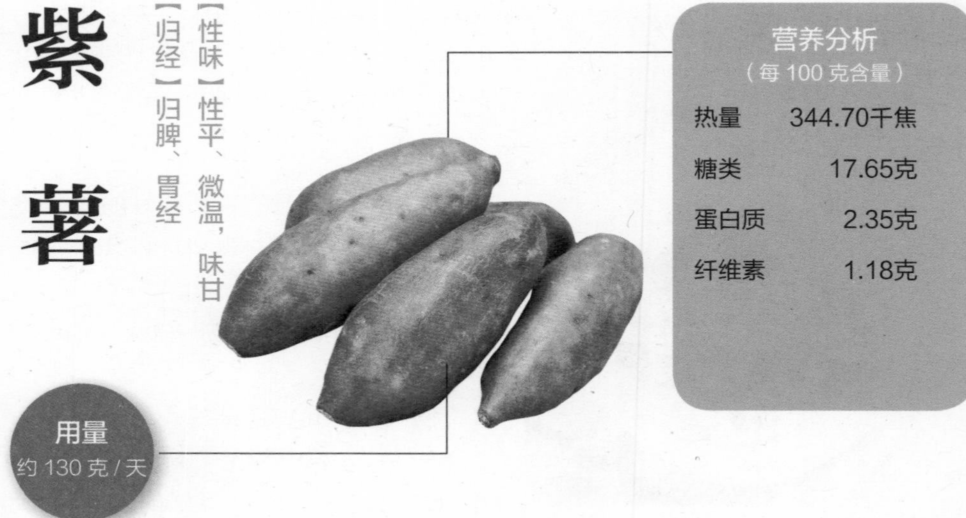

食疗功效

紫薯富含硒元素、铁元素和花青素，具有防癌抗癌的作用，在抗癌蔬菜中名列榜首。其中硒是清除自由基的有效物，除自身能直接清除自由基外，还可调节与肝细胞的生长密切相关的酶，达到补气补肝、保护肝脏的作用。紫薯富含膳食纤维，可以加速肠道蠕动，帮助排便，减轻肝脏负担。

人群宜忌

一般人群都可食用，但不宜过食；湿阻脾胃、气滞食积者应慎食。

温馨提示

①选购紫薯时要选择外皮光滑、纺锤形状的，同等大小的紫薯中，味道更重的会比较香甜。

②吃紫薯时应当配合其他的谷类食物。单吃的话，由于蛋白质含量较低，会导致营养摄入不均衡。所以，传统的将紫薯切成块和大米一起熬成粥的吃法其实是最科学的。

搭配宜忌

宜
紫薯 + 银耳 → 美容养颜
紫薯 + 莲子 → 润肠通便

忌

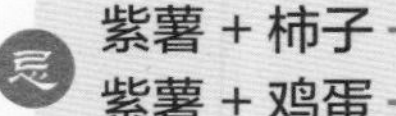

紫薯 + 柿子 → 易造成胃溃疡
紫薯 + 鸡蛋 → 易引起腹痛

紫薯银耳大米粥

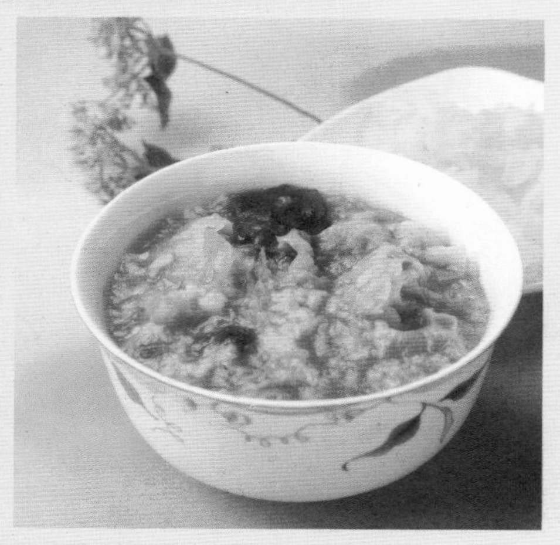

【食疗功效】紫薯可增强免疫力，黑豆对降低胆固醇、滋补肝脏有较明显的功效。此粥可为肝病患者补充养分。

【原料】大米100克，去皮紫薯150克，水发银耳35克，水发黑豆30克，水发去心莲子30克，冰糖20克

【制作】

1 泡好的银耳切块；洗好的紫薯切小块。

2 电饭锅通电后倒入泡好的大米，加入银耳、紫薯块、黑豆、莲子，加入清水至水位线，放入冰糖拌均匀。

3 按下“功能”键，调至“米粥”状态，电饭锅自动煮至成粥即可。

紫薯龙眼小米粥

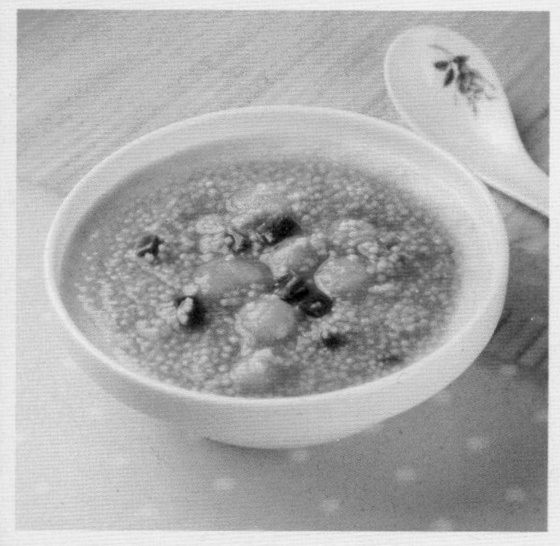

【食疗功效】这款粥对肝病患者有很好的补益作用。

【原料】紫薯200克，龙眼肉30克，水发小米150克

【制作】

1 将洗好去皮的紫薯切厚块，再切条，改切成丁。

2 砂锅中注清水烧开，倒入洗净的小米，拌匀。

3 加入洗好的龙眼肉，拌匀，盖上盖，用小火煮约30分钟。

4 揭盖，放入切好的紫薯，拌匀，再盖上盖，用小火续煮20分钟。

5 揭盖，轻轻搅拌一会儿，盛出装碗即可。

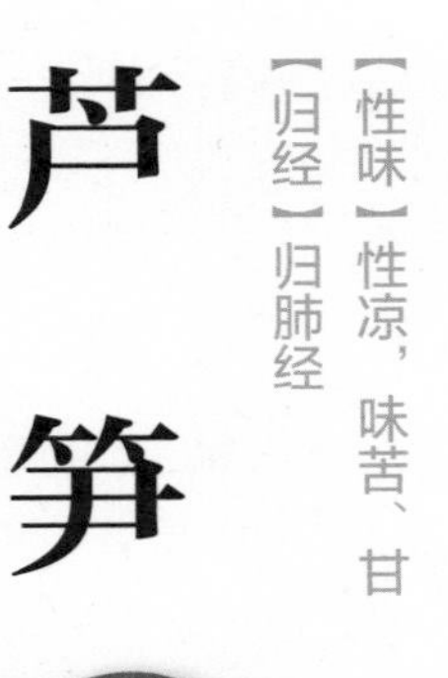

芦笋

【性味】性凉，味苦、甘

【归经】归肺经

用量
50克/天

营养分析（每100克含量）	
热量	79.53千焦
糖类	4.90克
脂肪	0.10克
蛋白质	1.40克
纤维素	1.90克
维生素C	45毫克

食疗功效

芦笋性凉，能够清热去火；含有非常丰富的硒，硒能加速人体内氧化物的分解，抑制恶性肿瘤，有效预防肝癌的发生。芦笋所含维生素E可抗氧化，能够修复受损肝细胞，增强人体的免疫力。经常食用芦笋对于全身疲倦、急性肝炎、慢性肝炎、肝硬化等患者具有一定的辅助治疗作用。

人群宜忌

一般人群均可食用；痛风和糖尿病患者不宜食用。

温馨提示

①芦笋洗净切段，榨取汁液，倒入杯中，然后再放入冰块、凉开水，搅匀后饮用，可治消化不良。

②将芦笋和黄芪、猪瘦肉一起煮着吃，可缓解妊娠反应。

③芦笋放清水中，加醋，煮沸后泡脚，可治脚气。

④芦笋中的叶酸很容易被破坏，若用来补充叶酸，应避免高温烹煮，最佳的食用方法是用微波炉小功率热熟。

搭配宜忌

宜

芦笋＋黄花菜 → 养血止血

芦笋＋冬瓜 → 降压降脂

忌

芦笋＋羊肉 → 导致腹痛

芦笋＋羊肝 → 降低营养价值

圣女果芦笋鸡柳

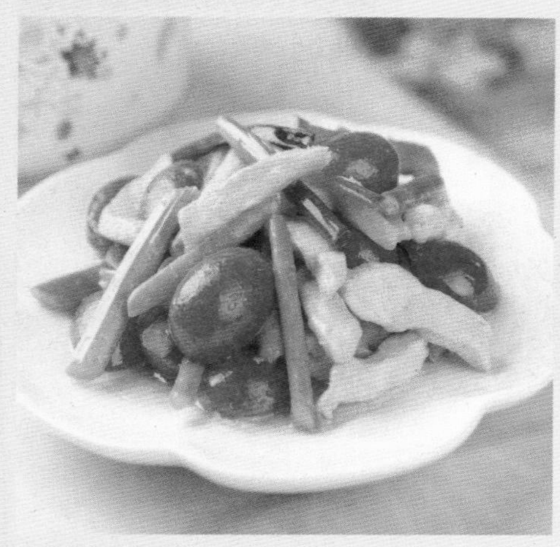

【食疗功效】圣女果可缓解视力下降，防癌抗癌，芦笋可调节肝脏代谢，提高身体免疫力。此菜肴可增强肝功能。

【原料】鸡胸肉220克，芦笋90克，圣女果40克，葱段少许，盐3克，料酒6毫升，水淀粉适量，食用油适量

【制作】

1 洗净的芦笋切段；洗好的圣女果对半切开；洗净的鸡胸肉切条。

2 把鸡肉条装入碗中，加入1克盐、水淀粉、3毫升料酒，腌10分钟。

3 热锅注油，烧热，放入鸡肉条，再放入芦笋段，拌匀；用小火略炸至食材断生后捞出，沥干油。

4 用油起锅，放入葱段爆香，倒入炸好的材料，放入圣女果炒匀；加入2克盐，淋入3毫升料酒，炒匀调味，再用水淀粉勾芡即成。

芦笋金针

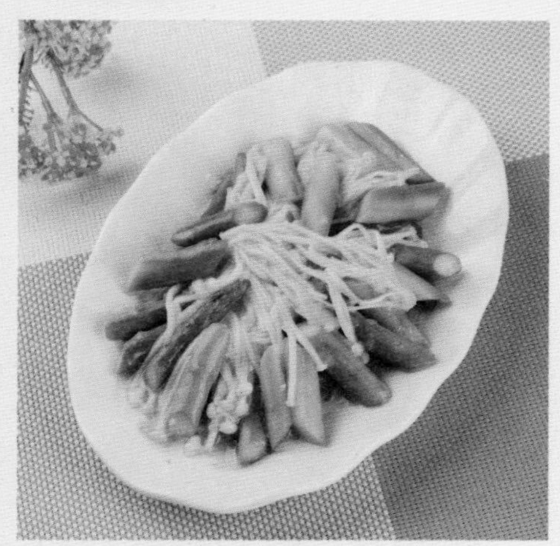

【食疗功效】芦笋可调节肝脏代谢，提高身体免疫力，金针菇具有很好的抗癌作用。二者同食能增强肝功能。

【原料】芦笋100克，金针菇100克，姜片、蒜末、葱段各少许，盐2克，鸡精、料酒、水淀粉、食用油各适量

【制作】

1 洗净的金针菇去根；洗净去皮的芦笋切段。

2 清水烧开，倒入芦笋煮约半分钟，捞出。

3 用油起锅，放入姜片、蒜末、葱段爆香，倒入金针菇炒软，放入芦笋段、料酒炒香。

4 转小火，加入盐、鸡精炒匀调味，倒入少许水淀粉，炒匀，盛出装在盘中即成。

山药

【性味】性平，味甘

【归经】归脾、肺、肾经

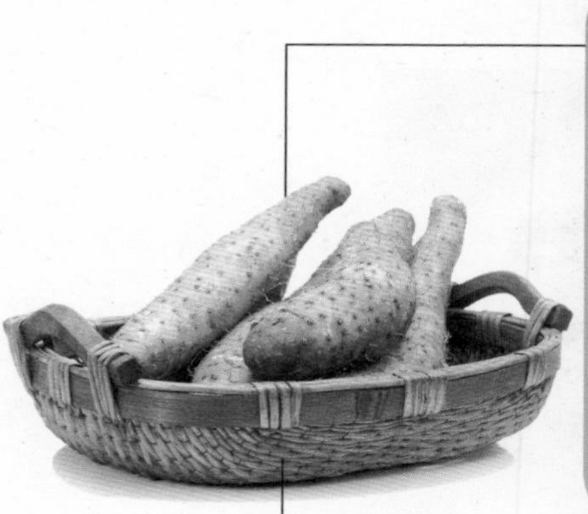

营养分析（每100克含量）	
热量	234.41千焦
糖类	12.40克
脂肪	0.20克
蛋白质	1.90克
纤维素	0.80克
镁	20毫克

用量
85克/天

食疗功效

山药含有的维生素C有抗病毒作用；所含维生素B_1、维生素B_2、烟酸不仅可及时补充机体所需的各种营养，还能促进受损肝细胞的再生与修复，对各类型肝病患者的治疗及恢复都是很有益处的。山药具有镇静作用，能够抗肝昏迷。

人群宜忌

一般人群均可食用，对糖尿病患者、腹胀者、病后虚弱者、慢性肾炎患者、长期腹泻者尤其适宜。山药有收涩的作用，故大便燥结者不宜食用。另外，有实邪者忌食山药。

温馨提示

①山药切片后需立即浸泡在盐水中，以防止氧化发黑。

②对肺虚久咳、肾虚遗精等症，可取鲜山药10克捣烂，加甘蔗汁半杯和匀，炖热服用。

搭配宜忌

宜
山药＋红枣 → 补血养颜
山药＋扁豆 → 增强人体免疫力

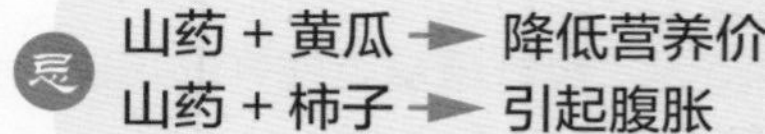

忌
山药＋黄瓜 → 降低营养价值
山药＋柿子 → 引起腹胀

山药天花粉枸杞粥

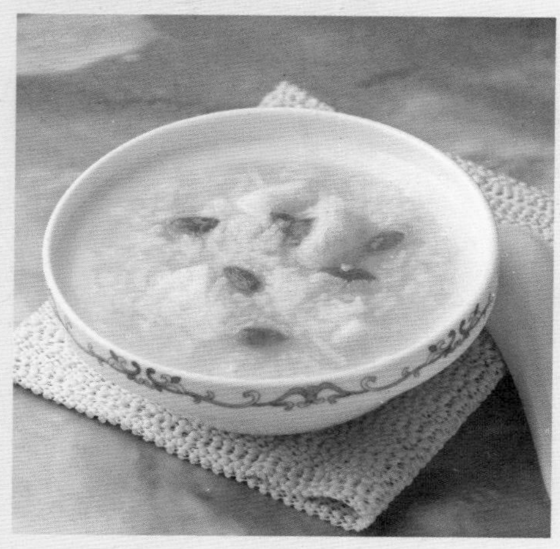

【食疗功效】山药可促进肝细胞再生，天花粉有降火清肝、排脓消肿的作用。常食此粥可增强肝功能。

【原料】山药200克，水发大米150克，天花粉15克，枸杞子10克，冰糖15克

【制作】

1 将去皮洗净的山药切小块。

2 砂锅注清水烧开，倒入天花粉，用中火煮约15分钟，捞出药材，倒入洗净的大米，烧开后用小火煮约30分钟。

3 撒上洗好的枸杞子，倒入山药块，用小火续煮约20分钟，加入冰糖煮至溶化，装碗即可。

三七山药牛肉汤

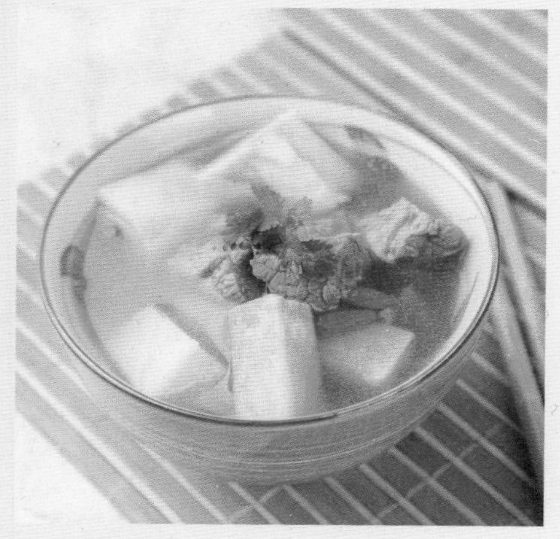

【食疗功效】山药有较好的抗病毒能力，牛肉可补中益肝、滋养脾胃、强健筋骨。此汤可为肝病患者补充养分。

【原料】牛肉180克，山药120克，三七粉、枸杞子各少许，盐1克，鸡精1克，料酒6毫升

【制作】

1 洗好的牛肉切丁；洗净的山药去皮，切块。

2 清水烧开，倒入牛肉丁、3毫升料酒，汆去血水，捞出。

3 砂锅注清水烧热，倒入牛肉丁、三七粉拌匀，淋入3毫升料酒，烧开后用小火煮约50分钟。

4 倒入山药块、枸杞子，用中小火煮约20分钟，加入1克盐、鸡精，煮至食材入味，盛出即可。

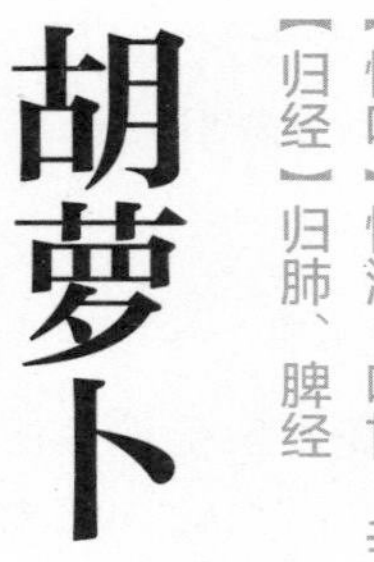

胡萝卜

【性味】性温，味甘、辛

【归经】归肺、脾经

用量
70克/天

营养分析
（每100克含量）

项目	含量
热量	154.88千焦
糖类	8.80克
脂肪	0.20克
蛋白质	1克
纤维素	1.10克
胡萝卜素	4.13克

食疗功效

胡萝卜富含胡萝卜素和挥发油，有助于提高肝病患者体内的维生素A水平，间接预防癌变的发生。胡萝卜中的维生素C有助于肠道对铁的吸收，可提高肝脏对铁的利用率，帮助治疗缺铁性贫血，起到补血补肝的作用。

人群宜忌

一般人都可食用，尤其适宜癌症、高血压、夜盲症、干眼症患者，以及营养不良、食欲不振、皮肤粗糙者；欲生育的妇女不宜多吃。

温馨提示

①将胡萝卜、酸奶、蜂蜜、苹果一起榨成的汁有很强的美容功效。
②取胡萝卜挤汁，兑蜂蜜适量，每次饮用80毫升，每日早晚各一次，可治便秘。

搭配宜忌

宜
胡萝卜＋菠菜→活血通络
胡萝卜＋马蹄→健脾养胃

忌
胡萝卜＋山楂→破坏维生素C
胡萝卜＋柑橘→降低营养价值

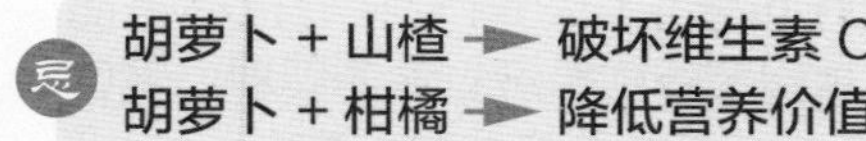

玉米胡萝卜粥

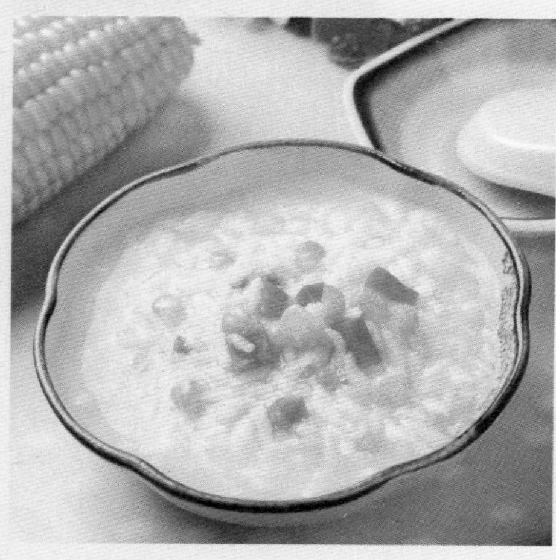

【食疗功效】此菜肴能增加肝脏的排毒能力。

【原料】玉米粒250克，胡萝卜240克，水发大米300克

【制作】

1 砂锅中注入适量的清水大火烧开。
2 倒入备好的大米、胡萝卜、玉米，搅拌片刻。
3 盖上锅盖，煮开后转小火煮30分钟至熟软。
4 掀开锅盖，持续搅拌片刻，盛出装碗即可。

胡萝卜丝炒包菜

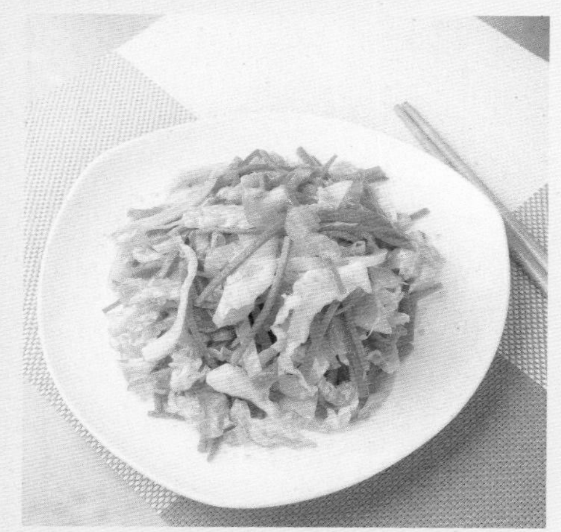

【食疗功效】胡萝卜可益肝明目，包菜具有清热止痛、增强肝脏代谢能力的功效。此菜肴对肝脏有养护作用。

【原料】胡萝卜150克，包菜200克，圆椒35克，盐2克，鸡精2克，食用油适量

【制作】

1 洗净去皮的胡萝卜切丝；洗好的圆椒切细丝；洗净的包菜切成丝。
2 用油起锅，倒入胡萝卜丝，炒匀，放入包菜丝、圆椒丝炒匀，注入少许清水，炒至食材断生。
3 加入盐、鸡精，炒匀调味，盛出即可。

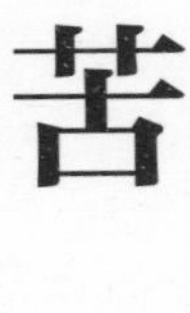

苦瓜

【性味】性寒，味苦

【归经】归心、肝、脾、肺经

营养分析
（每 100 克含量）

热量	79.53千焦
糖类	4.90克
脂肪	0.10克
蛋白质	1克
纤维素	1.40克
胡萝卜素	100毫克

用量
80 克 / 天

食　疗　功　效

苦瓜含有大量维生素C，能够提高机体的免疫功能，使免疫细胞具有杀灭癌细胞的作用。苦瓜还含有丰富的膳食纤维，能够加速肠道蠕动，帮助排便，降低血液中胆固醇及葡萄糖的吸收，有利于减轻肝脏负担。

人　群　宜　忌

一般人群均可以食用，尤其适宜糖尿病、癌症、痱子患者；但苦瓜性凉，脾胃虚寒者不宜食用。

温　馨　提　示

①苦瓜煮水擦洗皮肤，可清热止痒祛痱。
②用苦瓜做成凉茶，夏季饮用，清火消暑。

搭配宜忌

宜
苦瓜 + 猪肝 → 清热解毒
苦瓜 + 番石榴 → 降低血糖

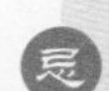

苦瓜 + 南瓜 → 破坏维生素 C
苦瓜 + 豆腐 → 不利消化

苦瓜芦笋汁

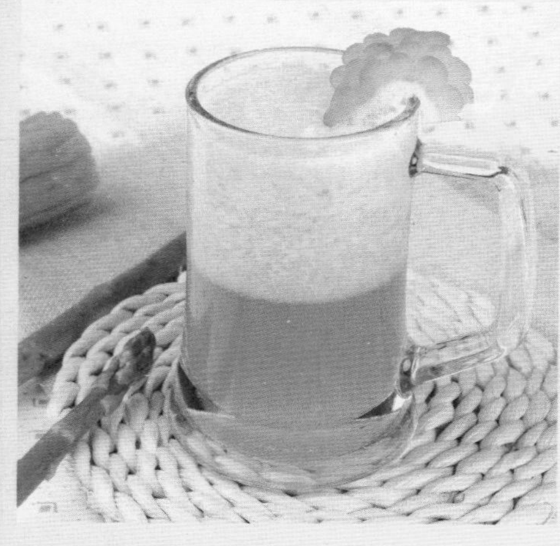

【食疗功效】常饮此果汁，可增强肝功能。

【原料】苦瓜90克，去皮芦笋50克，蜂蜜20克

【制作】

1 洗净的苦瓜去瓤，切小块；洗净去皮的芦笋切小段。

2 榨汁机中倒入苦瓜块，放入芦笋段。

3 注入80毫升凉开水，盖上盖，榨约20秒成蔬菜汁。

4 静置榨汁机，将榨好的蔬果汁倒入杯中，淋上蜂蜜即可。

白果炒苦瓜

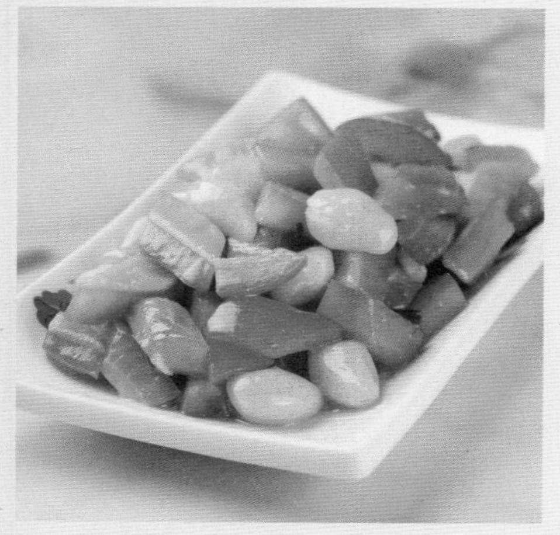

【食疗功效】苦瓜具有清热解毒、舒肝益气的功能，白果可清肝明目、降血脂。二者同食可增强肝功能。

【原料】苦瓜130克，白果50克，彩椒、蒜末、葱段各适量，盐3克，水淀粉、食用油各适量

【制作】

1 将洗净的彩椒切块；洗好的苦瓜切块。

2 锅中注清水烧开，倒入苦瓜、1克盐，煮约1分钟，放入白果煮至断生后捞出，沥水。

3 用油起锅，放入蒜末、葱段爆香，倒入彩椒块炒匀，放入焯好的食材炒片刻，加入2克盐、水淀粉，炒至食材入味，盛出装盘即成。

南瓜

【性味】性温，味甘

【归经】归脾、胃经

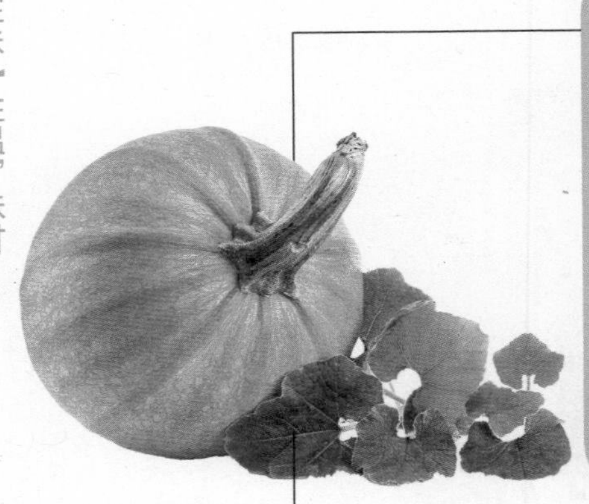

营养分析
（每 100 克含量）

热量	92.09千焦
糖类	5.30克
脂肪	0.10克
蛋白质	0.70克
纤维素	0.80克
维生素A	148毫克

用量
约 100 克 / 天

食疗功效

南瓜能够生肝气、益肝血，并且具有补中益气、消炎止痛、化痰排脓、解毒杀虫的功能。南瓜含有丰富的膳食纤维，可以辅助排便，并减少对胆固醇的吸收；其含有的糖类又可为机体补充能量，能帮助肝脏恢复功能，促进肝细胞的修复和再生，对肝病患者有益。

人群宜忌

一般人群均可食用，尤其适宜肥胖者、糖尿病患者和中老年人食用；南瓜性温，胃热炽盛、气滞中满、湿热气滞者应少吃，患有脚气、黄疸、气滞湿阻病者忌食。

温馨提示

①用适量南瓜根与猪肉煮着吃，有助于缓解牙痛。

②长期用适量新鲜的南瓜叶直接擦抹患处，可治牛皮癣。

③用100克南瓜与50克豆腐煮食，有助于改善便秘症状。

搭配宜忌

宜
南瓜 + 牛肉 ➤ 补脾健胃
南瓜 + 山药 ➤ 提神补气

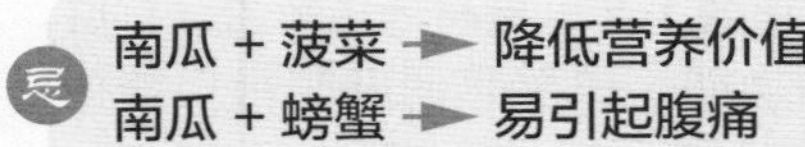

忌
南瓜 + 菠菜 ➤ 降低营养价值
南瓜 + 螃蟹 ➤ 易引起腹痛

原味南瓜汤

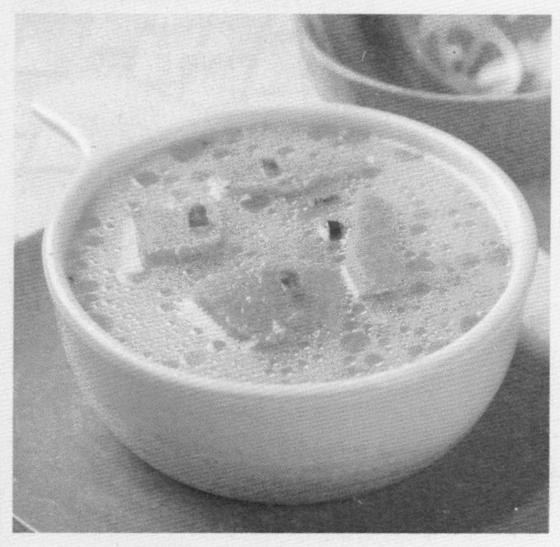

【食疗功效】南瓜可以健脾、预防胃炎、防治夜盲症、护肝、使皮肤变得细嫩。此汤对肝脏有养护作用。

【原料】南瓜片300克，姜片少许，蒜末少许，葱花少许，盐2克，鸡精2克，食用油适量

【制作】

1 热锅注入适量食用油，烧至五成热，放入蒜末、姜片。

2 倒入洗净切好的南瓜片，翻炒均匀。

3 向锅中加入适量清水，加盐、鸡精。

4 盖上锅盖，中火煮约8分钟，揭开盖，搅拌均匀。

5 盛出煮好的汤，装入碗中，撒上葱花即可。

蓝莓南瓜

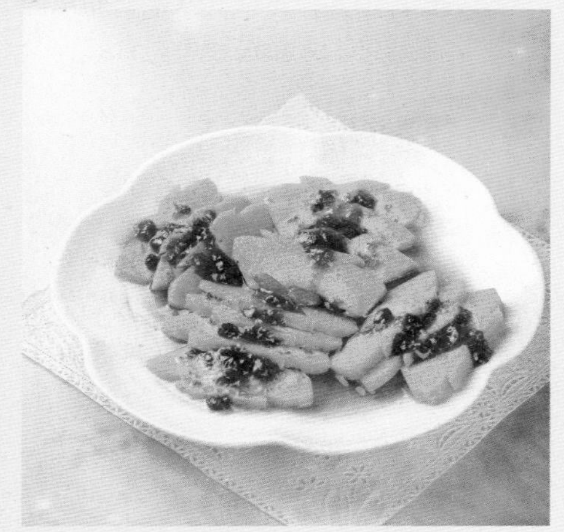

【食疗功效】此菜肴可增强肝功能。

【原料】蓝莓酱40克，南瓜400克

【制作】

1 洗净的南瓜去皮，切上花刀，再切成厚片。

2 把切好的南瓜片放入盘中，摆放整齐，将蓝莓酱抹在南瓜片上。

3 把加工好的南瓜片放入烧开的蒸锅中；盖上盖，用大火蒸5分钟，至食材熟透；揭开盖，把蒸好的蓝莓南瓜取出即可。

冬瓜

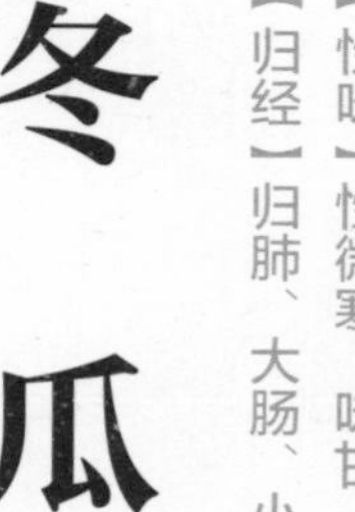

【性味】性微寒，味甘、淡

【归经】归肺、大肠、小肠、膀胱经

用量
60克/天

营养分析（每100克含量）	
热量	46.04千焦
糖类	2.60克
脂肪	0.20克
蛋白质	0.40克
纤维素	0.70克
钾	78毫克

食疗功效

冬瓜因富含维生素C、膳食纤维、钾等营养物质，具有利水消肿、减肥降脂、保肝护肝的功效，可减轻肝硬化、肝腹水引起的不适症状，还可用于肝炎后期肝硬化、脂肪肝、酒精肝患者的调养。

人群宜忌

一般人群均可食用，肾病、肝硬化腹水、癌症、脚气病、高血压、糖尿病、动脉硬化、冠心病患者，以及缺乏维生素C者宜多食；冬瓜性寒凉，脾胃虚弱、肾脏虚寒、阳虚肢冷者忌食。

温馨提示

①用冬瓜和豆腐煮汤食用，可治疗口疮。

②适量冬瓜皮洗净后，煎水代茶饮，可以辅助治疗孕妇的水肿，一般每次15克左右，服用一周为一个疗程。

③冬瓜藤鲜汁用于洗脸、洗澡，可增白皮肤，使皮肤有光泽，是廉价的天然美容剂。

搭配宜忌

宜
冬瓜＋海带 → 降低血压
冬瓜＋芦笋 → 降低血脂

忌
冬瓜＋醋 → 降低营养价值
冬瓜＋酱油 → 不利消化

车前子丹参冬瓜皮茶

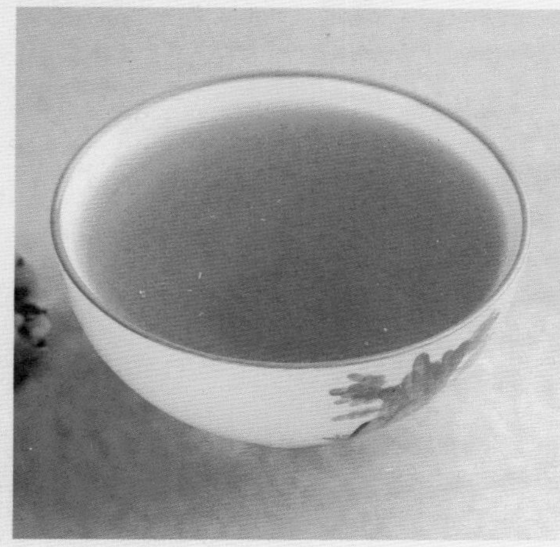

【食疗功效】冬瓜可减肥降脂、保肝护肝，车前子能利水祛痰、清热舒肝。同食可增强肝功能。

【原料】黄芪10克，冬瓜皮10克，车前子10克，丹参10克

【制作】

1 砂锅中注入适量清水烧开，放入黄芪、冬瓜皮、车前子、丹参，搅拌均匀。

2 盖上盖，用小火煮20分钟。

3 揭开盖，将药材及杂质捞干净。

4 将煮好的药茶盛出，装入杯中，待稍微放凉即可饮用。

冬瓜西红柿汤

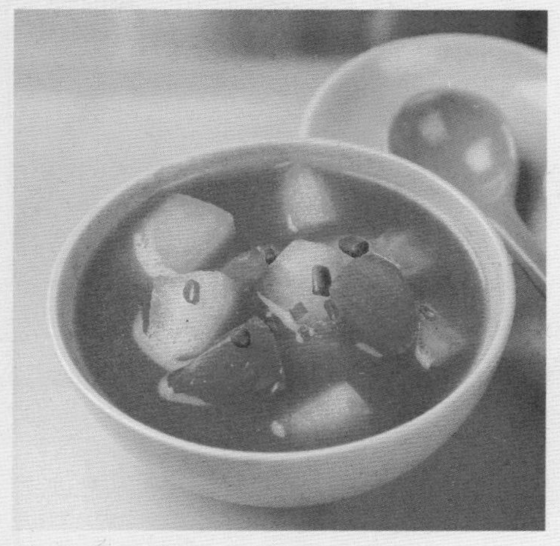

【食疗功效】冬瓜可利水消肿、保肝护肝，西红柿可稳定血压、清肝活血。此汤对肝脏有很好的养护作用。

【原料】冬瓜块120克，西红柿120克，高汤、葱花各适量，盐2克，鸡精2克，食用油适量

【制作】

1 热锅注油，放入西红柿炒出香味，倒入高汤，至没过西红柿为宜，倒入冬瓜拌匀。

2 用中火煮约10分钟至食材熟透。

3 加鸡精、盐调味，拌煮至汤汁入味。

4 关火后盛出煮好的汤，装入碗中，撒上葱花即可。

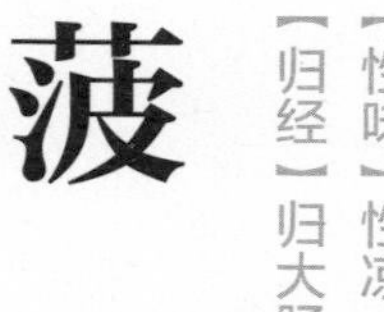

菠菜

【性味】性凉，味甘

【归经】归大肠、胃经

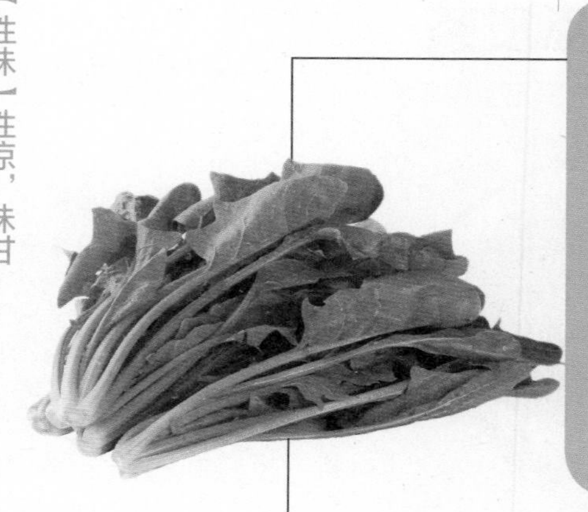

营养分析（每100克含量）

热量	100.46千焦
糖类	4.50克
脂肪	0.30克
蛋白质	2.60克
纤维素	1.70克
钾	311毫克

用量
90～250克/天

食疗功效

菠菜中营养丰富，富含多种维生素，维生素A和维生素C的含量是所有蔬菜类之最，其中的维生素C有抗病毒作用。菠菜含有非常丰富的铁，可以促进造血功能，有助于消除肝功能异常导致的凝血障碍。

人群宜忌

一般人群均可食用，特别适合老、幼、病、弱者食用，长期使用电脑者、爱美人士也应常食菠菜；肾炎患者、肾结石患者不宜食用，脾虚便溏者不宜多食。

温馨提示

①菠菜洗净挤汁，用黄酒冲服，每次半杯，一日2～3次，可用于跌打损伤的食疗。
②鲜菠菜500克洗净切段，猪血250克切成块状，加适量清水煮汤，调味后佐餐服用，每日或隔日1次，连服2～3次，有助于缓解便秘。

搭配宜忌

宜
菠菜＋鸡蛋 → 滋补安神
菠菜＋猪肝 → 改善贫血

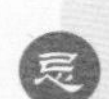

菠菜＋鳝鱼 → 易引起腹泻
菠菜＋奶酪 → 易形成结石

双菇玉米菠菜汤

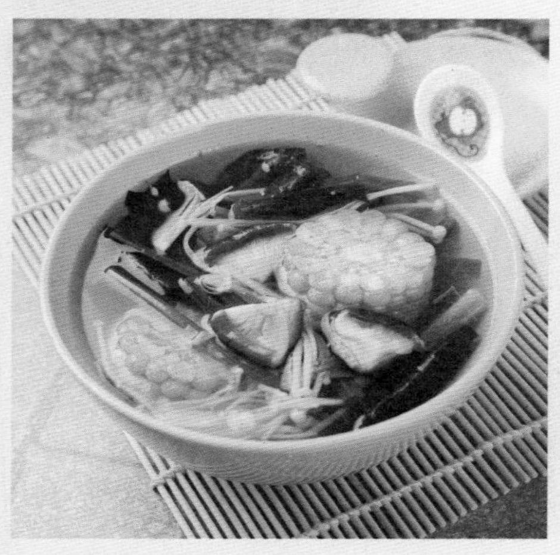

【食疗功效】香菇可增强肝脏解毒能力、降血脂，菠菜可抗病毒、补血。此汤可增强肝功能。

【原料】香菇80克，金针菇80克，菠菜50克，玉米段60克，姜片少许，盐2克，鸡精3克

【制作】

1 锅中注清水烧开，放入洗净切块的香菇、玉米段和姜片，拌匀。

2 煮约15分钟至食材断生。

3 倒入洗净的菠菜和金针菇，拌匀。

4 加盐、鸡精，拌匀调味。

5 用中火煮约2分钟至食材熟透即可。

菠菜炒鸡蛋

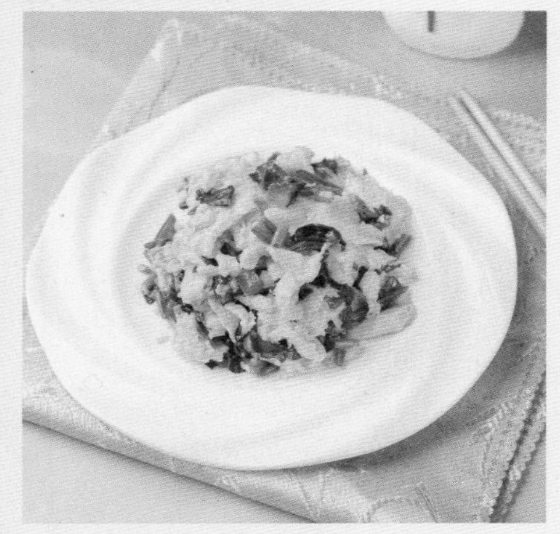

【食疗功效】菠菜可增强人体抗病毒能力，鸡蛋可促进大脑发育、增强肝脏解毒能力。

【原料】菠菜65克，鸡蛋2个，彩椒10克，盐2克，鸡精2克，食用油适量

【制作】

1 洗净的彩椒切丁；洗好的菠菜切粒。

2 鸡蛋打入碗中，加入盐、鸡精，搅匀打散，制成蛋液。

3 用油起锅，倒入蛋液，炒匀，加入彩椒丁，炒匀。

4 倒入菠菜粒，炒至食材熟软，盛出装盘即可。

白菜

【性味】性平，味甘

【归经】归肠、胃经

营养分析
（每 100 克含量）

热量	71.16千焦
糖类	3.20克
脂肪	0.10克
蛋白质	1.50克
纤维素	0.80克
钙	50毫克

用量
约 100 克 / 天

食疗功效

白菜含有非常丰富的膳食纤维，能够起到润肠、泻火、促进排毒的作用，还能刺激肠胃蠕动，促进大便排泄，帮助消化，对肝脏起到保护作用。白菜中还含有多种维生素，能帮助肝脏增强解毒能力。

人群宜忌

一般人群均可食用；白菜性偏寒凉，胃寒腹痛的人不能多吃。

温馨提示

①白菜切成丝，与白糖和在一起，加两大碗水煮开2分钟后，趁热喝水发汗，可解毒。
②用白菜研成糊状敷患处，可缓解莫名的肿痛。

搭配宜忌

宜
白菜 + 猪肉 → 润肠通便
白菜 + 豆腐 → 补充钙质

忌
白菜 + 黄瓜 → 降低营养价值
白菜 + 兔肉 → 易引起腹泻

金钩白菜

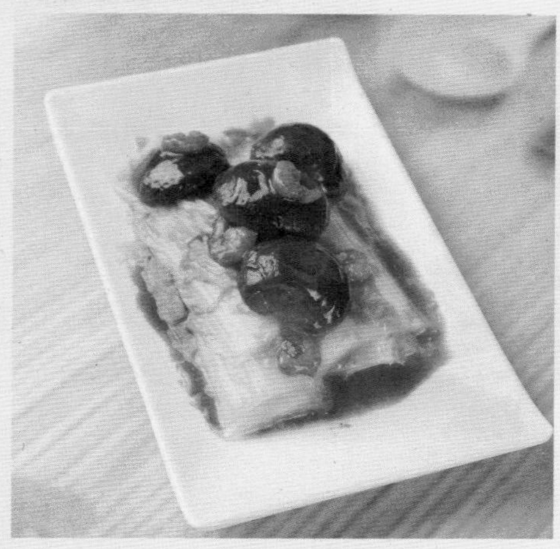

【食疗功效】白菜可清热解毒，香菇可降血脂、抑制癌细胞生长。此菜对肝癌患者有很好的调养作用。

【原料】白菜叶270克，水发香菇35克，海米少许，高汤300毫升，盐2克，料酒4毫升，老抽2毫升，蚝油15克，水淀粉适量，食用油适量

【制作】

1 锅中注清水烧开，加1克盐、食用油、白菜叶，拌匀，用大火煮至变软，捞出，沥水，装盘。

2 锅置火上，倒入高汤，放入香菇、海米，用大火煮沸，加入料酒、1克盐、老抽、蚝油，拌匀调味。

3 用水淀粉勾芡，关火后盛出锅中的材料，置于白菜上即可。

蒜汁蒸白菜

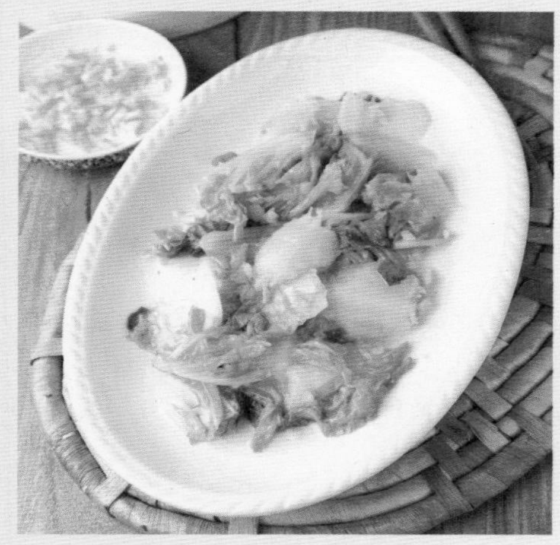

【食疗功效】白菜可清热护肝，蒜可散肿痛、健脾胃。同食可增加肝脏的排毒能力。

【原料】白菜180克，蒜末15克，盐3克，鸡精2克，食用油适量

【制作】

1 摆好一个容器，倒入处理好的白菜，加入盐，腌片刻。

2 将多余的水倒出，加入蒜末、鸡精、食用油拌匀，倒入蒸盘内。

3 将电蒸锅烧开，放入备好的白菜。

4 加盖，将时间旋钮调至3分钟，蒸熟即可。

苋菜

【性味】性凉，味微甘

【归经】入肺、大肠经

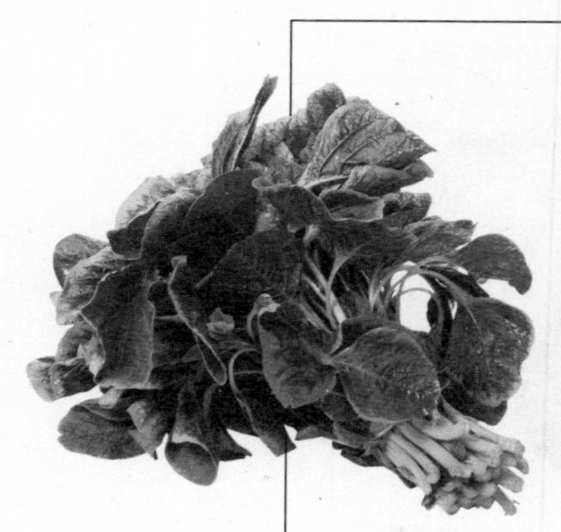

用量
100 克 / 天

营养分析
（每 100 克含量）

热量	129.76千焦
糖类	5.90克
脂肪	0.40克
蛋白质	2.80克
纤维素	1.80克
钾	340毫克

食疗功效

苋菜中含有非常丰富的铁、钙和维生素K，可以促进凝血、造血等功能，还能够纠正肝功能异常导致的凝血障碍。苋菜中含有的膳食纤维可以刺激肠道蠕动，加快排便，减少毒素的吸收，从而起到排毒的作用，减轻肝脏负担。肝病患者可以适量食用。

人群宜忌

一般人群均可食用，尤其适合老年人、幼儿、妇女、减肥者食用。苋菜性凉，脾胃虚寒者忌食；平素胃肠有寒气、易腹泻的人不宜多食。

温馨提示

①苋菜洗净后倒入芝麻油中，烧热，再加高汤，以文火煨熟，起锅装入碗中，清淡凉爽，可通利二便，是燥热便秘患者的食疗佳品。
②粥中放入苋菜一同煮，可辅治大便不畅、急性菌痢、急性肠炎等病症。

搭配宜忌

宜
苋菜 + 鸡蛋 → 滋阴润燥
苋菜 + 豆腐 → 清热解毒

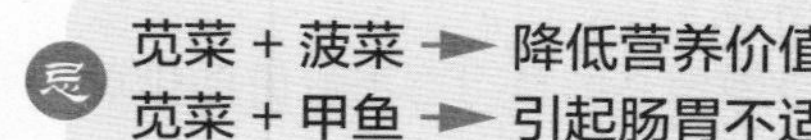

忌
苋菜 + 菠菜 → 降低营养价值
苋菜 + 甲鱼 → 引起肠胃不适

橄榄油苋菜

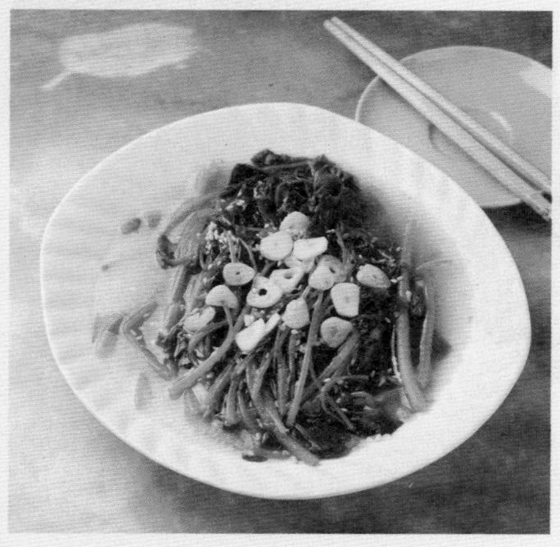

【食疗功效】蒜可散肿痛、健脾胃，苋菜能增强肝脏解毒能力、促进凝血、造血和提高血液携带氧气能力。

【原料】苋菜200克，高汤250毫升，熟白芝麻、蒜片各少许，盐2克，橄榄油少许

【制作】

1 砂锅中注入适量清水烧开，倒入洗净的苋菜，拌匀，煮至变软。

2 捞出苋菜，沥干水分，装入碗中，待用。

3 锅置火上，倒入少许橄榄油，放入蒜片爆香，注入高汤，用大火略煮一会儿。

4 加入盐拌匀，煮至沸腾，撒上白芝麻拌匀，调成味汁，浇在苋菜上即可。

苋菜枸杞绿豆粥

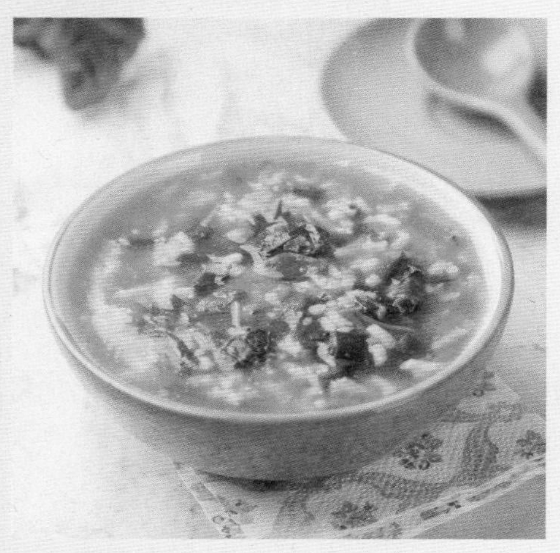

【食疗功效】苋菜能增强肝脏解毒能力、促进凝血，绿豆可提高肝脏解毒能力。此菜肴可增加肝脏的排毒能力。

【原料】水发大米70克，枸杞子20克，水发绿豆85克，苋菜60克

【制作】

1 把洗净的苋菜切细，备用。

2 砂锅中注清水烧开，倒入洗净的枸杞子、大米、绿豆，盖上锅盖，煮开后转小火煮30分钟至食材熟透。

3 揭开锅盖，倒入切好的苋菜，拌匀。

4 再盖上锅盖，用小火续煮2分钟，关火后将粥盛入碗中即可。

芥蓝

【性味】性凉，味甘、辛

【归经】归肺经

营养分析（每 100 克含量）	
热量	79.53千焦
糖类	2.60克
脂肪	0.40克
蛋白质	2.80克
纤维素	1.60克
胡萝卜素	3.45毫克

用量
约 100 克 / 天

食疗功效

芥蓝是一种非常健康的蔬菜，具有利尿化痰、解毒祛风、降低胆固醇、软化血管、预防心脏病的作用。芥蓝富含的维生素C有抗病毒作用，适于各种类型的肝病患者食用。芥蓝的膳食纤维含量高，可以加速肠道蠕动，帮助排便，降低血液中胆固醇及葡萄糖的吸收，有利于减轻肝脏负担。

人群宜忌

一般人群均可食用，特别适合食欲不振、便秘、高胆固醇者；阳痿患者禁食。

温馨提示

①100克鲜芥蓝与50克粳米煮粥吃，可以缓解胃溃疡症状。
②100克鲜芥蓝与50克核桃肉炒食，可以提神健脑。
③芥蓝直到烹饪前才焯好，这是保持芥蓝脆嫩爽口的关键。
④芥蓝有苦涩味，炒时加入少量糖和酒，可以改善口感。

搭配宜忌

宜
芥蓝 + 西红柿 → 防癌
芥蓝 + 红菜苔 → 防癌抗癌

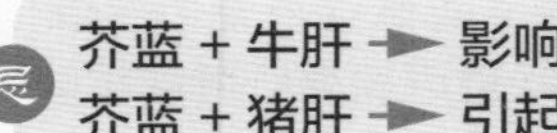

忌
芥蓝 + 牛肝 → 影响维生素的吸收
芥蓝 + 猪肝 → 引起肠胃不适

芥蓝炒冬瓜

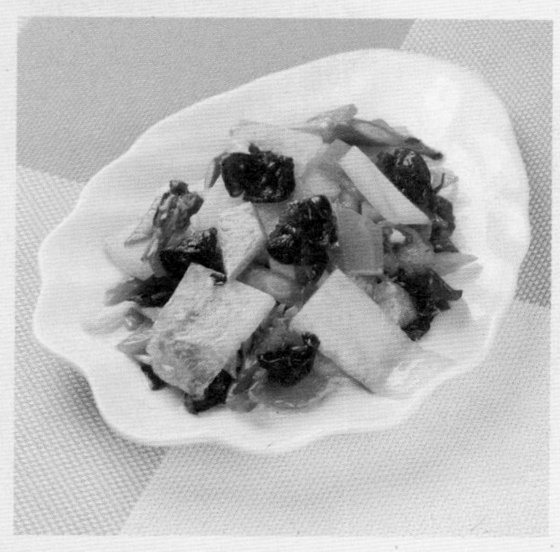

【食疗功效】芥蓝可增强人体抗病毒能力，胡萝卜有养肝明目的作用。同食能增强肝功能。

【原料】芥蓝80克，冬瓜100克，胡萝卜40克，黑木耳35克，姜片、蒜末、葱段各少许，盐、鸡精、料酒、水淀粉、食用油各适量

【制作】

1. 洗净去皮的胡萝卜切片；洗好的黑木耳切片；去皮洗好的冬瓜切片；洗净的芥蓝切成段。
2. 清水烧开，放入食用油、盐、胡萝卜、黑木耳焯半分钟，倒入芥蓝、冬瓜焯1分钟，捞出。
3. 用油起锅，放姜片、蒜末、葱段爆香，倒入焯好的食材炒匀，放入盐、鸡精、料酒炒匀，倒入水淀粉炒匀，盛出装盘即可。

枸杞拌芥蓝梗

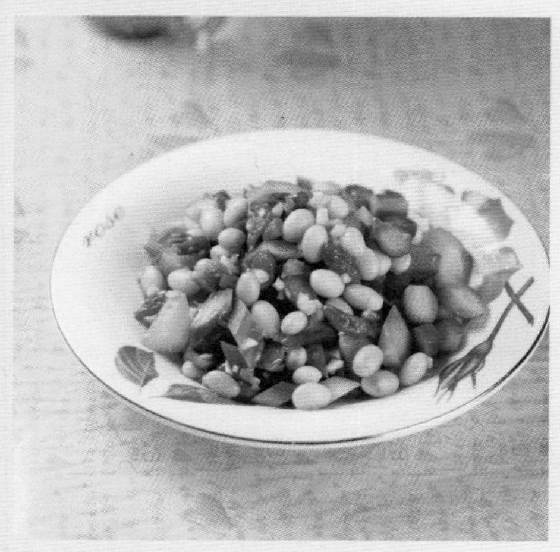

【食疗功效】芥蓝可降低胆固醇、舒肝活血，黄豆能降低胆固醇。同食对肝脏有养护作用。

【原料】芥蓝梗85克，熟黄豆60克，枸杞子10克，姜末、蒜末各少许，盐、鸡精、生抽、芝麻油、辣椒油、食用油各适量

【制作】

1. 洗净的芥蓝梗去皮，切成丁。
2. 锅中倒清水烧开，放入食用油、盐、芥蓝梗焯1分钟，加入枸杞子煮片刻，捞出，装碗。
3. 将熟黄豆放入碗中，加入姜末、蒜末，放入盐、鸡精、生抽、芝麻油拌均匀，加入辣椒油拌至食材入味，装入盘中即可。

西蓝花

【性味】性凉，味甘

【归经】归肾、脾、胃经

营养分析（每 100 克含量）	
热量	138.13千焦
糖类	4.30克
脂肪	0.60克
蛋白质	4.10克
纤维素	1.60克
钙	67毫克

用量
1/4 朵 / 天

食 疗 功 效

西蓝花含有萝卜硫素，可以刺激身体产生抗癌蛋白酵素；含有丰富的维生素C，能增强肝脏的解毒能力，提高机体免疫力。西蓝花被誉为“防癌新秀”，能有效对抗乳腺癌、大肠癌和肝癌，对肝脏有很好的保护功效。

人 群 宜 忌

一般人群均可以食用；红斑狼疮患者忌食。

温 馨 提 示

①西蓝花与冬笋一起炒食，可以美容养颜、滋润肌肤。
②红椒与西蓝花拌食，可以降低血脂。

搭配宜忌

宜
西蓝花 + 枸杞子 → 有利营养吸收
西蓝花 + 西红柿 → 防癌抗癌

忌
西蓝花 + 豆腐 → 不利消化
西蓝花 + 西葫芦 → 破坏维生素 C

白玉金银汤

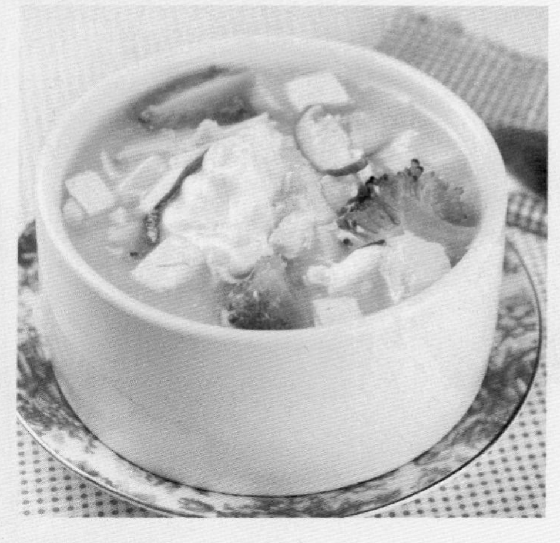

【食疗功效】本品对肝脏有很好的保护作用。

【原料】豆腐120克，西蓝花35克，鸡蛋1个，鲜香菇30克，鸡胸肉75克，盐3克，水淀粉少许，食用油适量

【制作】

1 把洗净的香菇切丝；洗好的西蓝花切朵；洗净的豆腐切块；鸡蛋打入碗中；洗好的鸡胸肉切丁，放入碗中，加1克盐、水淀粉腌10分钟。

2 锅中注入清水烧开，分别放入西蓝花、豆腐块，焯水，捞出。

3 用油起锅，倒入香菇丝翻炒片刻，注入适量清水，调入2克盐，倒入鸡肉丁、豆腐块，大火煮一会儿。

4 放入西蓝花，倒入水淀粉，搅拌至汤汁浓稠，倒入鸡蛋液煮约3分钟即成。

虾仁西蓝花

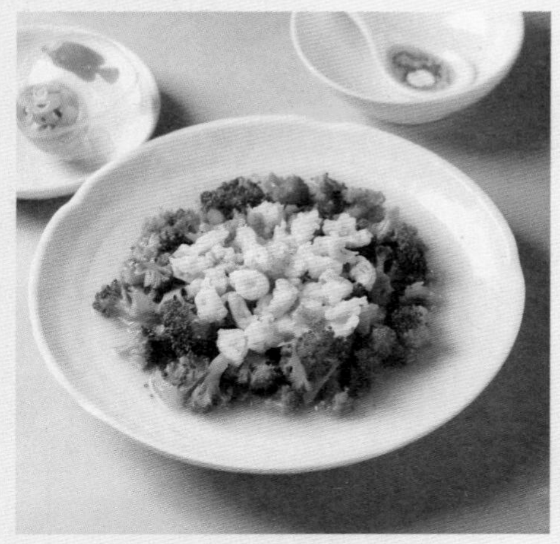

【食疗功效】西蓝花能促进生长发育、舒肝健脾，虾仁能滋阴润肺。二者同食，对身体有很好的滋补作用。

【原料】西蓝花230克，虾仁6克，盐、鸡精、水淀粉各少许，食用油适量

【制作】

1 沸水锅中加入少许食用油、盐，倒入洗净的西蓝花，焯1分钟，捞出，切去根部。

2 洗净的虾仁切段，加盐、鸡精、水淀粉腌渍。

3 炒锅注入清水，加虾仁，煮至虾身卷起并呈现淡红色。

4 关火，取一盘，摆上西蓝花，盛入锅中的虾仁即可。

牛肉

【性味】性温，味甘

【归经】归脾经

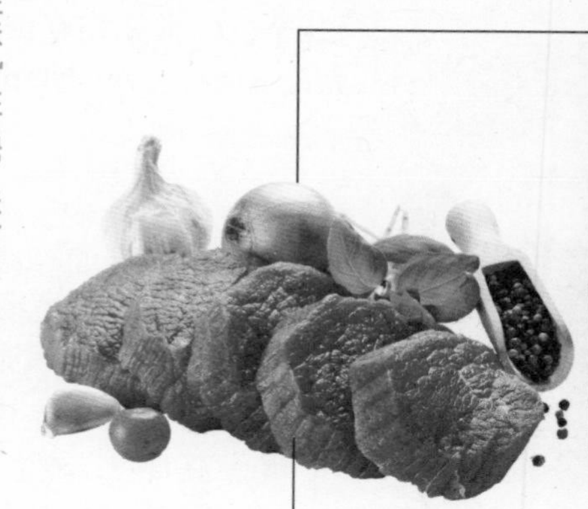

营养分析
（每100克含量）

热量	443.70千焦
糖类	1.20克
脂肪	2.30克
蛋白质	20.20克
胆固醇	58毫克
镁	21毫克

用量
80~100克/天

食疗功效

牛肉含蛋白质、脂肪、维生素B_1、维生素B_2、钙、磷、铁等，能补脾胃、益气血、强筋骨。还含有多种特殊的成分，如肌醇、黄嘌呤、牛磺酸、氨基酸等，不仅可保护肝细胞，促进肝细胞的修复与再生，还能及时补充机体所缺的微量元素。

人群宜忌

一般人群皆可食用，特别适宜生长发育、术后调养、病后调养、筋骨酸软、贫血久病之人食用。高胆固醇者、高脂肪者、老年人、儿童、消化力弱的人不宜多吃。

温馨提示

①取牛肉100克洗净切块，与洗净切薄片的西红柿450克，加适量油、盐、糖同煮食用，可辅助治疗肝炎。

②手术后多饮用牛肉炖汁，能促进伤口愈合。

搭配宜忌

宜
牛肉＋仙人掌→抗癌止痛
牛肉＋土豆→保护胃黏膜

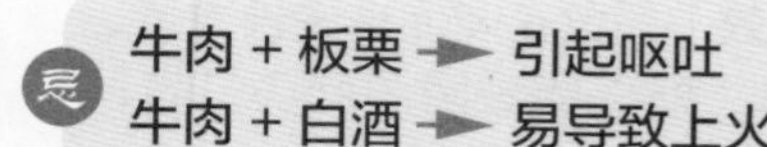

忌
牛肉＋板栗→引起呕吐
牛肉＋白酒→易导致上火

牛肉三七煲冬瓜

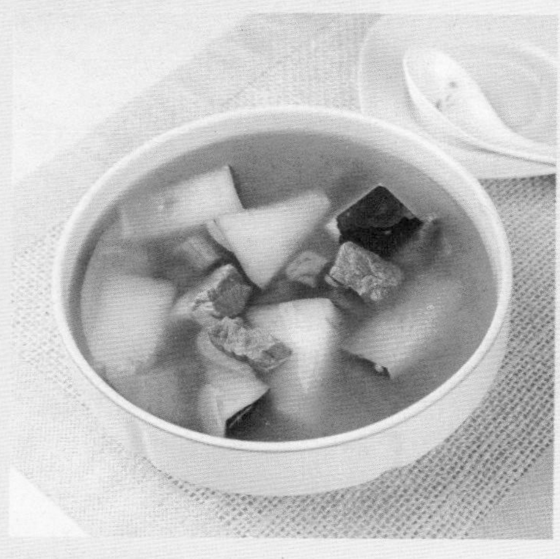

【食疗功效】牛肉可以补中益气、滋养肝胃、强健筋骨，与利水消肿的冬瓜同食，对肝硬化腹水患者大有好处。

【原料】牛肉170克，冬瓜160克，三七粉、姜片、蒜片各少许，盐2克，鸡精2克，料酒6毫升，生抽4毫升

【制作】

1 洗好的牛肉切块；洗净的冬瓜去瓤，切成块。

2 沸水锅中倒入牛肉块、3毫升料酒，氽去血水，捞出。

3 砂锅注清水烧热，倒入牛肉块、姜片、蒜片，淋入3毫升料酒，煮40分钟，倒入冬瓜块、三七粉拌匀，续煮约30分钟，加入盐、鸡精、生抽，煮至食材入味，盛出即可。

凉拌牛肉紫苏叶

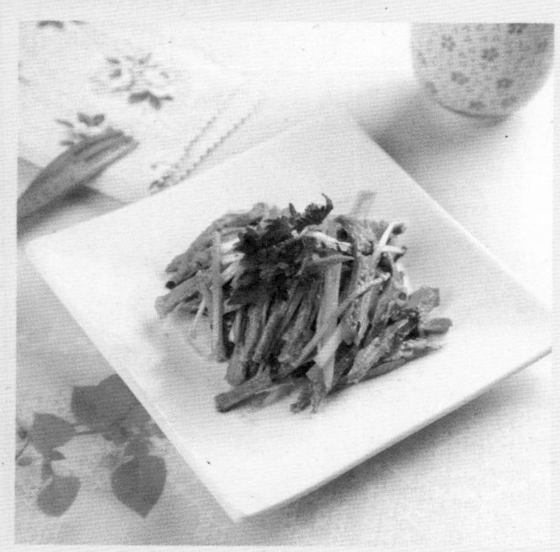

【食疗功效】慢性肝炎患者吃牛肉可以提供机体代谢所必需的营养和能量。

【原料】牛肉100克，紫苏叶5克，蒜瓣10克，大葱20克，胡萝卜250克，姜片适量，盐4克，白酒、香醋、鸡精、生抽、芝麻酱、芝麻油各适量

【制作】

1 砂锅中注清水烧热，倒入蒜瓣、姜片、牛肉、白酒、2克盐、生抽煮90分钟，捞出。

2 洗净去皮的胡萝卜切丝；煮好的牛肉切丝；大葱洗净切丝，放入凉水中；洗好的紫苏叶切丝。

3 牛肉丝加胡萝卜丝、葱丝、紫苏叶丝，加入2克盐、香醋、鸡精、芝麻油、芝麻酱拌匀即可。

猪肝

【性味】性温，味甘、苦

【归经】归肝经

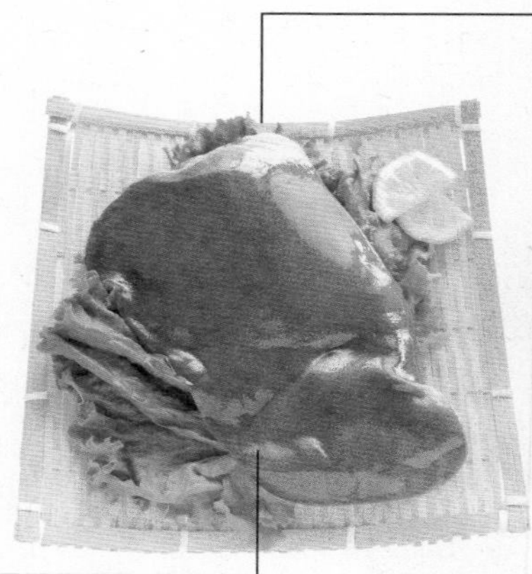

用量
约50克/天

营养分析（每100克含量）	
热量	539.97千焦
糖类	5克
脂肪	3.50克
蛋白质	19.30克
胆固醇	288毫克
维生素A	4.97毫克

食疗功效

猪肝具有补气养血、养肝明目等功效。主要用于增强人体免疫力、抗氧化、防衰老、延年益寿，也具有一定的抗肿瘤作用。适宜气血虚弱、面色萎黄、缺铁性贫血者及肝血不足所致的视物模糊不清、夜盲、眼干燥症的人群食用。

人群宜忌

一般人群均可食用，尤其适宜癌症患者放疗、化疗后食用；贫血、常在电脑前工作、爱喝酒的人可多食用一些。患有高血压、冠心病、肥胖症者及血脂高的人忌食猪肝，因为猪肝中胆固醇含量较高。

温馨提示

①成人每两周吃次猪肝，对口腔溃疡有预防作用。吃前要先把猪肝切小块放清水里泡20分钟，再换水泡一次。泡完后，直接放清水里煮，加葱姜蒜，煮熟后蘸酱油吃就可以了。

②猪肝100克，木耳15克，放入砂锅中加葱、姜、盐等调味品，同炖至熟即可，治慢性盆腔炎。

搭配宜忌

宜：
猪肝＋葱 → 促进营养的吸收
猪肝＋洋葱 → 补虚损

忌：
猪肝＋鹌鹑 → 破坏维生素C
猪肝＋鲫鱼 → 容易生痈疮

佛手元胡猪肝汤

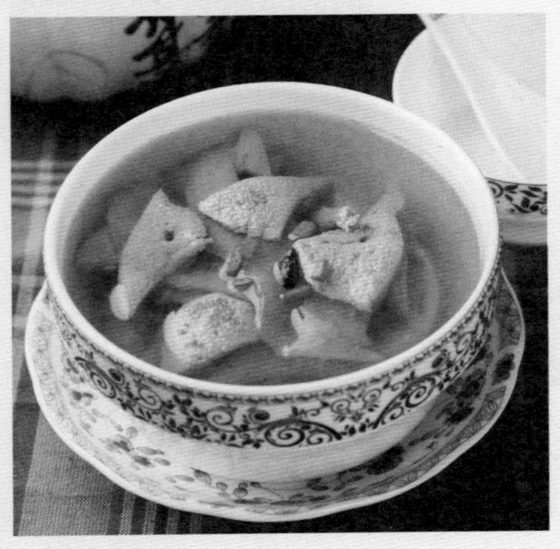

【食疗功效】猪肝具有补肝明目、改善贫血的作用，佛手可以舒肝健脾。二者结合，对肝脏的护养很有好处。

【原料】猪肝270克，佛手、元胡、制香附、姜片、葱花各少许，盐2克，鸡精2克，料酒、胡椒粉、水淀粉各适量

【制作】

1 洗好的猪肝切片，加入1克盐、1克鸡精、水淀粉，淋入少许料酒，腌10分钟。

2 砂锅中注清水烧热，倒入佛手、元胡、制香附、姜片，煮约15分钟，加入1克盐、1克鸡精。

3 放入猪肝片，拌匀，用大火略煮一会儿，撒上少许胡椒粉，拌匀，撒上葱花即可。

红枣枸杞蒸猪肝

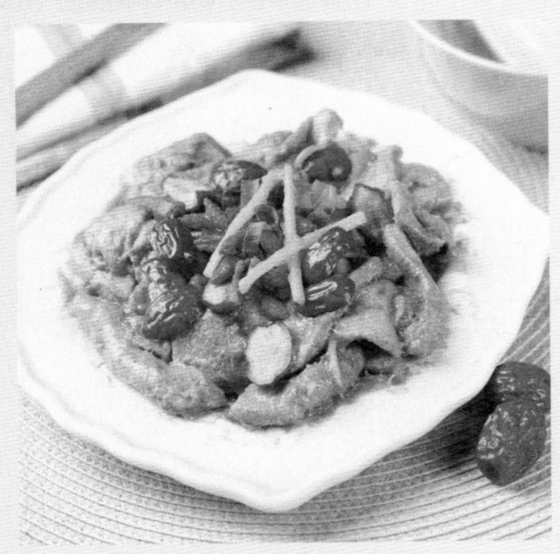

【食疗功效】食用本品能减轻因肝肾阴虚引起的双目干涩症状。

【原料】猪肝200克，红枣40克，枸杞子10克，葱花、姜丝各5克，盐2克，干淀粉15克，生抽、料酒、食用油各适量

【制作】

1 将洗净的红枣切开，去除果核；洗好的猪肝切片。

2 把猪肝倒入碗中，加入料酒、生抽、盐，撒上姜丝，倒入干淀粉，注入食用油，拌匀腌10分钟。

3 取一蒸盘，放入腌好的猪肝，放上切好的红枣，撒上洗净的枸杞子，摆好造型。

4 备好电蒸锅，烧开水后放入蒸盘，蒸约5分钟；取出蒸盘，趁热撒上葱花即可。

猪瘦肉

【性味】性平，味甘、咸

【归经】归脾、胃、肾经

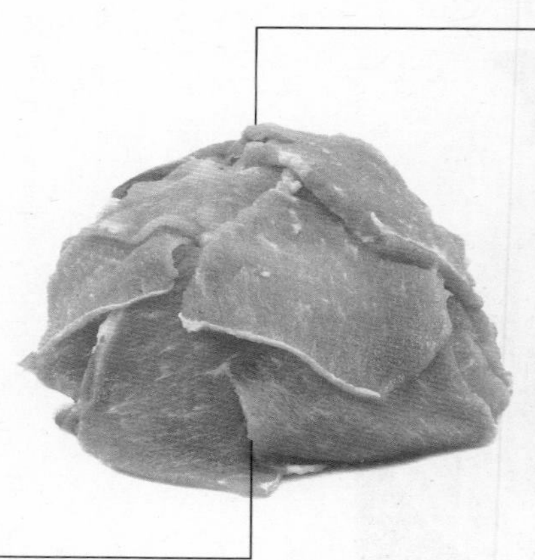

用量

80～100克/天

营养分析

（每100克含量）

热量	598.58千焦
糖类	1.50克
脂肪	620克
蛋白质	20.30克
胆固醇	81毫克
磷	189毫克

食疗功效

猪瘦肉不仅含有丰富的蛋白质，还含有钙、磷、锌等矿物质元素，既可以补充人体所需的营养，又有滋阴润燥、补虚强身的作用，是蛋白质与脂肪的主要来源。肝病患者逐渐增加蛋白质的摄入量可以满足肝细胞再生的需要，同时也应适当增加脂肪的摄入量，以提供较多的热量。

人群宜忌

一般人群都可食用，尤其适宜阴虚、头晕、贫血、大便秘结、营养不良之人，燥咳无痰的老人，产后乳汁缺乏的妇女及青少年、儿童食用。体胖、多痰、舌苔厚腻者应忌食。

温馨提示

①猪肉切块与少许百合共煮，加盐调味食用，可清心安神、益气调中，防治冠心病、心绞痛。

②猪瘦肉、鱼肚、冰糖各适量，隔水炖熟，一次吃完，可辅助治疗胃痛。

搭配宜忌

宜

猪肉＋大蒜 → 消除疲劳

猪肉＋芋头 → 养胃益气

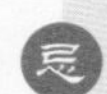

忌

猪肉＋杏仁 → 引起腹疼

猪肉＋田螺 → 伤肠胃

茶树菇首乌瘦肉汤

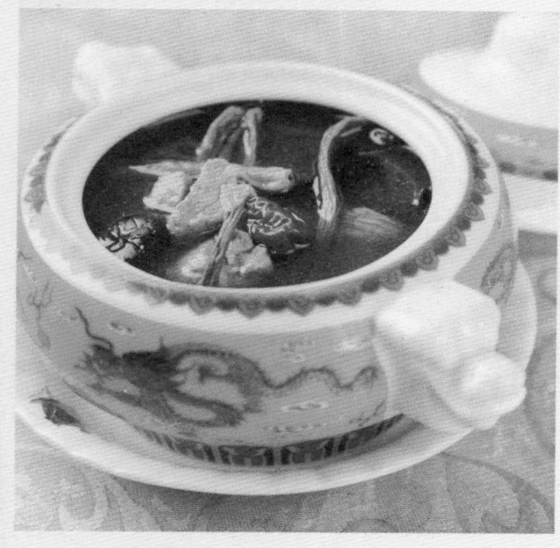

【食疗功效】茶树菇有健肾、清热、平肝、明目等功效，与可以滋补强身的瘦肉一同食用，能对肝脏起到保护作用。

【原料】茶树菇200克，枸杞子8克，何首乌20克，红枣20克，党参15克，猪瘦肉250克，高汤适量，盐2克

【制作】

1 锅中注入适量清水烧开，倒入洗净切好的猪瘦肉。

2 搅拌均匀，氽2分钟，捞出，过一下冷水，装盘备用。

3 砂锅中注入适量高汤烧开，倒入氽好的肉，放入洗净的茶树菇、枸杞子、何首乌、红枣、党参，搅拌均匀。

4 盖上盖，用大火煮15分钟，转小火炖约3小时，放入盐，拌匀即成。

益母草红枣瘦肉汤

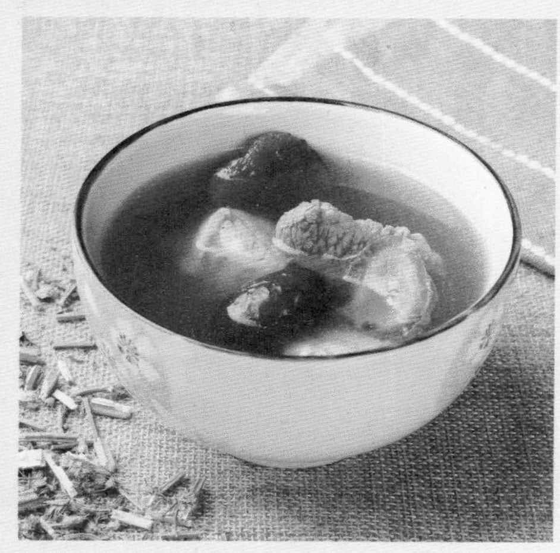

【食疗功效】益母草有养肝活血、祛瘀止痛、清热解毒的功效，与瘦肉同食，可以润肠胃、生津液、补肝、解热毒。

【原料】益母草20克，红枣20克，枸杞子10克，猪瘦肉180克，料酒8毫升，盐2克，鸡精2克

【制作】

1 洗好的红枣切开，去核；洗净的猪瘦肉切块。

2 砂锅中注入适量清水烧开，放入洗净的益母草、枸杞子。

3 倒入切好的红枣，加入瘦肉块，淋入料酒，拌匀。

4 盖上盖，烧开后用小火煮30分钟，揭开盖子，放入盐、鸡精，拌匀即可。

鸭肉

【性味】性凉，味甘、咸

【归经】归脾、胃、肺、肾经

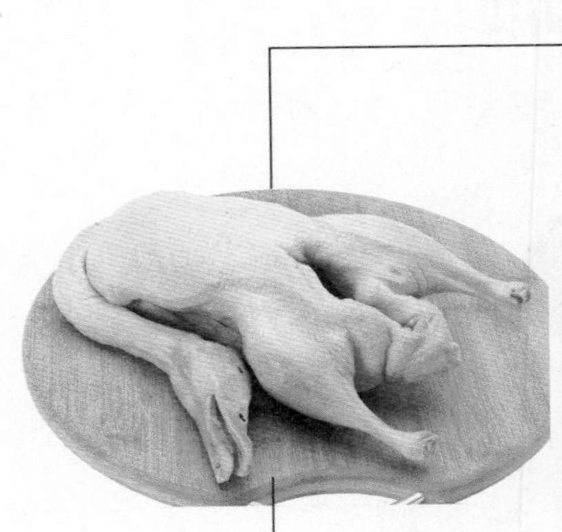

用量
80克/天

营养分析
（每100克含量）

热量	1004.60千焦
糖类	0.20克
脂肪	19.70克
蛋白质	15.50克
胆固醇	94毫克
镁	14毫克

食疗功效

鸭肉富含烟酸，后者是人体内两种重要辅酶的成分之一。鸭肉中的饱和脂肪酸、单不饱和脂肪酸、多不饱和脂肪酸的比例接近理想值，适合急性、慢性肝病患者食用。鸭肉还富含蛋白质，能够修复肝病患者受损的肝细胞，滋补肝阴，有利于改善人体肝功能。

人群宜忌

尤其适用于体内有热、上火的人。发低热、体质虚弱、食欲不振、大便干燥和水肿的人，食之更佳。但是，对于素体虚寒者，受凉引起不思饮食、胃部冷痛、腹泻清稀者应少食。

温馨提示

①鸭肉和大米熬成粥，可以养阴补益、消水肿。

②鸭子和猪脚一起煮汤食用，有养阴滋补的作用，适用于四肢无力、产妇产后无乳或少乳。

搭配宜忌

宜

鸭肉＋芥菜→滋阴润燥

鸭肉＋地黄→提供丰富营养

忌

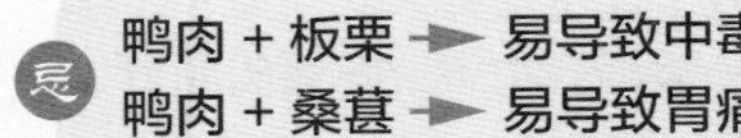

鸭肉＋板栗→易导致中毒

鸭肉＋桑葚→易导致胃痛

口蘑嫩鸭汤

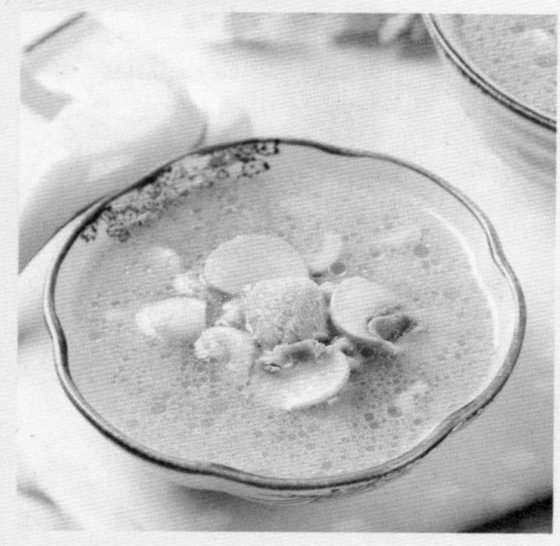

【食疗功效】鸭肉有改善肝功能的作用，口蘑有润肠通便、增强肝脏代谢之效。二者同食对肝脏有养护作用。

【原料】口蘑150克，鸭肉300克，高汤600毫升，葱段、姜片各少许，盐、料酒、淀粉、鸡精、胡椒粉、食用油各适量

【制作】

1 处理好的鸭肉切成片；洗净的口蘑切成片。

2 鸭肉中加入少许盐、料酒、淀粉，拌匀。

3 锅中注清水烧开，倒入鸭片，汆片刻捞出。

4 热锅注油，爆香姜片、葱段，加入鸭肉片、高汤、口蘑片，放入少许盐，煮5分钟，再加入鸡精、胡椒粉拌匀，装入碗中即可。

干贝冬瓜煲鸭汤

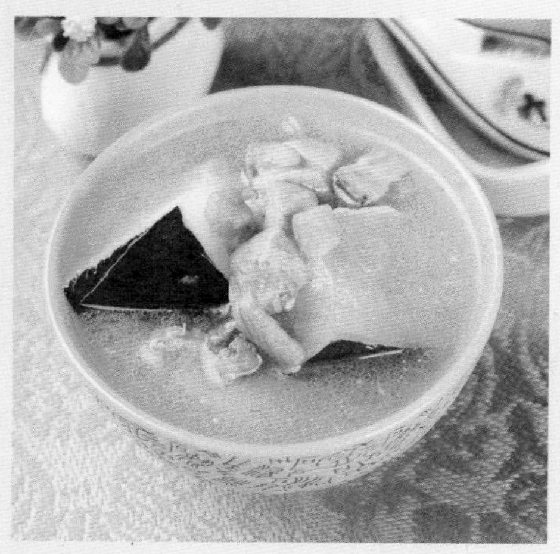

【食疗功效】本品可以增强肝脏的排毒能力，为肝病患者提供所需营养。

【原料】冬瓜185克，鸭肉块200克，咸鱼35克，干贝5克，姜片少许，盐2克，料酒5毫升，食用油适量

【制作】

1 洗净的冬瓜切块；咸鱼切块；沸水锅中倒入洗净的鸭块、料酒，汆片刻，捞出。

2 热锅注油，放入咸鱼、干贝，炸片刻，捞出。

3 砂锅中注清水烧开，倒入鸭块、咸鱼、干贝、姜片，煮30分钟，放入冬瓜块，续煮30分钟，加入盐，拌入味即可。

虾

【性味】性温，味甘、咸

【归经】归脾、肾经

营养分析

（每100克含量）

热量	422.77千焦
糖类	3.90克
脂肪	1.40克
蛋白质	18.20克
胆固醇	181毫克
钙	83毫克

用量

30～50克/天

食疗功效

虾具有补肾、壮阳、通乳等功效。还富含蛋白质，有利于肝细胞的修复与再生；虾含有丰富的镁，可减少血液中胆固醇含量，降低脂肪含量，有助于防治脂肪肝，适合肝病患者食用。

人群宜忌

一般人群均可以食用；过敏性皮炎患者忌食。

温馨提示

①韭菜与青虾同炒，可用于肾虚阳痿的食疗。

②将虾洗净取仁，入热油锅煸炒，入醋、植物油、黄酒、酱油、生姜丝稍烹。韭菜煸炒至嫩熟为度，烩入虾仁即成。每日1剂，经常食用，补虚助阳，适用于阳痿、不育症、不孕症的辅助治疗。

搭配宜忌

宜

虾＋燕麦 → 护心解毒

虾＋丝瓜 → 润肺美肤

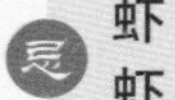

忌

虾＋西瓜 → 易致腹痛

虾＋红枣 → 引起身体不适

蒜香虾球

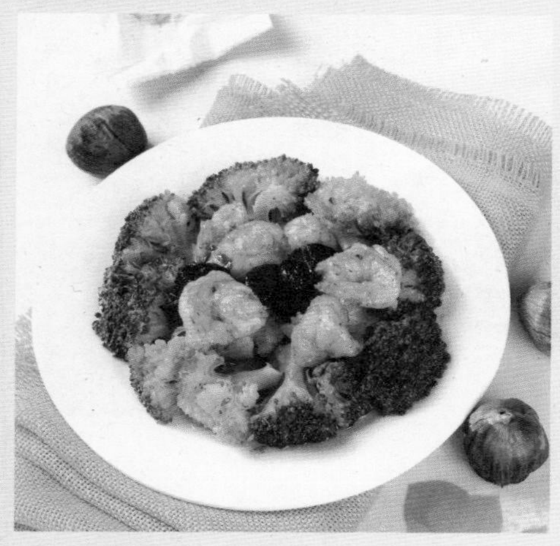

【食疗功效】虾含有丰富的镁，有助于防治脂肪肝，与西蓝花同食具有平肝补虚的功效。

【原料】基围虾仁180克，西蓝花140克，黑蒜2颗，盐3克，鸡精2克，白糖2克，胡椒粉5克，料酒5毫升，水淀粉5毫升，食用油适量

【制作】

1 洗净的西蓝花、黑蒜均切块；洗好的虾仁取出虾线，加入1克盐、料酒、胡椒粉腌片刻。

2 沸水锅中加入1克盐、食用油、西蓝花块，煮至断生，捞出，沥水，整齐摆在盘子四周。

3 另起锅注油，放入黑蒜块、虾仁，炒至虾仁转色，加入少许清水、1克盐、白糖、鸡精炒匀，用水淀粉勾芡后盛出，放在西蓝花中间即可。

海虾干贝粥

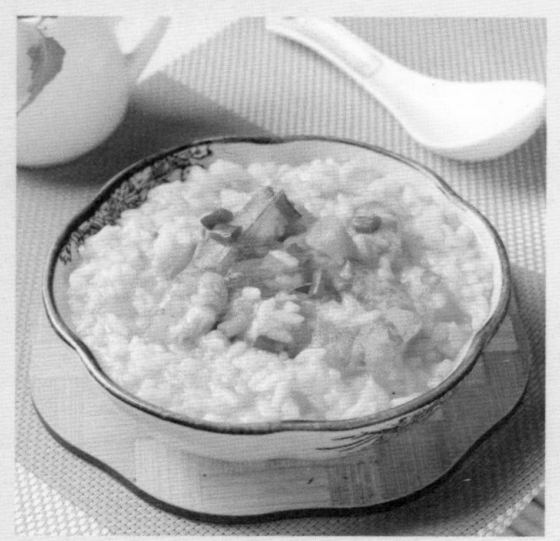

【食疗功效】本品可以健脾养胃、养肝护肝。

【原料】水发大米300克，基围虾200克，水发干贝50克，葱花少许，盐2克，鸡精3克，胡椒粉、食用油各适量

【制作】

1 洗净的虾切去头部，背部切上一刀。

2 砂锅中注清水，倒入大米、干贝，拌匀。

3 加盖，大火煮开转小火煮20分钟至熟。

4 揭盖，倒入虾，稍煮片刻至虾转色。

5 加入食用油、盐、鸡精、胡椒粉，搅拌均匀，装入碗中，撒上葱花即成。

甲鱼

【性味】性平，味甘

【归经】归肝经

营养分析
（每100克含量）
热量 493.93千焦
糖类 2.10克
脂肪 4.30克
蛋白质 17.80克
胆固醇 101毫克
钙 70毫克
用量
30克/天

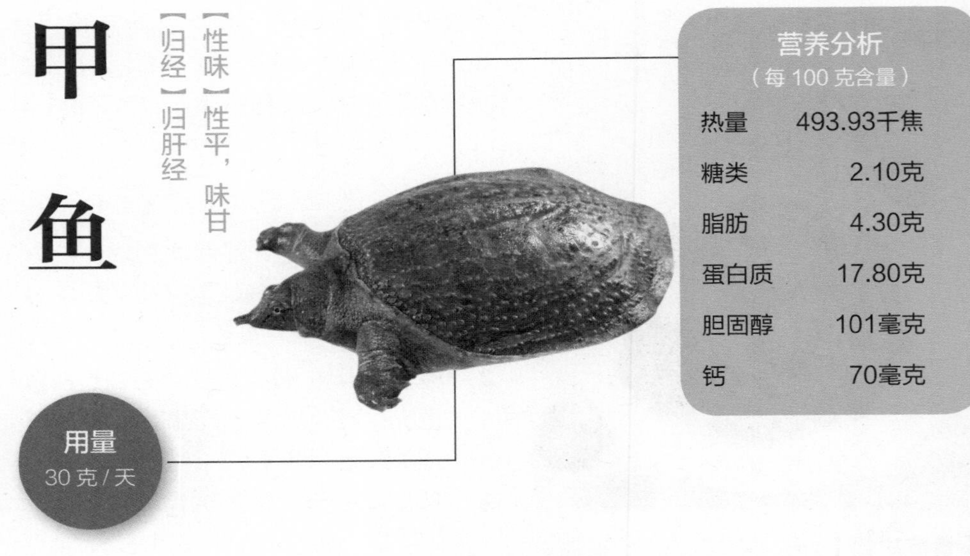

食疗功效

甲鱼具有益气补虚、滋阴壮阳、益肾健体、净血散结等多种功效。甲鱼富含蛋白质、维生素A、叶酸等物质，因其有较好的净血作用，又可软坚散结，多用于肝硬化、肝癌患者的辅助治疗，适合肝病患者食用。

人群宜忌

一般人群均可食用，尤其适合体质衰弱、肝肾阴虚、营养不良之人食用；食欲不振、消化功能减退、孕妇或产后虚寒、脾胃虚弱、腹泻之人忌食。

温馨提示

取山药片30克，龙眼肉20克，甲鱼1只。先将甲鱼宰杀，洗净去肠杂，连甲带肉加适量清水，与山药、龙眼肉清炖至烂熟，吃肉，喝汤，每周1～2次。适用于肝硬化、肝功能异常者，尤其是蛋白低下者最为适用。

搭配宜忌

宜

甲鱼＋冬瓜→润肤明目

甲鱼＋蜂蜜→保护心脏

忌
甲鱼＋鸭蛋→易导致胃肠不适
甲鱼＋桃子→易引起心痛

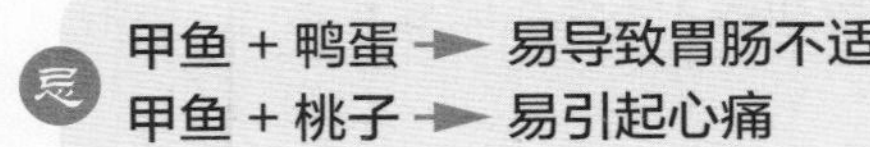

红参淮杞甲鱼汤

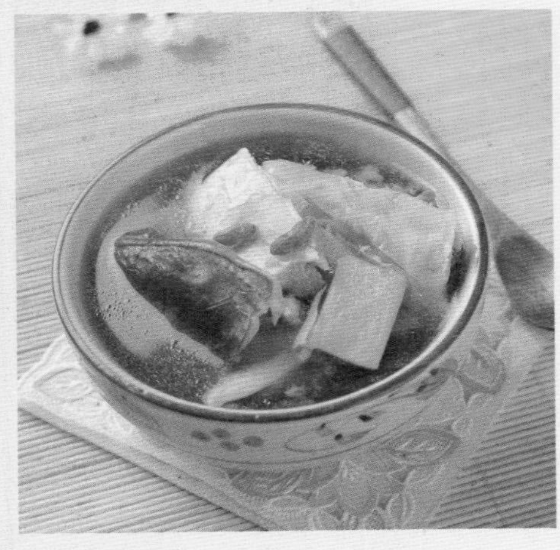

【食疗功效】本品具有增强免疫力、平肝熄风等功效。

【原料】甲鱼块800克，龙眼肉8克，枸杞子5克，红参3克，淮山2克，姜片少许，盐2克，鸡精2克，料酒4毫升

【制作】

1 砂锅中注入适量清水烧开，再倒入姜片。

2 放入备好的红参、淮山、龙眼肉、枸杞子。

3 再倒入洗净的甲鱼块，淋入料酒。

4 盖上锅盖，用小火煮约1小时至其熟软。

5 揭开锅盖，加入盐、鸡精，拌至食材入味，盛出装碗即可。

枸杞青蒿甲鱼汤

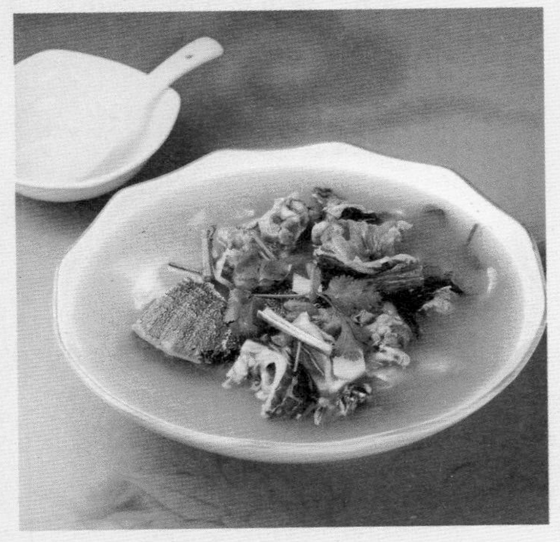

【食疗功效】甲鱼对肝炎有控制作用，与枸杞子同食，能促进造血功能、舒肝补血。

【原料】甲鱼块600克，枸杞子10克，青蒿8克，地骨皮10克，姜片少许，鸡汁10毫升，料酒16毫升，盐2克，鸡精2克

【制作】

1 锅中注入适量清水烧开，倒入洗净的甲鱼块，搅匀，淋入8毫升料酒，汆去血水，捞出。

2 砂锅中注清水烧开，放入洗净的青蒿、地骨皮、姜片、枸杞子，加入甲鱼块。

3 淋入鸡汁、8毫升料酒，煮30分钟，加入盐、鸡精，用勺拌匀调味，盛出装碗即可。

脱脂牛奶

【性味】性平，味甘

【归经】归心、肺、肾、胃经

用量
250 毫升 / 天

营养分析
（每 100 克含量）

热量	138.13千焦
糖类	4.80克
脂肪	0.20克
蛋白质	2.90克

食疗功效

牛奶富含蛋白质。肝细胞受损伤，机体免疫力降低，要求摄入蛋白质进行修复，以利于肝细胞的再生和修复，并提高免疫功效。其含有的钙，既可以缓解肝病患者的凝血问题，又可避免因钙摄入不足导致的骨质疏松。

人群宜忌

适合老年人、血压偏高的人群食用；经常接触铅的人、乳糖不耐者、牛奶过敏者、返流性食管炎患者、腹腔和胃切除手术后的患者、肠道易激综合征患者、乳糖酸缺乏症患者不宜饮用。

温馨提示

①脱脂牛奶加蜂蜜是非常好的搭配，还有治疗贫血和缓解痛经的作用。

②喝杯脱脂牛奶，可消除留在口中的大蒜味。

③脱脂牛奶可以帮助解辣。辣椒之所以让人感觉辣是因为辣椒里含有辣椒素，而脱脂牛奶可以和辣椒素中和，从而非常有效地消除口腔内的灼烧辣感。

搭配宜忌

宜
脱脂牛奶 + 木瓜 → 美白护肤
脱脂牛奶 + 草莓 → 养心安神

脱脂牛奶 + 橘子 → 易发生腹胀
脱脂牛奶 + 菠萝 → 易引起腹泻

脱脂奶红豆汤

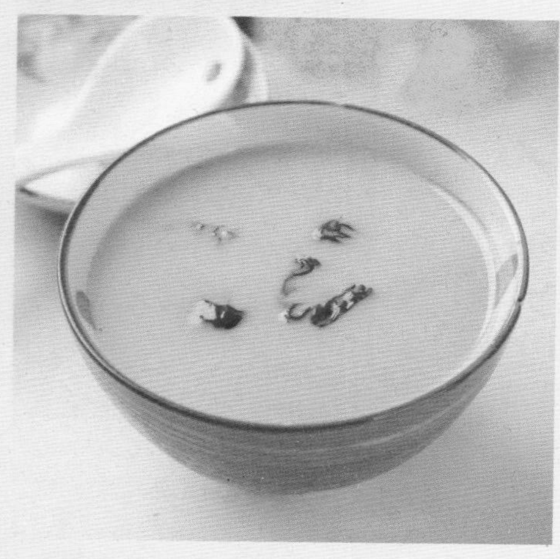

【食疗功效】本品能健脾养肝、清热解毒、增强身体免疫力。

【原料】水发红豆200克，红枣5克，脱脂牛奶250毫升，白糖少许

【制作】

1 洗净的红枣切开，去核，备用。

2 砂锅中注入适量清水，倒入洗好的红豆，拌匀，盖上盖，用大火煮开后转小火煮30分钟至其熟软。

3 揭盖，倒入红枣，拌匀，煮5分钟，加入脱脂牛奶，用小火煮至沸。

4 加入白糖，拌匀，煮至溶化即可。

脱脂奶黑米水果粥

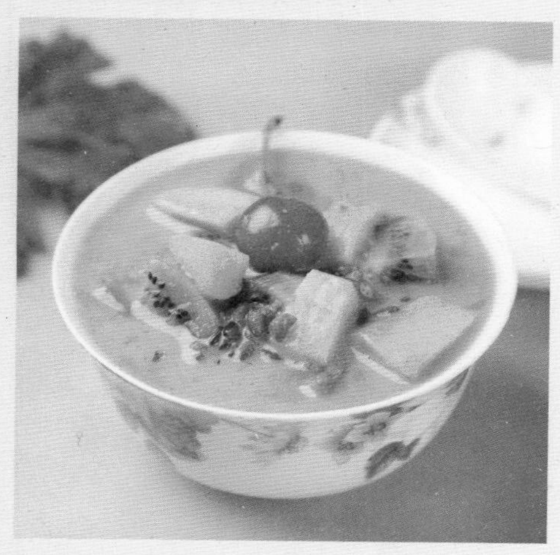

【食疗功效】本品能起到舒肝活血的作用。

【原料】水发黑米160克，芒果60克，猕猴桃45克，水发大米150克，脱脂牛奶150毫升，白糖少许

【制作】

1 洗净的芒果取果肉，切块；洗好的猕猴桃切开，去除果皮和硬心部分，把果肉切丁。

2 砂锅中注清水烧热，倒入黑米、大米，煮约30分钟，撒上少许白糖，倒入脱脂牛奶，拌匀，倒入部分水果，略煮至白糖溶化。

3 盛出，装碗，点缀上剩余水果即成。

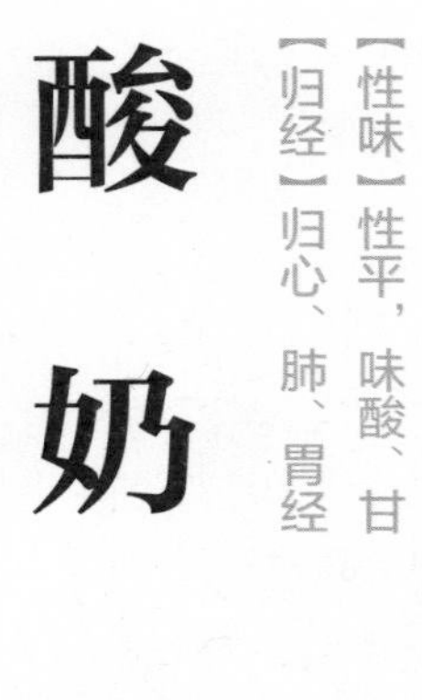

酸奶

【性味】性平，味酸、甘

【归经】归心、肺、胃经

营养分析（每100克含量）	
热量	301.38千焦
糖类	9.30克
脂肪	2.70克
蛋白质	2.50克
钙	118毫克
磷	85毫克

用量
250毫升/天

食　疗　功　效

酸奶通过产生大量的短链脂肪酸，能促进肠道蠕动及菌体大量生长，改变渗透压而防止便秘；酸奶含有多种酶，可促进消化吸收；通过抑制细菌在肠道的生长，减少所产生的毒素，使肝脏和大脑免受这些毒素的危害，减轻肝脏负担。

人　群　宜　忌

适宜身体虚弱、气血不足、营养不良、肠燥便秘之人食用，适宜高胆固醇血症、动脉硬化、冠心病、脂肪肝、消化道癌症患者及皮肤干燥之人食用；胃酸过多之人不宜多吃。

温　馨　提　示

饮用时，最好不要加热，因酸奶中的有效益生菌在加热后会大量死亡，降低营养价值，味道也会有所改变。

搭配宜忌

宜
酸奶 + 苹果 → 开胃消食
酸奶 + 草莓 → 增加营养价值

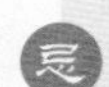

忌
酸奶 + 腊肠 → 可能引发不适
酸奶 + 花菜 → 破坏酸奶的钙质

酸奶柑橘沙拉

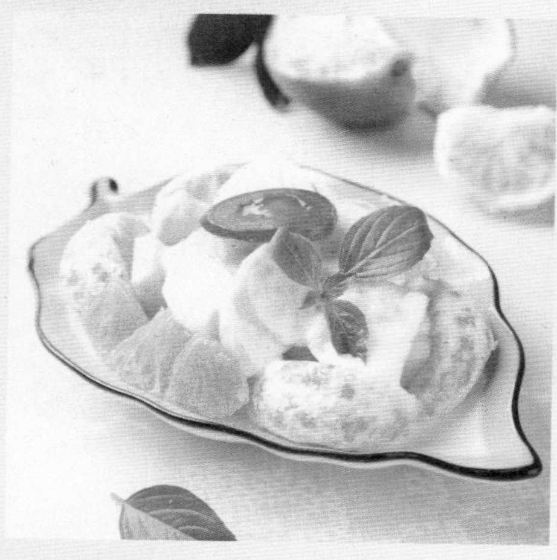

【食疗功效】本品可以减轻肝病患者的身体负担。

【原料】去皮苹果200克，柑橘瓣150克，酸奶40克，圣女果少许

【制作】

1 洗净的苹果切开，去核，切成片。

2 取一盘，摆放上柑橘瓣、苹果片。

3 浇上酸奶。

4 放上圣女果做装饰即可。

果味酸奶

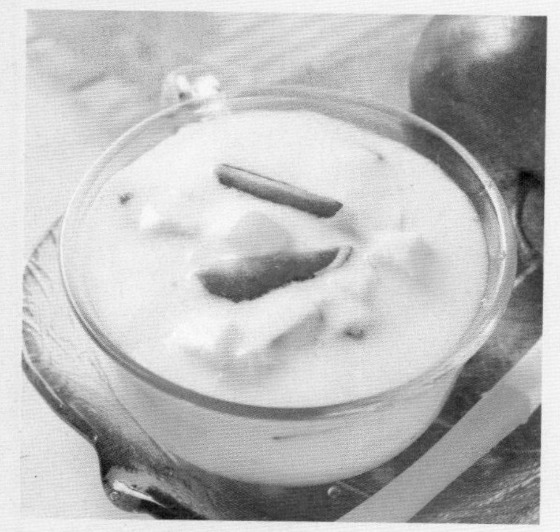

【食疗功效】本品可以为肝病患者补充营养，帮助肝细胞再生。

【原料】酸奶250毫升，苹果35克，草莓25克

【制作】

1 洗好的草莓切块；洗净的苹果切块。

2 将酸奶倒入碗中，放入切好的草莓、苹果。

3 将材料搅拌均匀。

4 把拌好的材料倒入玻璃杯中即可。

香蕉

【性味】性寒，味甘

【归经】归脾、胃经

营养分析
（每100克含量）
热量 380.91千焦
糖类 22克
脂肪 0.20克
蛋白质 1.40克
纤维素 1.20克
镁 43毫克
用量
1～2根/天

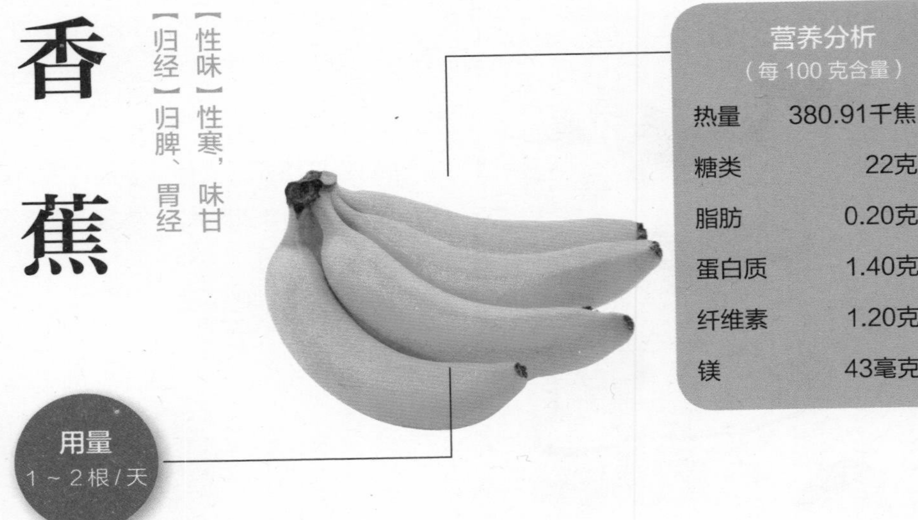

食疗功效

香蕉含有的糖类可为肝病患者提供能量，从而减轻肝脏分解蛋白质和脂肪而产生的肝脏负担；所含维生素可增强肝脏解毒能力。香蕉中的膳食纤维，可增强肝硬化患者的肠道动力，还可预防肠道出血。不过肝硬化患者在接受完肝硬化手术后，食用香蕉要适量。

人群宜忌

一般人群均可食用，急、慢性肾炎及肾功能不全者忌食。

温馨提示

①将3根香蕉带皮炖烂吃，早晚各一次，可辅助治疗肺热喘咳。

②熟透鲜香蕉1～2根，剥去外皮吃，每天睡前及起床后各1次，可改善便秘症状。

③香蕉皮100克，水煎，一次喝完，可解酒。

搭配宜忌

宜：

香蕉＋燕麦→改善睡眠

香蕉＋李子→清热润肠

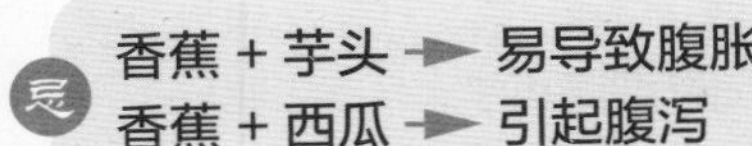

忌：

香蕉＋芋头→易导致腹胀

香蕉＋西瓜→引起腹泻

西红柿香蕉菠萝汁

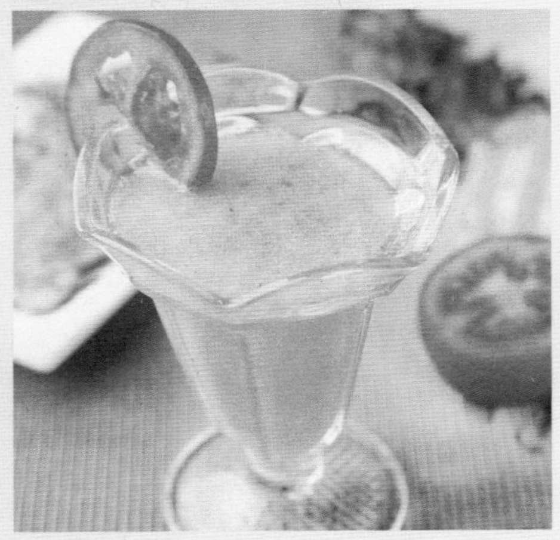

【食疗功效】香蕉中的糖类可以减轻肝病患者的肝脏分解脂肪产生的负担，西红柿能够增进食欲。本品可以养肝。

【原料】西红柿80克，香蕉70克，去皮菠萝65克，蜂蜜20克

【制作】

1 香蕉切段；洗净的西红柿去蒂，切块；去皮的菠萝切块。

2 取出榨汁杯，倒入香蕉段、菠萝块、西红柿块。

3 倒入适量凉开水，加盖，将榨汁杯安在榨汁机上，榨约30秒成果汁。

4 取下榨汁杯，将榨好的果汁倒入杯中，淋入蜂蜜即可。

蜂蜜香蕉奶昔

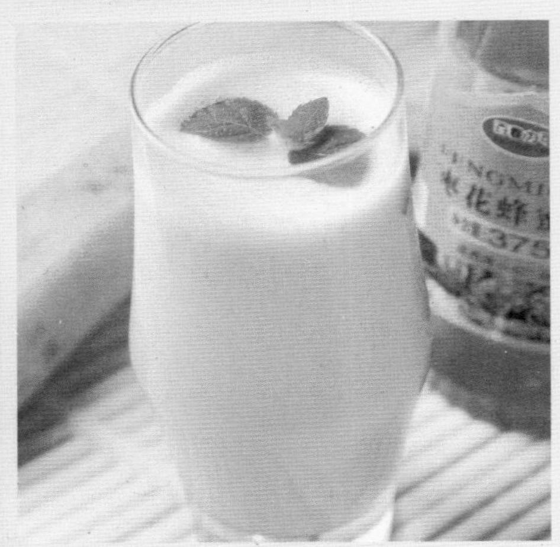

【食疗功效】香蕉可以润肠通便、清肝解毒，牛奶可以为身体补充营养。二者同食可以提高肝病患者身体的抵抗力。

【原料】香蕉150克，牛奶300毫升，蜂蜜25克

【制作】

1 洗净的香蕉剥去果皮，把果肉切成小块。

2 取榨汁机，选择搅拌刀座组合，倒入香蕉。

3 注入牛奶， 倒入蜂蜜，盖上盖，榨取汁水。

4 断电后倒出汁水，装入碗中即可。

梨

【性味】性凉，味甘、微酸

【归经】归肺、胃经

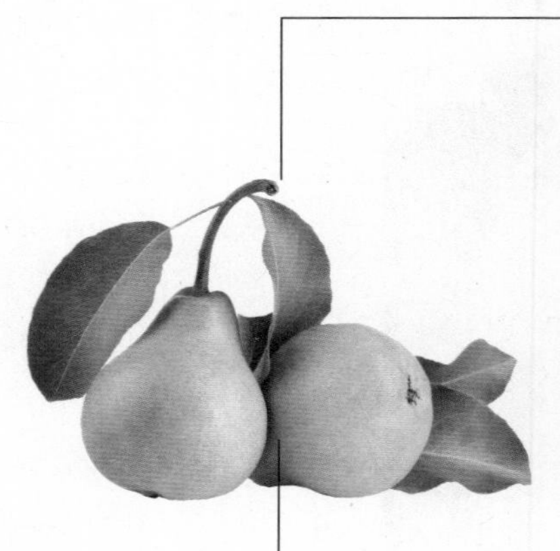

营养分析
（每100克含量）

热量	184.18千焦
糖类	13.30克
脂肪	0.20克
蛋白质	0.40克
纤维素	3.10克
钾	92毫克

用量
1个/天

食 疗 功 效

梨有止咳化痰、清热降火、养血生津、润肺去燥、润五脏、镇静安神等多种功效。梨含有钙、磷、铁等矿物质，还含有丰富的糖类、膳食纤维和多种维生素，具有保肝护肝和帮助消化的作用。对于肝炎、肝硬化患者来说，作为辅助食疗食品，经常食用梨有滋阴补肝的作用。

人 群 宜 忌

一般人群都适宜，特别是咳嗽痰稠或无痰、咽喉发痒干疼者，慢性支气管炎、肺结核、高血压、心脏病、肝炎、肝硬化患者宜吃梨。但体质虚寒、寒咳、腹部冷痛和血虚者不宜生吃梨。

温 馨 提 示

①饮食梨汁或煮梨汤，清热去火，治疮疡。
②梨生食或梨榨汁服，治醉酒。
③梨1个，葱白连须7条，白糖10克，加水煎服，治风热咳嗽。

搭配宜忌

宜
梨＋猪肺 → 清热润肺
梨＋蜂蜜 → 缓解咳嗽

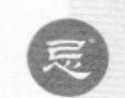

忌
梨＋螃蟹 → 引起腹泻
梨＋猪肉 → 伤肾脏

苹果梨冬瓜紫薯汁

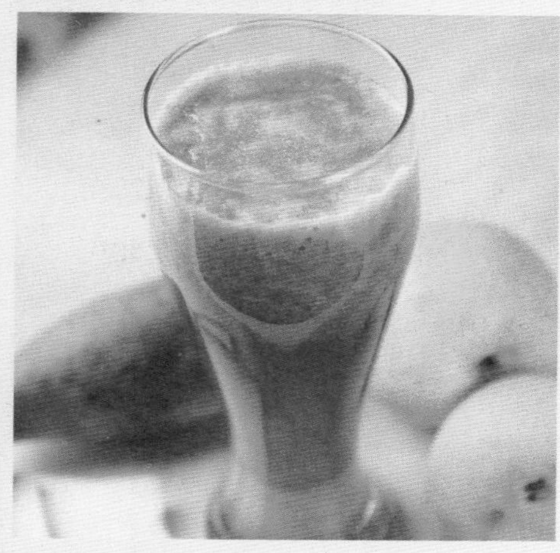

【食疗功效】本品具有降血压、护肝等功效。

【原料】苹果75克，梨85克，冬瓜肉100克，紫薯40克

【制作】

1 洗净的梨取肉切小块；冬瓜肉切小块；洗净的苹果取果肉，改切小块；洗净去皮的紫薯切小块。

2 取榨汁机，选择搅拌刀座组合，倒入切好的材料，注入适量的纯净水，盖好盖子。

3 选择“榨汁”功能，榨取蔬果汁，断电后倒出蔬果汁，装入杯中即成。

麻贝梨

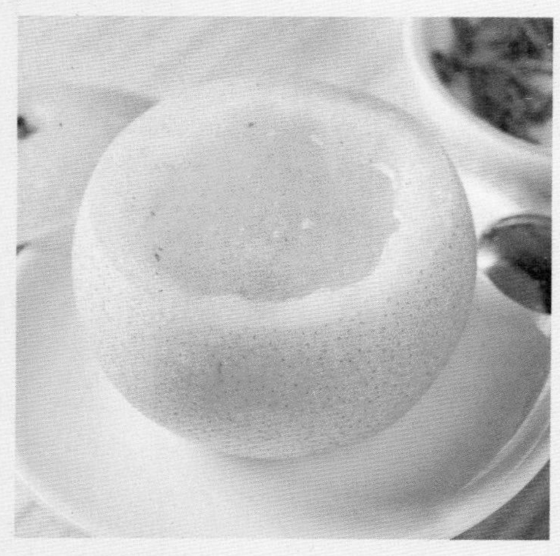

【食疗功效】梨可以润五脏，川贝母可以止咳化痰、平喘。二者结合，具有滋阴养肝的功效。

【原料】雪梨120克，川贝母粉、麻黄各少许

【制作】

1 洗净的雪梨切去顶部，挖出里面的瓤，制成雪梨盅。

2 在雪梨盅内放入川贝母粉、麻黄。

3 注入适量清水，盖上盅盖。

4 蒸锅上火烧开，将雪梨盅放入蒸盘中。

5 盖上锅盖，用小火蒸20分钟。

6 揭开锅盖，关火后取出雪梨盅，打开盅盖，拣出麻黄趁热饮用即可。

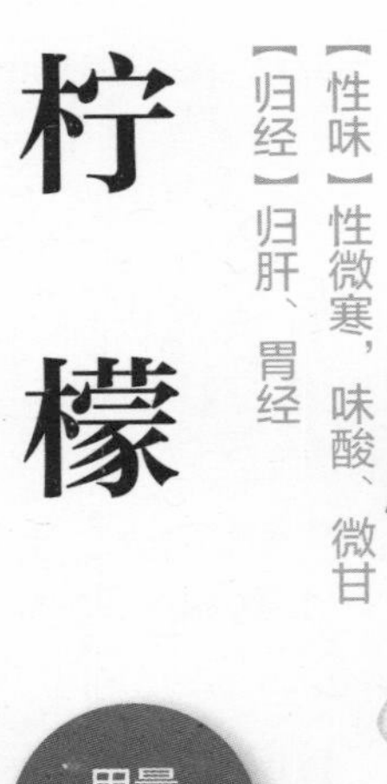

柠檬

【性味】性微寒，味酸、微甘

【归经】归肝、胃经

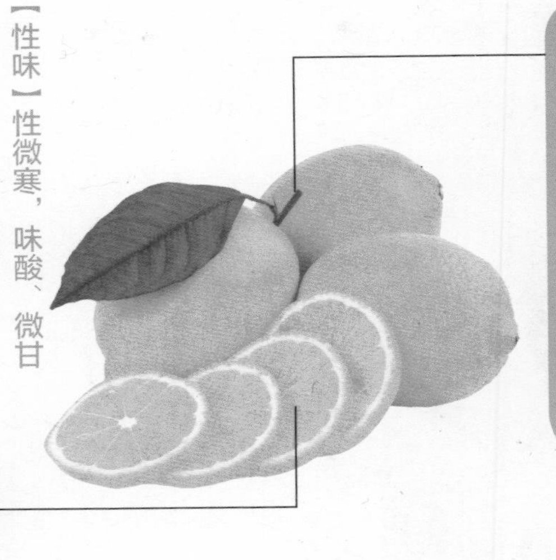

营养分析
（每 100 克含量）

项目	含量
热量	146.50千焦
糖类	6.20克
脂肪	1.20克
蛋白质	1.10克
纤维素	1.30克
维生素C	22毫克

用量
1/6 个 / 天

食 疗 功 效

柠檬含有烟酸和丰富的有机酸，其味极酸，但它属于碱性食物，有利于调节人体酸碱度，对肝病患者很有好处。柠檬酸汁还有很强的杀菌作用，对健康有益。

人 群 宜 忌

肾结石、高血压、心肌梗死患者适宜食用，但胃溃疡、胃酸分泌过多、龋齿和糖尿病患者应慎食。

温 馨 提 示

①每天往鼻子里滴几滴柠檬汁，可改善鼻窦炎症状。
②柠檬直接敷用，可帮助治愈伤口。
③用柠檬摩擦手脚，能治疗冻疮。

搭配宜忌

宜
柠檬 + 马蹄 → 生津解渴
柠檬 + 鸡肉 → 增进食欲

忌
柠檬 + 牛奶 → 影响蛋白质的吸收
柠檬 + 橘子 → 易导致消化道溃疡

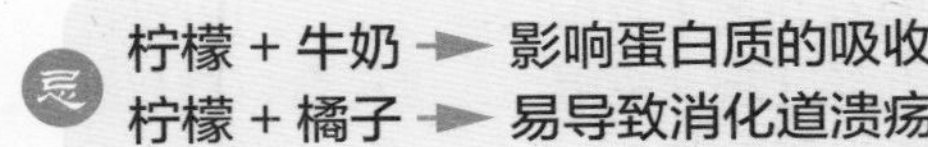

上海青柳橙柠檬汁

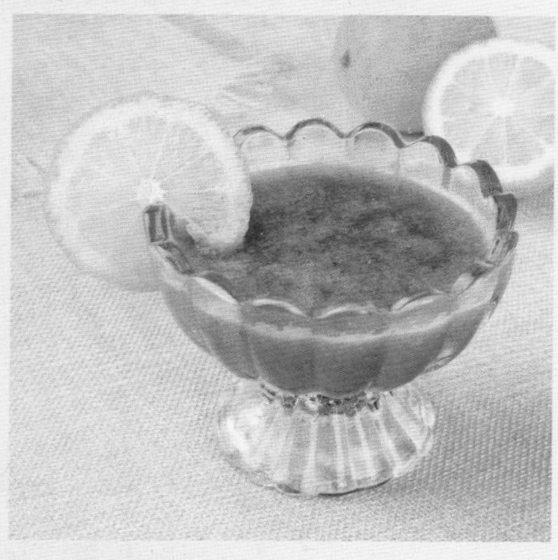

【食疗功效】柠檬属于碱性食物，对肝病患者有好处，与上海青同食，能够起到降低血脂、护肝保健等作用。

【原料】上海青50克，橙子100克，柠檬汁适量

【制作】

1 洗净的橙子切块；洗好的上海青切碎。

2 备好榨汁机，倒入切好的食材。

3 加入备好的柠檬汁，注入适量凉开水。

4 盖上盖，榨取蔬果汁。

5 将榨好的蔬果汁倒入杯中即可。

冰爽柠檬橙汁冬瓜

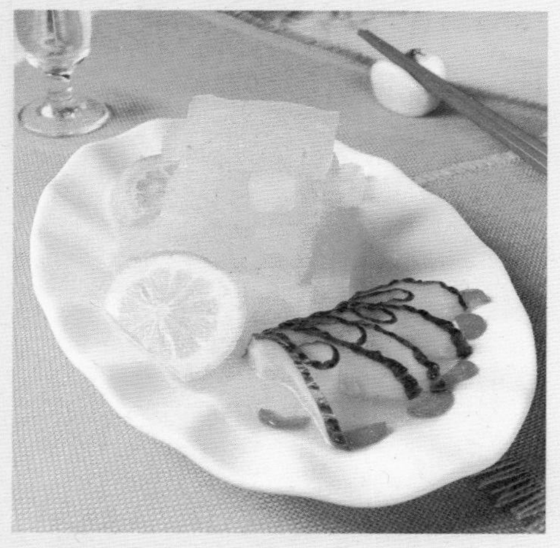

【食疗功效】柠檬可以增强肝脏新陈代谢能力，与能够利尿消肿的冬瓜同食，可增强肝病患者的抵抗力。

【原料】冬瓜600克，橙汁480毫升，柠檬30克，白糖适量，盐少许

【制作】

1 洗净去皮的冬瓜切片，再切粗条。

2 锅中注入适量的清水大火烧开，倒入冬瓜条，加入盐，煮至断生，捞出，沥水。

3 洗净的柠檬切片，往橙汁中倒入柠檬片、白糖、冬瓜，用保鲜膜密封，冷藏3小时。

4 将本品取出，去除保鲜膜，将冬瓜捞出，摆放在盘中即可。

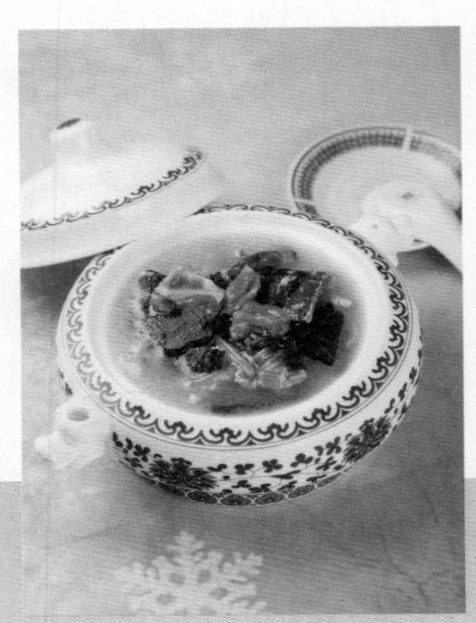
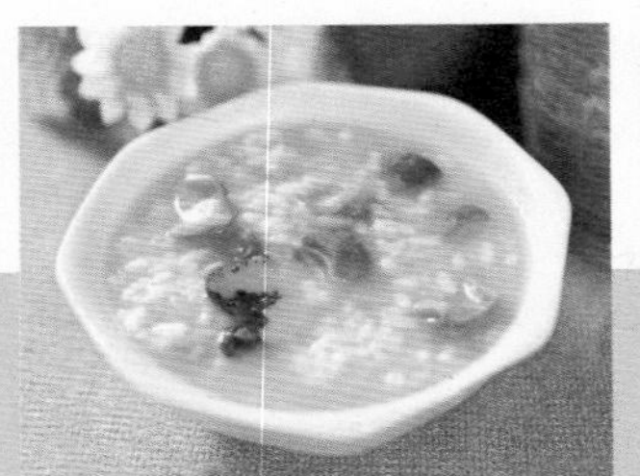
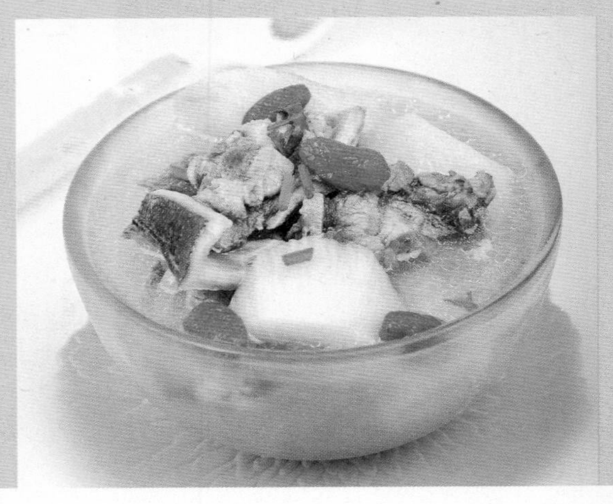

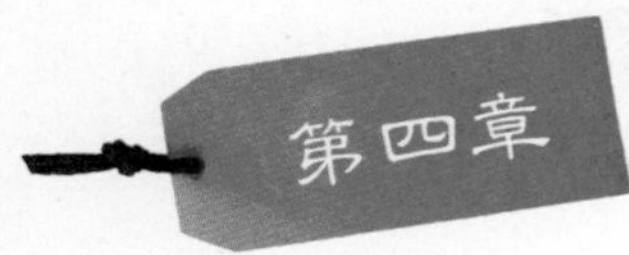

保肝护肝的 31 种中药材

肝脏病患者除了用食物进行调理外，还可用中药材来辅助治疗。本章将介绍由中医挑选的 31 种对肝脏具有保养或者清肝作用的中药材，详述其功效、宜忌等知识要点，肝病患者可根据自身病情，合理参考。

黄芪

【性味】性微温，味甘

【归经】归肺、脾、肝、肾经

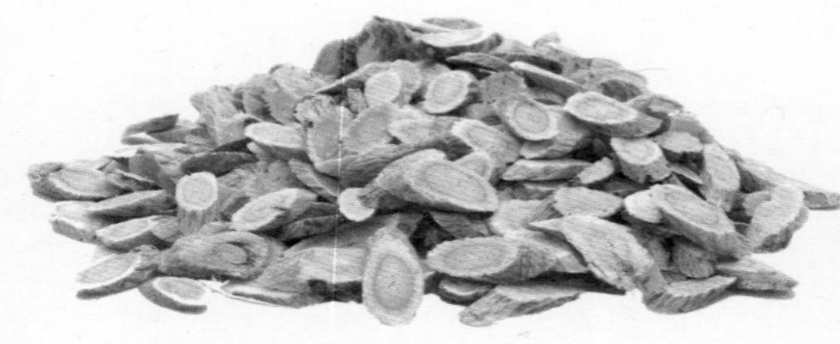

养肝功效

黄芪有抗氧化、稳定肝细胞膜、益气补肝的作用，能促进胆红素代谢，减少肝细胞坏死，促进肝细胞再生。

食用禁忌

①不能与藜芦、防风、五灵脂同时食用。
②表实邪盛、气滞湿阻、食积停滞者不宜食用。

最佳搭配

√黄芪+猪肝 ▶ 补气、养肝、通乳
√黄芪+银耳 ▶ 可作为白细胞减少症者的食疗方

黄芪山药鱼汤

【原料】石斑鱼300克，黄芪15克，干山药20克，米酒适量，盐3克，葱、姜片各适量

【制作】

1 将石斑鱼收拾干净，在鱼背改刀；葱洗净，切丝。

2 先将黄芪、干山药洗净入锅，加1000毫升水以大火煮开，转小火熬高汤15分钟，转中火，放入姜片和石斑鱼，煮10分钟，加盐、米酒、葱丝调味即可。

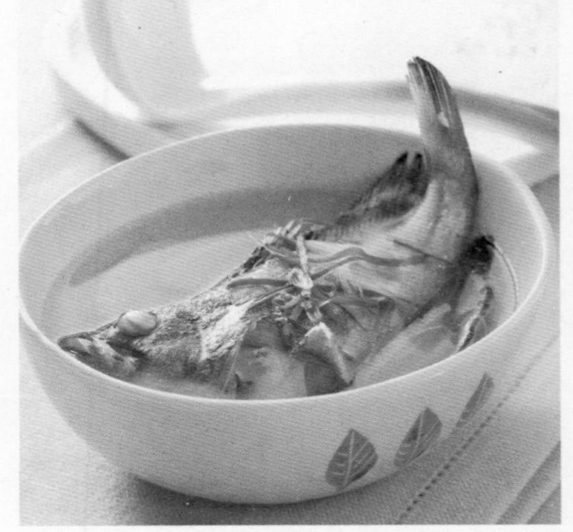

【食疗功效】本品有抗氧化，稳定肝细胞膜，益气补肝的作用。

阿胶

【性味】性平，味甘

【归经】归肺、肝、肾经

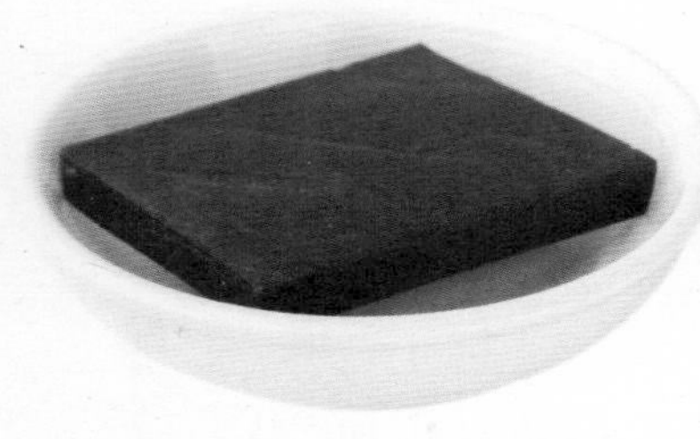

养肝功效

阿胶有益气补血、保护肝脏的功效，肝病患者食用阿胶可增强抗病毒能力，辅助患者的抗病毒治疗，使病情尽快好转。

食用禁忌

①服用阿胶时忌油腻食物。

②凡脾胃虚弱、呕吐泄泻、腹胀便溏、咳嗽痰多者慎用。

最佳搭配

√阿胶+鸡蛋 ▸ 能补血、滋阴、安胎

√阿胶+鸡肉 ▸ 滋阴补血、增强体质

√阿胶+枸杞子 ▸ 有养胎、安胎的功效

阿胶猪皮汤

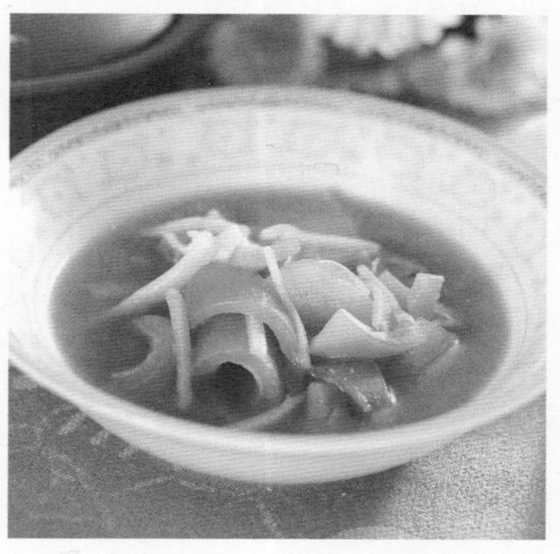

【原料】阿胶25克，葱白15克，猪皮500克，姜片、绍酒、盐各适量

【制作】

1 将阿胶加入绍酒，上蒸笼蒸化。

2 把猪皮洗净煮透，用刀将猪皮里外刮干净，再切成条。

3 锅内加2000毫升开水，下猪皮及阿胶、葱白、姜片、盐、绍酒，先用旺火烧开，再转慢火熬30分钟即可。

【食疗功效】本品有保护肝脏、益气补血的功效。

人参

【性味】性平、微温，味甘、微苦
【归经】归脾、肺经

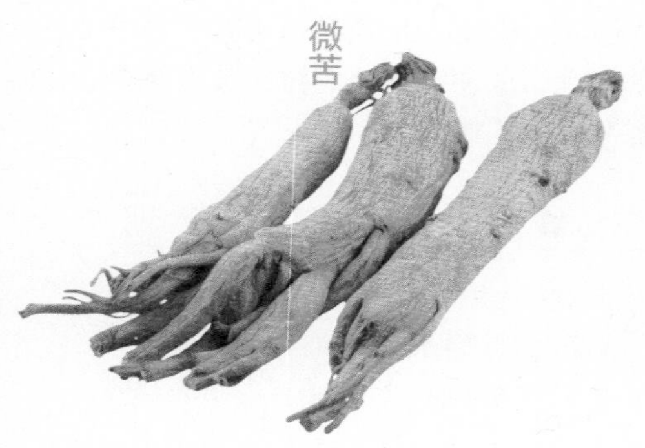

养　肝　功　效

人参中含有的人参皂苷能够促进脂质代谢，降低胆固醇，有效防止脂肪肝并发症的发生；人参皂苷和人参多糖具有增强机体免疫力、益气补肝的作用，能够有效防止肝病患者病情的恶化。

食　用　禁　忌

①不宜与茶叶、咖啡、白萝卜一起食用。
②实证、热证和无体虚的人不能用人参进补。

最　佳　搭　配

✓人参+山药 ▸ 降低胆固醇
✓人参+鸡肉 ▸ 益气填精、养血调经

人参糯米鸡汤

【原料】人参片15克，长糯米100克，鸡腿1只，红枣6枚，盐适量

【制作】

1 糯米淘净，清水浸泡1小时沥干。

2 鸡腿剁块、洗净，汆烫后捞起，再冲净1次；红枣洗净。

3 将糯米、鸡腿及参片、红枣盛入炖锅，加水后以大火煮开，再转小火炖至肉熟米烂，加盐调味即可。

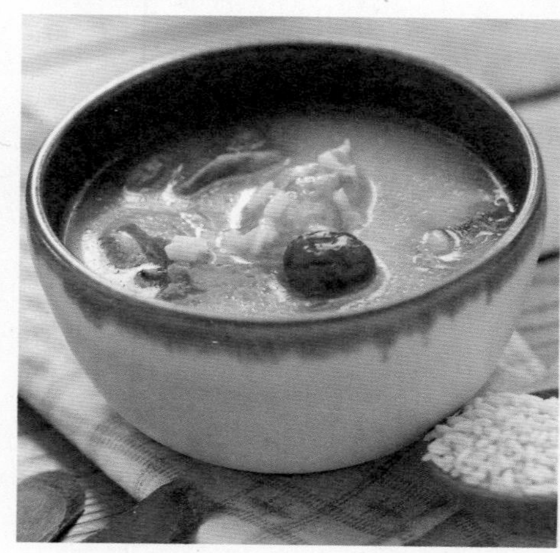

【食疗功效】本品可有效防止脂肪肝并发症的发生。

西洋参

【性味】性凉，味甘、微苦

【归经】归心、肺、肾经

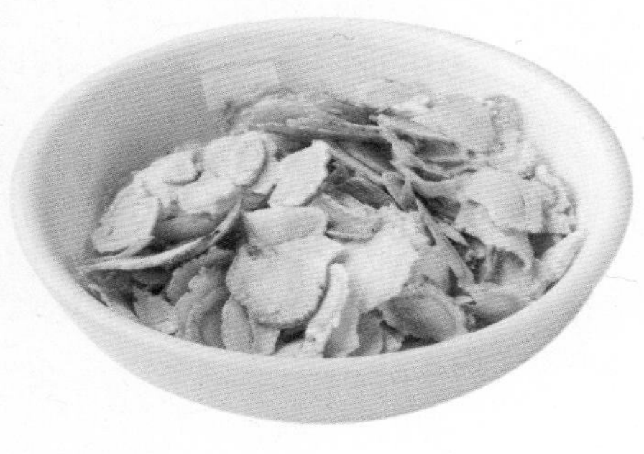

养肝功效

西洋参含有十余种人参皂苷、少量挥发油等，肝病患者食用西洋参，可补中益气，养肝补肝，帮助和促进受损肝细胞的修复与再生。

食用禁忌

①畏寒、肢冷、腹泻、胃有寒湿、脾阳虚弱等阳虚体质者忌食。

②不宜与藜芦、白萝卜同食。

最佳搭配

√西洋参+乌鸡▶健脾益肺、养血柔肝

√西洋参+燕窝▶养阴润燥、清火益气

玉竹西洋参茶

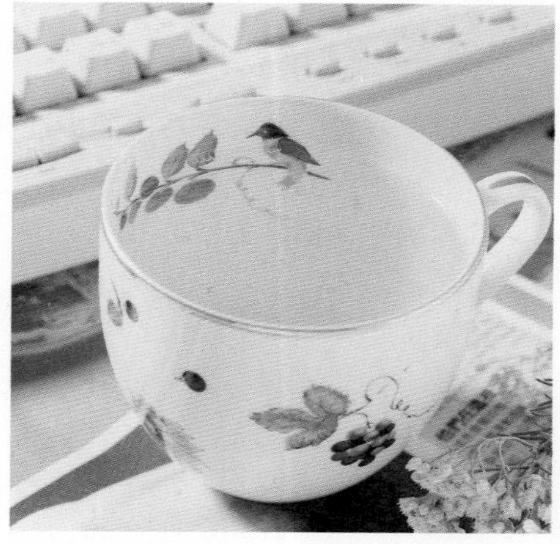

【原料】玉竹20克，西洋参3片，蜂蜜15克

【制作】

1 先将玉竹与西洋参洗净，用600毫升沸水冲泡30分钟。

2 滤渣待凉后，加入蜂蜜，拌匀即可。

【食疗功效】本品有养肝补肝、补中益气的功效。

灵芝

【性味】性平，味甘

【归经】归心、肺、肝、肾经

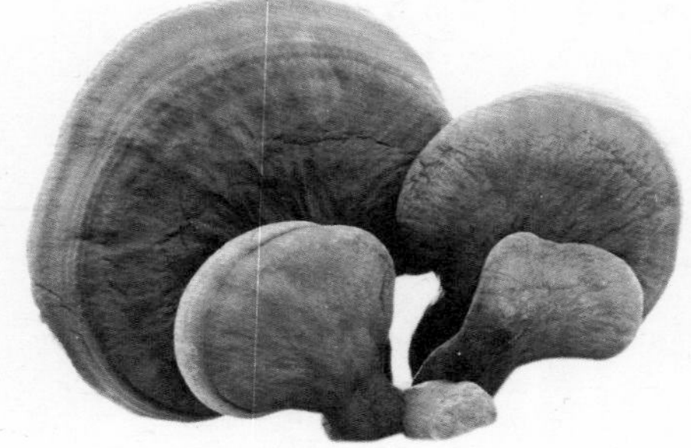

食疗功效

灵芝可降低血脂、减少肝指数、减轻肝脏脂肪变性，对抗由四氯化碳引起的肝损伤，防止其脂肪质变。

食用禁忌

有少数病人在食用的时候出现头晕、口鼻及咽部干燥、便秘等不良反应，在这种情况下要咨询医师或者停用一段时间，无不良反应再服用。

选购秘诀

以菌盖半圆形、赤褐如漆、环棱纹、边缘内卷、侧生柄的特点来选购。

灵芝红枣茶

【原料】红枣50克，灵芝30克

【制作】

1 洗净的红枣切开，去核，待用。

2 取出萃取壶，通电后往内胆中注入适量清水至最高水位线。

3 放入漏斗，倒入去核的红枣，放入灵芝。

4 扣紧壶盖，煮约5分钟。

5 待指示灯跳至“保温”状态，将煮好的药膳茶倒入杯中即可。

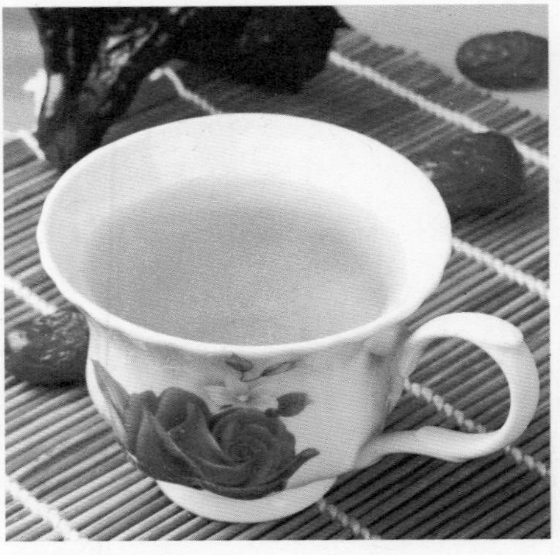

【食疗功效】红枣具有补中益气、舒肝活血、调养身心等功效，灵芝可减轻肝损伤。此茶对肝脏有养护作用。

灵芝煎甲鱼

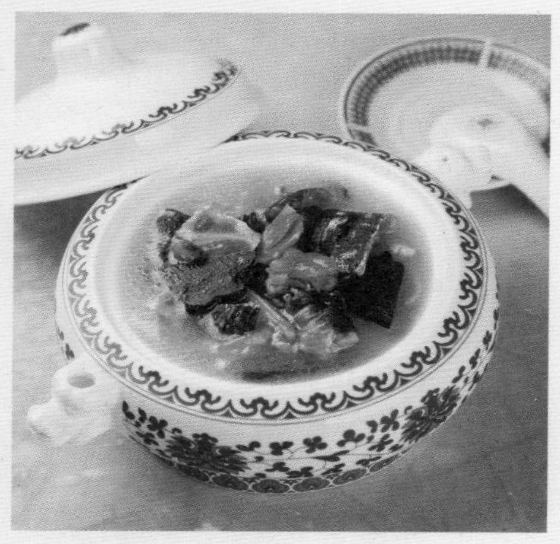

【食疗功效】甲鱼可滋阴凉血、补血补肝，灵芝具有补肝气、防癌抗癌等功效。这道汤可增强肝功能。

【原料】甲鱼块450克，灵芝、火腿、姜片各少许，盐2克，鸡精2克，料酒15毫升；食用油适量

【制作】

1 锅中注清水烧开，倒入甲鱼块拌匀，汆去血渍，淋入5毫升料酒，去除腥味，捞出。

2 用油起锅，倒入甲鱼块，炒干水汽，淋入5毫升料酒，炒香，盛出。

3 砂锅中注清水烧开，放入灵芝、火腿、姜片，倒入甲鱼块，淋入5毫升料酒，拌匀。

4 盖上盖，烧开后用小火煮约1小时，揭开盖，加入盐、鸡精拌匀，用大火煮至入味，关火后盛出即可。

灵芝黄芪蜜枣瘦肉汤

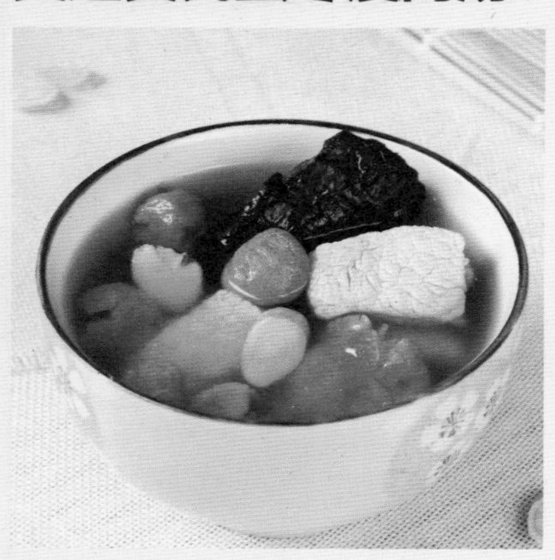

【食疗功效】此汤对肝脏有养护作用。

【原料】灵芝10克，黄芪10克，蜜枣5克，瘦肉150克，龙眼肉20克，姜片少许，盐2克

【制作】

1 洗净的瘦肉切块。

2 锅中注清水烧开，倒入瘦肉块，汆片刻，捞出，沥水。

3 砂锅中注清水，倒入瘦肉、龙眼肉、灵芝、蜜枣、黄芪、姜片，拌匀；加盖，大火煮开转小火煮3小时，揭盖，加入盐，搅拌至入味即可。

牛膝

【性味】性平，味苦、酸

【归经】归肝、肾经

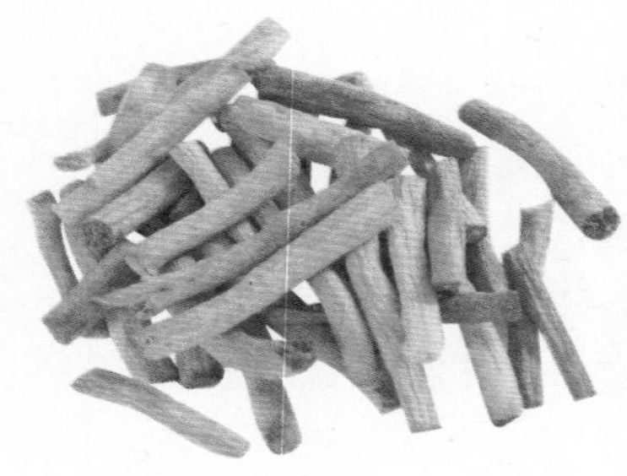

养　肝　功　效

牛膝中含有的牛膝多糖能恢复免疫系统的创伤，起到保护肝脏、补血活血的功能，肝病患者服用可增强体质，并能控制病情的发展。

食　用　禁　忌

①脾虚泄泻、月经过多者及孕妇忌服。

②牛膝不能与牛肉同用。

最　佳　搭　配

牛膝+玉米 延缓衰老、增强记忆力

牛膝+糯米 补益肝肾

威灵仙牛膝茶

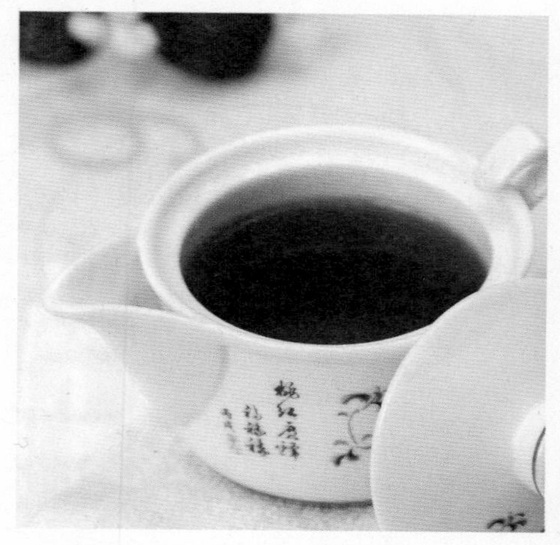

【原料】威灵仙、牛膝各10克，黑芝麻500克，茶适量，白糖适量

【制作】

1　将威灵仙和牛膝洗净，拍碎，备用。

2　往杯中放入茶倒入开水，再将黑芝麻、威灵仙和牛膝一起放进茶水里，加盖闷15分钟左右。

3　去渣留汁，加入白糖调味即可。

【食疗功效】本品有补血活血、保护肝脏的功效。

柴胡

【性味】性微寒，味苦、辛

【归经】归肝、胆经

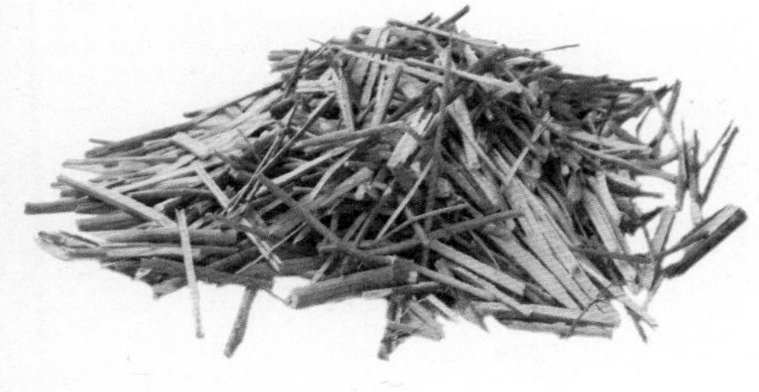

养 肝 功 效

柴胡有疏肝利胆、清热利湿的功效，其中含有的柴胡皂苷、柴胡多糖对肝病患者有保肝护肝、增强免疫力的作用。

食 用 禁 忌

①柴胡与皂荚、女菀、藜芦不能同用。

②真阴亏损、肝阳上亢及阴虚火旺者不宜服用。

③大叶柴胡有毒，不可当柴胡用。

最 佳 搭 配

√柴胡+黄芩 ▶ 治疗痢疾

√柴胡+香附、川芎 ▶ 治疗耳聋

柴胡秋梨饮

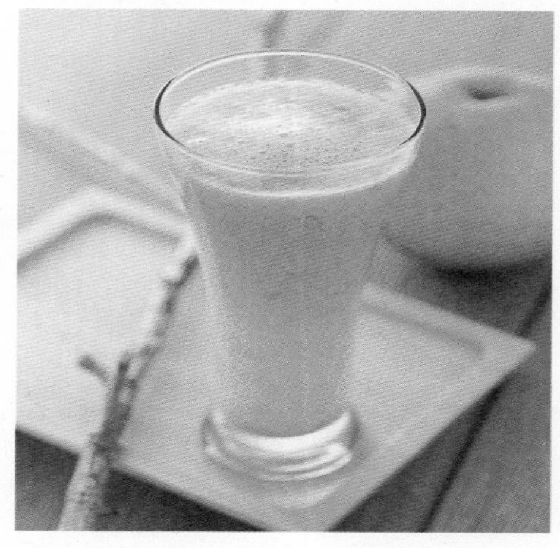

【原料】柴胡6克，秋梨1个，红糖适量

【制作】

1 分别将柴胡、秋梨洗净，把秋梨切成块，备用。

2 把柴胡、秋梨放入锅内，加入1200毫升水，先用大火煮沸，再改小火煎15分钟。

3 滤去渣，以红糖调味即可。

【食疗功效】本品有疏肝利胆、清热利湿的功效。

黄芩

【性味】性寒，味苦

【归经】归肺、胆、脾、大肠、小肠经

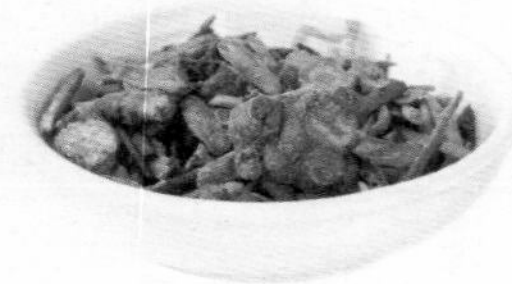

养　肝　功　效

黄芩有清肝泻火的作用，其中含有的黄芩苷对由四氯化碳、半乳糖胺等所致的肝损伤有明显的防治作用，能使肝糖原含量增加。

食　用　禁　忌

①脾胃虚寒、食少便溏者禁服。

②黄芩与葱实、丹砂、牡丹、藜芦不能同用。

最　佳　搭　配

√黄芩+人参▸清热安神

√黄芩+白术▸安胎

√黄芩+甘草▸辅助治疗慢性气管炎

黄芩解毒茶

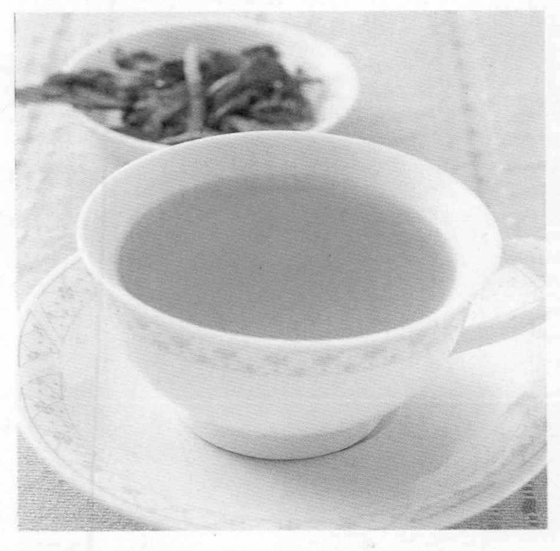

【原料】黄芩、连翘各10克，芦荟醋30毫升

【制作】

1　黄芩、连翘洗净，加水500毫升。

2　先用大火煮沸后，再转小火煮10分钟，取汁去渣待冷，加上芦荟醋即可饮用。

【食疗功效】本品有清肝泻火的功效。

茯苓

【性味】性平，味甘、淡

【归经】归心、肺、脾、肾经

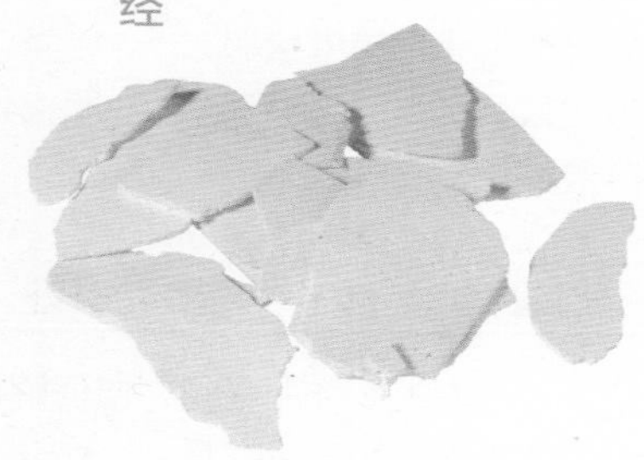

养肝功效

茯苓有利湿护肝的功效，其中含有的茯苓聚糖可以降低有毒物质四氯化碳对肝脏的损伤，防止肝细胞坏死，具有保肝护肝的功效。

食用禁忌

①阴虚而无湿热者忌服。

②肾虚多尿、虚寒滑精、气虚下陷、津伤口干者慎服。

最佳搭配

√茯苓+马蹄 ▸ 对肝癌有辅助疗效

√茯苓+猪肝 ▸ 可治疗贫血、目眩等症

√茯苓+猪舌 ▸ 利水渗湿

党参茯苓鸡汤

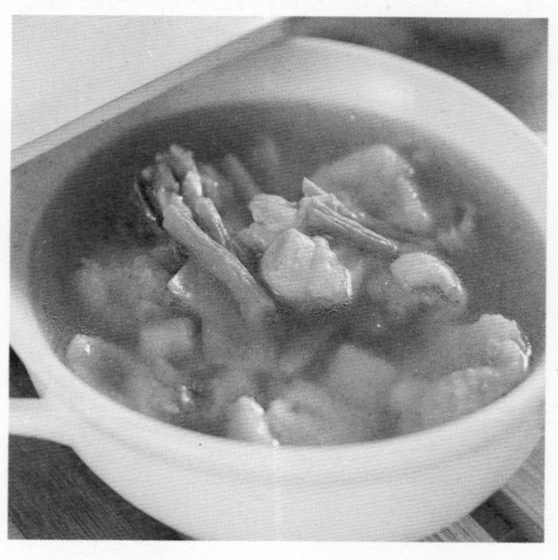

【原料】鸡腿1只，党参15克，茯苓10克，红枣8枚，盐适量

【制作】

1 鸡腿洗净剁块，放入沸水中汆烫，捞起冲净；党参、茯苓、红枣洗净。

2 鸡腿、党参、茯苓、红枣一起放入锅中，加1000毫升清水以大火煮开，转小火续煮30分钟。

3 起锅前加盐调味即可。

【食疗功效】本品有利湿护肝的功效。

白术

【性味】性温，味苦、甘

【归经】归脾、胃经

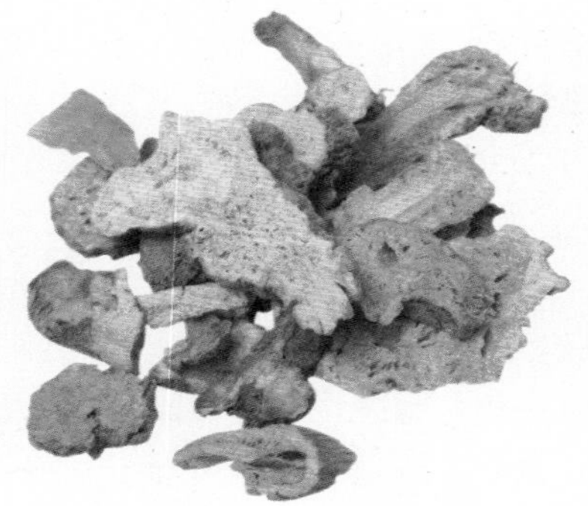

养肝功效

白术能益气养肝，很好地保护肝细胞，对各型肝病引起的丙氨酸氨基转移酶增高均有较好的促降作用。

食用禁忌

①阴虚燥渴、胃胀腹胀者忌食。

②内有实邪壅滞者禁服。

③任何体质的人都不适宜长期大量食用白术。

最佳搭配

√白术+芋头 ▶ 益胃宽肠、通便解毒

√白术+兔肉 ▶ 祛病健身

√白术+鳝鱼 ▶ 补气、养血、温阳益脾

猪肚白术粥

【原料】猪肚500克，白术30克，黄芪15克，大米150克，生姜片6克，盐适量

【制作】

1 将猪肚翻洗干净，煮熟后切成小块；生姜洗净切片。

2 白术、黄芪洗净，一并放入锅中加清水适量煎煮。

3 约煮1小时后加入洗净的大米、姜片、猪肚煮粥，至粥熟后加盐调味即可。

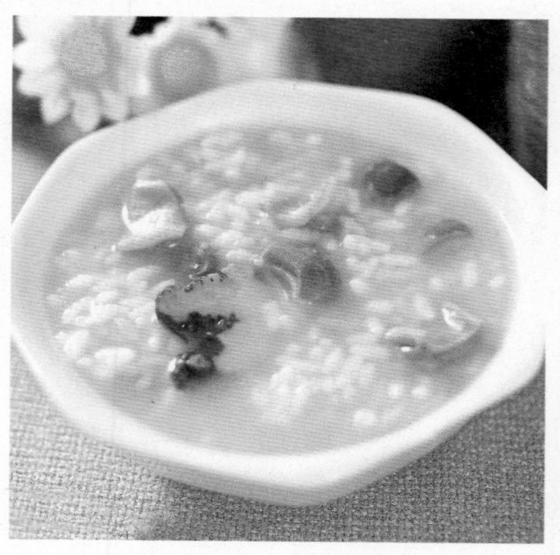

【食疗功效】本品有益气养肝的功效。

板蓝根

【性味】性寒，味苦

【归经】归肝、胃经

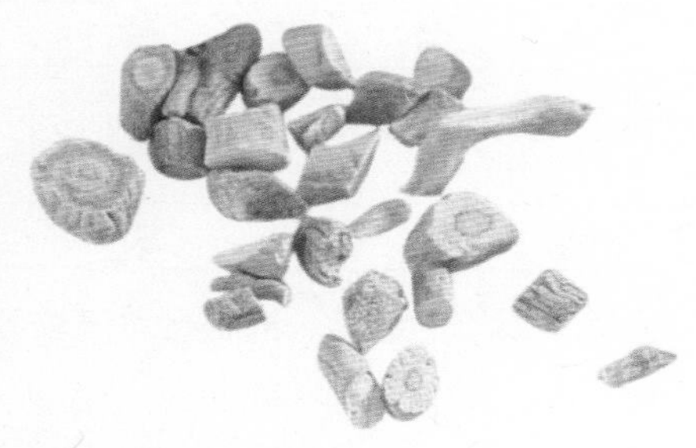

养 肝 功 效

板蓝根能够清肝泻火，保护肝脏，从而增强人体单核巨噬细胞的吞噬能力，对于消灭难以清除的肝病病毒有很大帮助。

食 用 禁 忌

①体虚而无实火热毒者忌食。

②脾胃虚寒者不宜食用。

最 佳 搭 配

√板蓝根+田螺▶利湿化浊

√板蓝根+绿茶▶清热解毒

板蓝根排毒茶

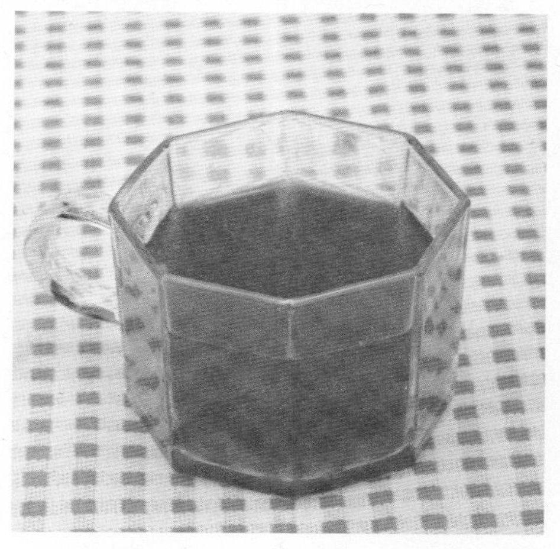

【原料】小麦牧草粉2克，板蓝根5克，甘草5克，柠檬汁5毫升，蜂蜜适量

【制作】

1 板蓝根、甘草洗净，沥干水。

2 砂锅洗净，加水适量，放板蓝根和甘草，煮约30分钟。

3 加入小麦牧草粉和适量水，煮开，最后去渣取汁待凉，加入柠檬汁、蜂蜜，拌匀即可饮用。

【食疗功效】本品有清肝泻火、保护肝脏的功效。

玫瑰花

【性味】性温，味甘、微苦

【归经】归肝、脾经

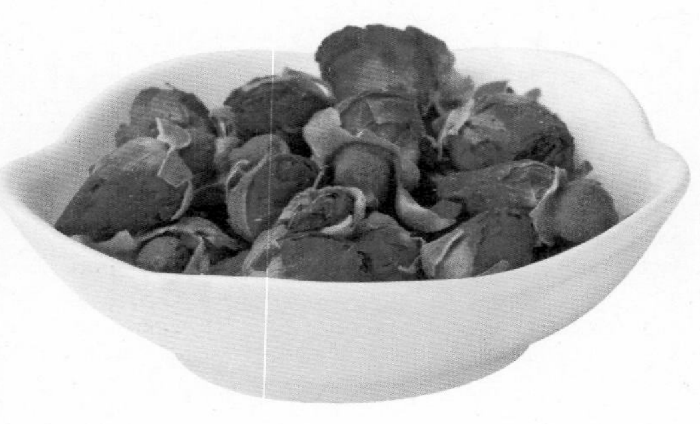

食疗功效

玫瑰花可治肝郁胁痛、胃脘痛。玫瑰花既能活血散滞，又能解毒消肿，因而能消除因内分泌功能紊乱而引起的面部暗疮等症，长期服用，美容效果甚佳，能有效地清除自由基，消除色素沉着，令人焕发青春活力。

食用禁忌

适宜肝、胃部不适者及女性食用。

选购秘诀

以朵大、瓣厚、色紫、鲜艳、香气浓者为佳。

金菊玫瑰花茶

【原料】金银花5克，玫瑰花4克，菊花3克

【制作】

1 取茶杯，放入金银花、玫瑰花、菊花，注入少许开水，冲洗一遍。

2 去除杂质，倒出杯中的热水，待用。

3 杯中再次注入开水，至八九分满，盖好盖，泡约5分钟，至散出清香味。

4 另取一个干净的茶杯，倒入泡好的花茶，趁热饮用即可。

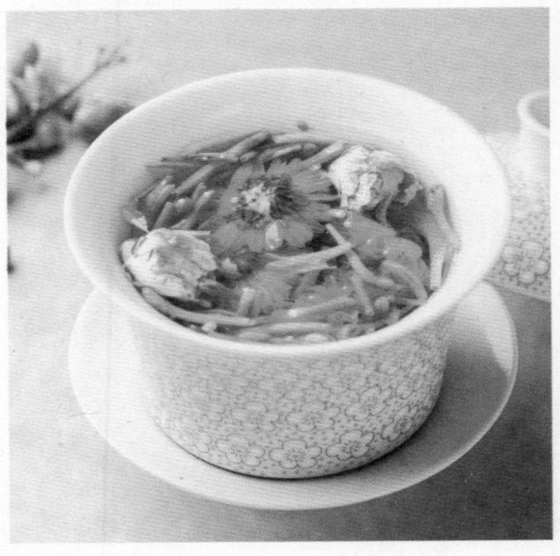

【食疗功效】金银花是清热解毒、保肝护肝的佳品，玫瑰花可治肝郁胁痛、胃脘痛。这款茶对肝脏有养护作用。

玫瑰香附茶

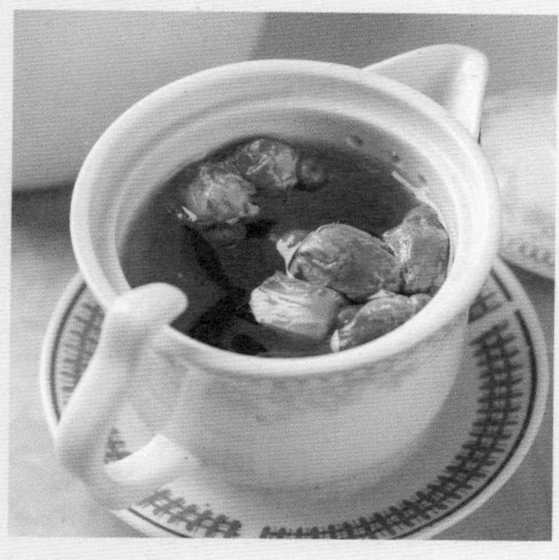

【食疗功效】这款茶可补血、养肝，特别适合女性饮用。

【原料】玫瑰花1克，香附少许，冰糖少许

【制作】

1 取一个茶杯，倒入备好的香附、玫瑰花、冰糖。

2 注入适量开水。

3 盖上盖，泡约10分钟至药材析出有效成分。

4 揭盖，趁热饮用即可。

茉香玫瑰茶

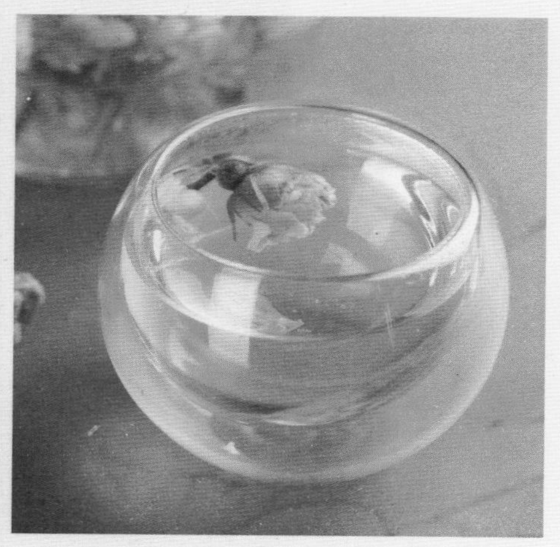

【食疗功效】玫瑰花可治肝郁胁痛、胃脘痛，茉莉花有清热解毒、祛湿护肝的作用。这款茶对肝脏有养护作用。

【原料】茉莉花5克，玫瑰花4克

【制作】

1 取备好的茶壶，放入茉莉花、玫瑰花，注入少许开水，冲洗一遍。

2 去除杂质，倒出壶中的热水，壶中再次注入开水，至六七分满。

3 盖好壶盖，浸泡约5分钟，至散出清香味。

4 另取一个干净的茶杯，倒入泡好的玫瑰茶，趁热饮用即可。

菊花

【性味】性微寒，味甘、苦

【归经】归肺、肝经

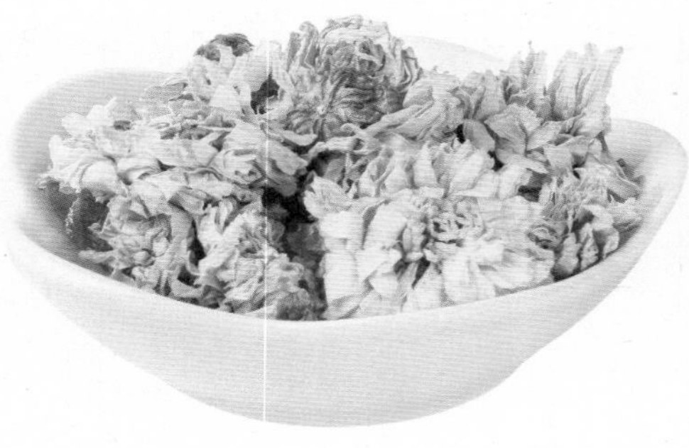

食疗功效

菊花能疏散风热、清肝明目、平肝阳、解毒，可用于肝阳眩晕、肝风实证、风热感冒、温病初起、目赤昏花等症的治疗。

食用禁忌

宜上火者食用；气虚胃寒、食少泄泻者宜少用之。

选购秘诀

以滁菊和贡菊为药菊中的佳品，杭白菊最适于泡茶用。各种菊花均以身干、色白(黄)、花朵完整而不散瓣、香气浓郁、无杂质者为佳。

党参花茶

【原料】党参15克，菊花6克

【制作】

1 砂锅中注入清水烧开，放入洗净的党参。

2 盖盖，用小火煮约20分钟。

3 揭盖，放入洗好的菊花，搅拌均匀。

4 盖盖，煮约3分钟，至菊花析出有效成分即可。

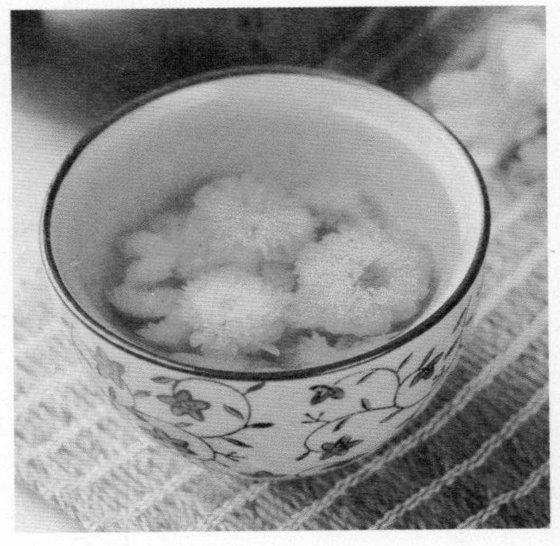

【食疗功效】菊花能疏散风热、清肝明目，党参可增强机体抵抗力、增强造血功能。此茶能增强肝功能。

苦瓜菊花汤

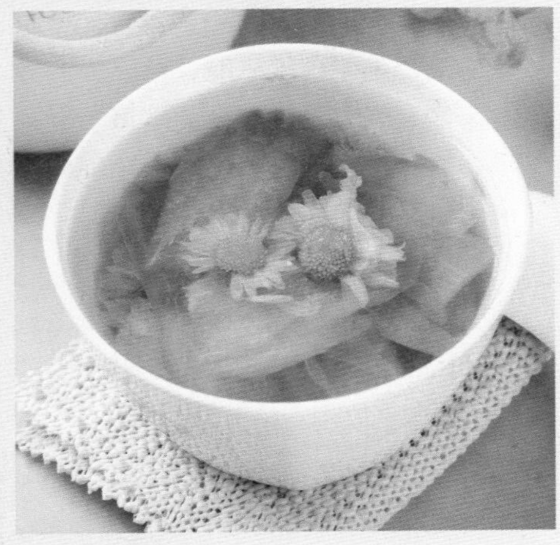

【食疗功效】苦瓜具有清热解毒、舒肝活血等功效，菊花可平肝阳、解毒。这款汤能增加肝脏的排毒能力。

【原料】苦瓜500克，菊花2克

【制作】

1 洗净的苦瓜对半切开刮去瓤子，斜刀切块。

2 砂锅中注入适量的清水大火烧开。

3 倒入苦瓜，搅拌片刻，倒入菊花。

4 搅拌片刻，煮开后略煮一会儿至食材熟透。

5 关火，将煮好的汤盛出装入碗中即可。

菊花枸杞瘦肉粥

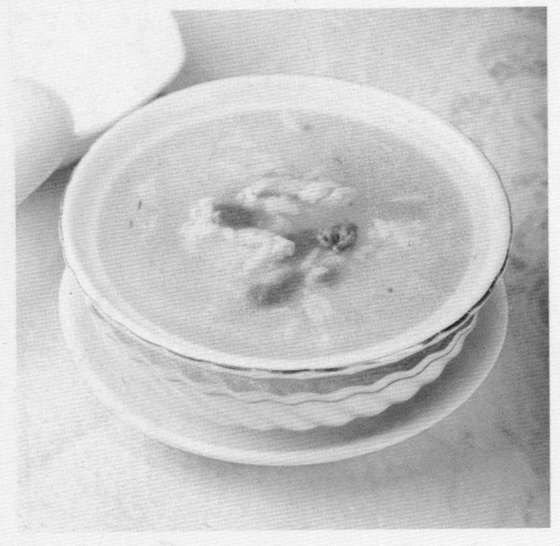

【食疗功效】本品有疏散风热、清肝明目的功效。

【原料】菊花5克，枸杞子10克，猪瘦肉100克，水发大米120克，盐3克，鸡精3克，胡椒粉少许，水淀粉5毫升，食用油适量

【制作】

1 处理干净的猪瘦肉切片，放入1克盐、1克鸡精，淋水淀粉拌匀，加入食用油腌10分钟。

2 砂锅中注清水烧开，倒入洗净的大米、菊花、枸杞子拌匀。

3 盖上盖，用小火煮30分钟，至米粒熟透。

4 揭开盖子，倒入瘦肉片拌匀，煮1分钟，放入2克盐、2克鸡精拌匀调味即可。

鸡骨草

【性味】性凉，味甘、微苦

【归经】归肝、胃经

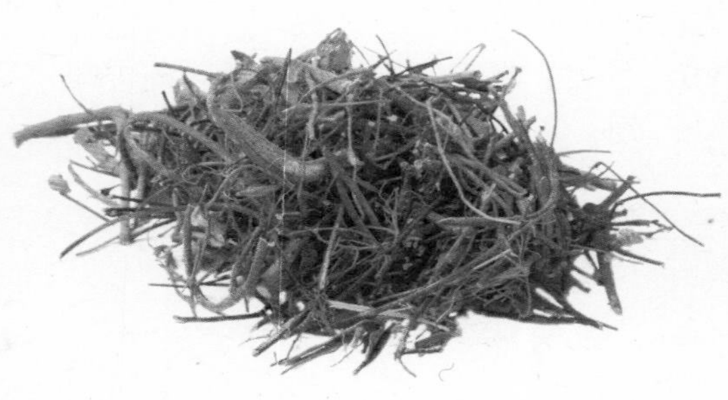

食疗功效

鸡骨草是流传于民间的草药，古代本草书无记载，主要含相思碱、胆碱等有效化学成分。鸡骨草具有清热除湿、舒肝散瘀、解毒止痛的功能，针对由葡萄球菌毒所引起的炎症反应，是治疗急、慢性肝炎的良药。

食用禁忌

凡虚寒体弱者慎用。

选购秘诀

以干燥、洁净以及根、茎、叶全者为佳。

鸡骨草甘草茶

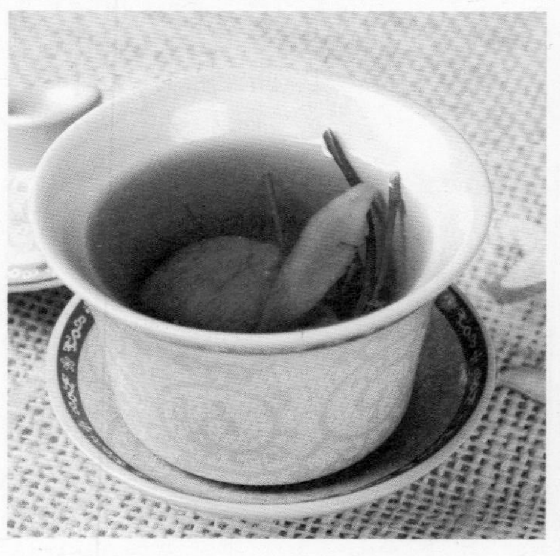

【食疗功效】本品对降低慢性病毒性肝炎病人的谷氨酰转肽酶效果显著。

【原料】鸡骨草少许，甘草5克，蜜枣12克

【制作】

1 取一碗，注入适量温水，放入备好的鸡骨草、甘草、蜜枣。

2 清洗一会儿，去除杂质，再捞出药材，沥干水分。

3 砂锅中注入适量清水烧开，倒入清洗过的材料。

4 盖盖，烧开后转小火煮约25分钟。

5 揭盖，搅拌，盛出装在茶杯中，趁热饮用即可。

鸡骨草灵芝茶

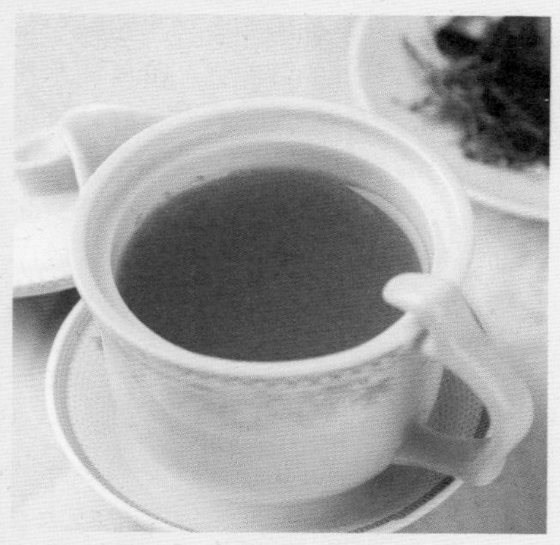

【食疗功效】鸡骨草可清热解毒、舒肝散瘀，灵芝可保护肝脏、减轻肝损伤。此茶对肝脏有养护作用。

【原料】鸡骨草少许，灵芝7克，蜜枣20克

【制作】

1 砂锅中注入适量清水烧开，倒入鸡骨草、灵芝、蜜枣，拌匀。

2 加盖，大火煮开转小火煮30分钟至有效成分析出。

3 揭盖，稍稍搅拌至入味。

4 关火后盛出灵芝茶，过滤在茶杯中即可。

茯苓鸡骨草鸭肉汤

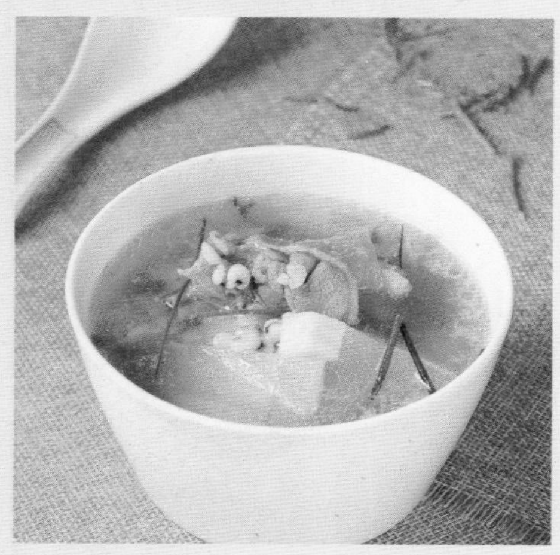

【食疗功效】此汤对肝脏有养护作用。

【原料】水发薏米150克，鸡骨草30克，茯苓20克，鸭肉500克，冬瓜300克，姜片少许，盐适量

【制作】

1 洗净去皮的冬瓜切成块。

2 锅中注清水烧开，倒入备好的鸭肉，氽去血水，捞出，沥水。

3 砂锅中注清水烧热，倒入鸭肉、冬瓜块、薏米、鸡骨草、茯苓、姜片，搅拌。

4 盖上锅盖，煮开后转小火煮2小时，加盐，搅匀调味即成。

百合

【性味】性微寒，味甘

【归经】归心、肺经

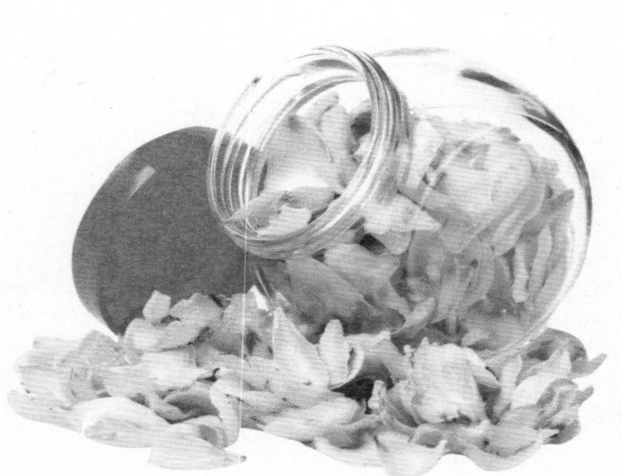

食疗功效

百合主要含秋水仙碱等多种生物碱和营养物质，有良好的营养滋补价值，尤其对病后体弱、神经衰弱等有良好功效。常食百合有润肺、清心、调中之效，可止咳、止血、开胃、安神，有助于增强体质、抑制肿瘤细胞的生长、缓解放疗反应。

食用禁忌

风寒咳嗽、虚寒出血、脾胃不佳者忌食。

选购秘诀

以瓣匀肉厚、色黄白、质坚、筋少者为佳。

绿茶百合豆浆

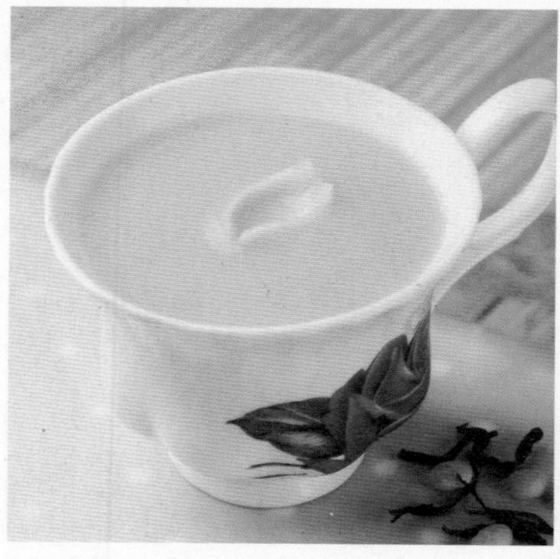

【原料】鲜百合4克，绿茶3克，水发黄豆60克

【制作】

1 将已浸泡8小时的黄豆倒入碗中，注清水洗净，倒入滤网，沥水。

2 将备好的黄豆、绿茶、鲜百合倒入豆浆机中，注清水至水位线。

3 盖上豆浆机机头，开始打浆，待豆浆机运转约15分钟即成。

4 滤取豆浆，倒入杯中即可。

【食疗功效】绿茶具有清肝化热、开胃消食、防癌抗癌等功效，百合可抑制肿瘤生长。此豆浆能增强肝功能。

仙人掌百合烧红枣

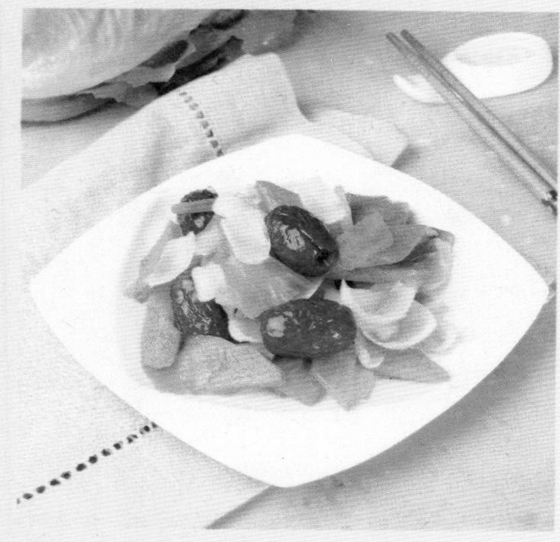

【食疗功效】胡萝卜具有益肝降脂、防癌抗癌等作用，百合可增强免疫力。此菜肴对肝脏有养护作用。

【原料】胡萝卜100克，食用仙人掌180克，鲜百合50克，红枣45克，姜片、葱段各少许，盐2克，鸡精3克，水淀粉5毫升，芝麻油3毫升，食用油适量

【制作】

1 洗净去皮的胡萝卜切片；洗净去皮的仙人掌切块。

2 锅中注清水烧开，倒入胡萝卜块、仙人掌块、红枣、百合，煮沸，捞出，沥水。

3 用油起锅，放入葱段、姜片，爆香，倒入焯好的食材，炒匀。

4 放入盐、鸡精、水淀粉，勾芡，加入芝麻油，炒匀即成。

枸杞百合蒸木耳

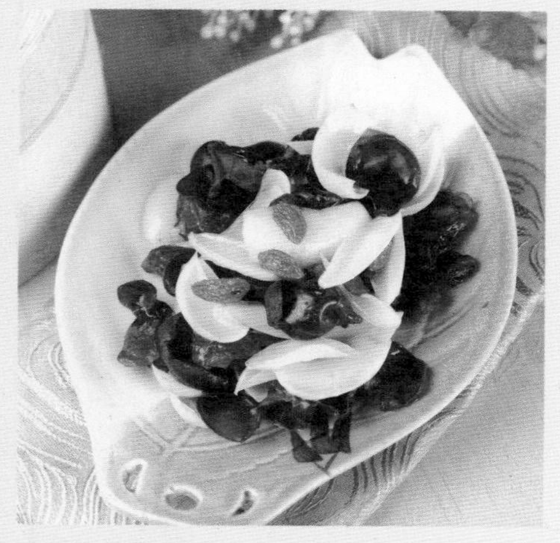

【食疗功效】黑木耳具有降血脂、防癌、舒肝活血等作用，百合可抑制肿瘤生长。此菜肴可增强肝功能。

【原料】百合50克，枸杞子5克，水发黑木耳100克，盐1克，芝麻油适量

【制作】

1 取空碗，放入泡好的黑木耳，倒入洗净的百合、枸杞子。

2 淋入芝麻油，加入盐，搅拌均匀，装盘。

3 备好已注清水烧开的电蒸锅，放入食材。

4 加盖，调好时间旋钮，蒸5分钟至熟；揭盖，取出蒸好的菜肴即可。

天麻

【性味】性平，味甘

【归经】入肝经

食疗功效

天麻质润多液，能平肝熄风、行气活血，可治疗血虚肝风内动引起的头痛、眩晕，亦可用于小儿惊风、癫痫、破伤风。

食用禁忌

使御风草根，勿使天麻，若同用，即令人有肠结之患。

选购秘诀

以色黄白、半透明、肥大坚实者为佳。色灰褐、外皮未去净、体轻、断面中空者为次。

天麻双花粥

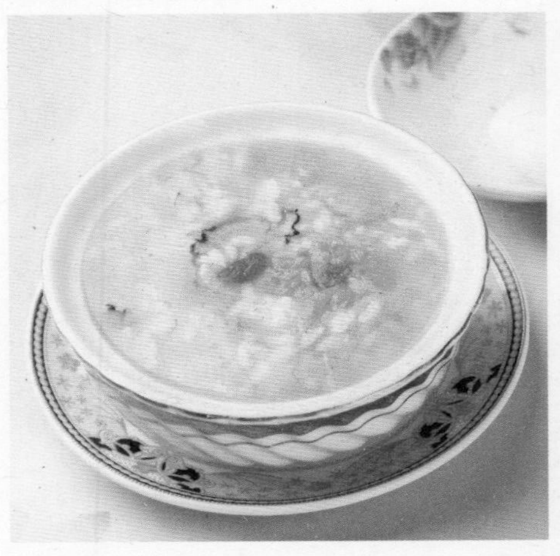

【原料】水发大米130克，天麻10克，金银花5克，茯苓10克，川芎8克，菊花少许，白糖4克

【制作】

1 砂锅中注入适量清水，用大火烧开。

2 倒入天麻、金银花、茯苓、川芎、菊花、大米搅匀，盖盖，小火煮约40分钟。

3 揭盖，加入白糖拌匀即可。

【食疗功效】天麻具有熄风定惊、清肝明目等功效，金银花能宣散风热、清解血毒。此粥可增强肝功能。

天麻红枣绿豆汤

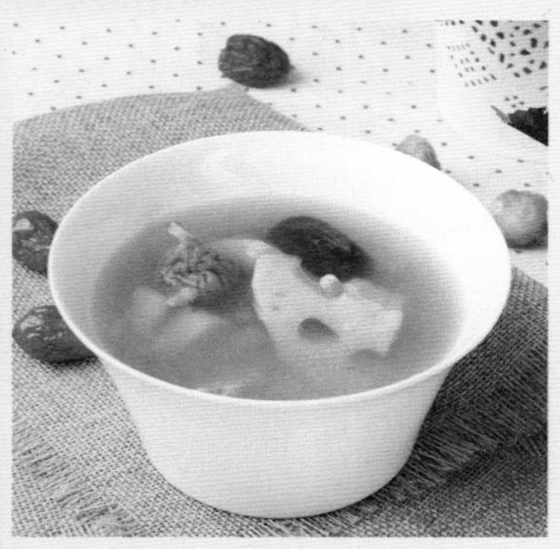

【食疗功效】天麻具有镇肝、熄风的作用，绿豆有清热解毒之力。此汤可增加肝脏的排毒能力。

【原料】天麻、芡实、无花果、红枣、绿豆各适量，莲藕块200克，盐2克

【制作】

1 绿豆倒水泡发2小时；无花果倒水泡发10分钟；天麻、芡实、红枣倒清水泡发10分钟。

2 将泡好的无花果、天麻、芡实、红枣、绿豆取出，沥干水分，装入盘中备用。

3 砂锅中注清水，倒入莲藕块、红枣、绿豆、天麻、芡实，大火煮开转小火煮90分钟。

4 放入无花果，拌匀，续煮30分钟，加盐搅拌，盛出装碗即可。

天麻川芎白芷鲢鱼汤

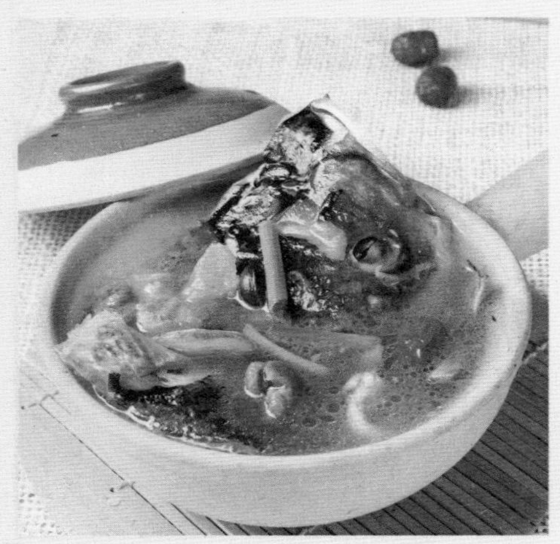

【食疗功效】此汤对肝脏有较好的养护作用，还可辅助治疗偏头痛。

【原料】鲢鱼头300克，水发黑豆100克，龙眼肉15克，枸杞子12克，红枣30克，天麻、川芎、白芷各适量，姜片、葱段各少许，盐3克，料酒6毫升，食用油适量

【制作】

1 用油起锅，放入洗净的鲢鱼头煎香，翻转鱼头，煎至两面断生，撒上姜片炒香。

2 倒入葱段炒匀，淋上料酒，注入清水，倒入洗净的黑豆、川芎、天麻、白芷、红枣、龙眼肉和枸杞子，大火煮沸，转小火煮约120分钟。

3 加入盐拌匀，装在砂煲中即可。

五味子

【性味】性温，味酸、甘

【归经】归肺、心、肾经

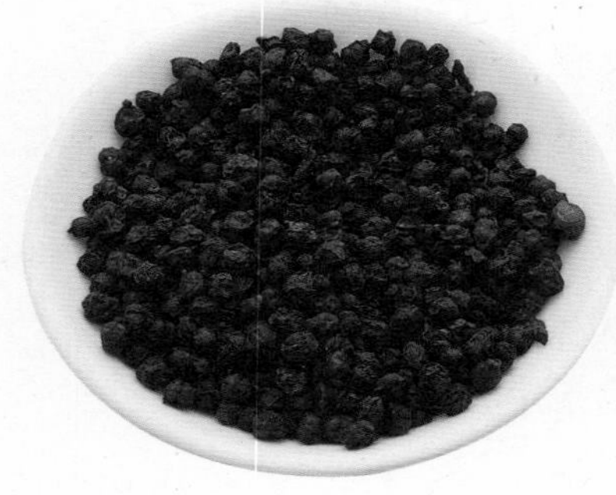

食　疗　功　效

五味子可收敛固涩、益气生津、补肾宁心。临床研究发现，该药可在一定程度上修复受损的肝细胞，抑制谷丙转氨酶的活性，调节人体的免疫机制，从而起到降低转氨酶和保护肝脏的作用。

食　用　禁　忌

外有表邪，内有实热，或咳嗽初起、痧疹初发者忌服。

选　购　秘　诀

以紫红色、粒大、肉厚、有油性及光泽者为佳。

五味子蜂蜜绿茶

【原料】绿茶叶5克，五味子少许，蜂蜜适量

【制作】

1 取一个茶杯，倒入备好的绿茶叶、五味子。

2 注入少许开水，冲洗一下，滤出水分。

3 再次注入适量开水，至八九分满。

4 盖上盖，泡约5分钟至药材析出有效成分。

5 揭开盖，加入少许蜂蜜，搅拌均匀即可。

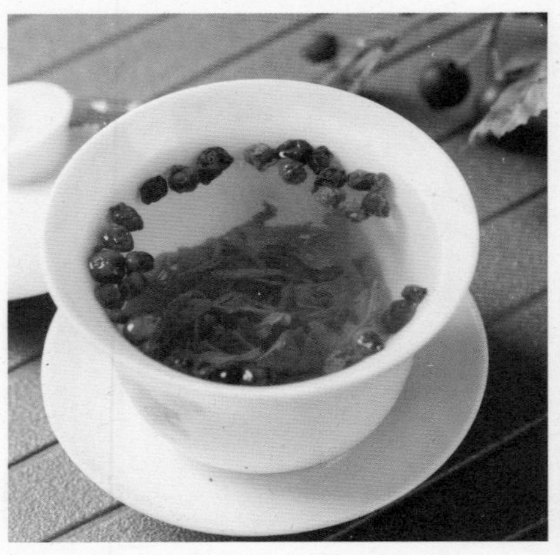

【食疗功效】蜂蜜有促进心脑血管功能、保护肝脏等功效，五味子可修复肝损伤。此茶对肝脏有养护作用。

养肝茶

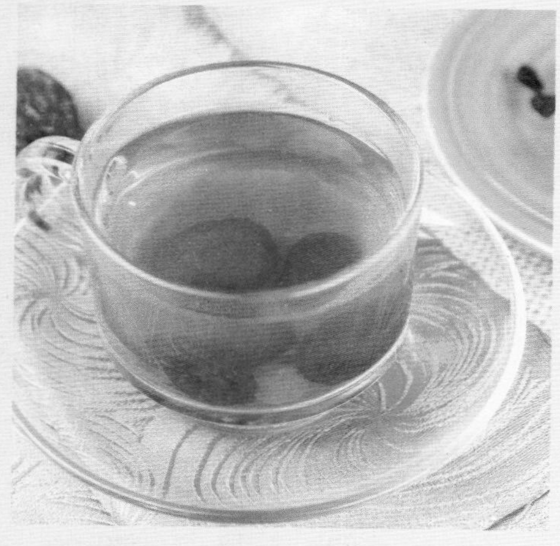

【食疗功效】此茶可改善肝肾不足、肝肾阴虚之腰膝酸软、遗精等现象。

【原料】五味子5克，枸杞子3克，红枣适量，炙甘草适量

【制作】

1 将五味子、炙甘草装入隔渣袋里，系好袋口，装入碗中，再放入红枣，倒入清水泡发10分钟。

2 将枸杞子装入碗中，倒入清水泡发10分钟，将泡好的隔渣袋、红枣、枸杞子取出，装入盘中备用。

3 砂锅中注入适量清水，倒入五味子、红枣、炙甘草拌匀，大火煮开转小火煮50分钟至有效成分析出。

4 放入枸杞子，拌匀，加盖，续煮10分钟至枸杞熟。

党参麦冬五味子瘦肉汤

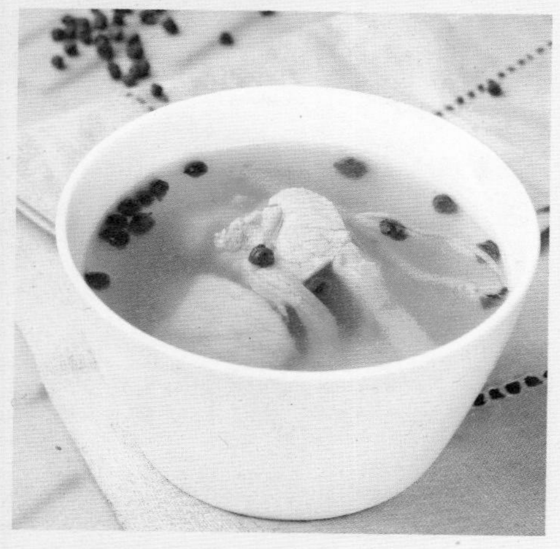

【食疗功效】麦冬具有养肝润肺、清心除烦等功效，五味子可调节人体免疫力。此汤可为肝病患者补充养分。

【原料】瘦肉块100克，五味子、麦冬、党参各10克，姜片少许，盐1克，鸡精1克

【制作】

1 沸水锅中倒入洗净的瘦肉块。

2 氽一会儿，捞出，沥水。

3 砂锅注清水，倒入氽好的瘦肉。

4 放入姜片、五味子、麦冬、党参拌均匀。

5 大火续煮90分钟。

6 加入盐、鸡精，搅匀，盛出装碗即可。

决明子

【性味】性微寒，味甘、苦、咸

【归经】归肝、大肠经

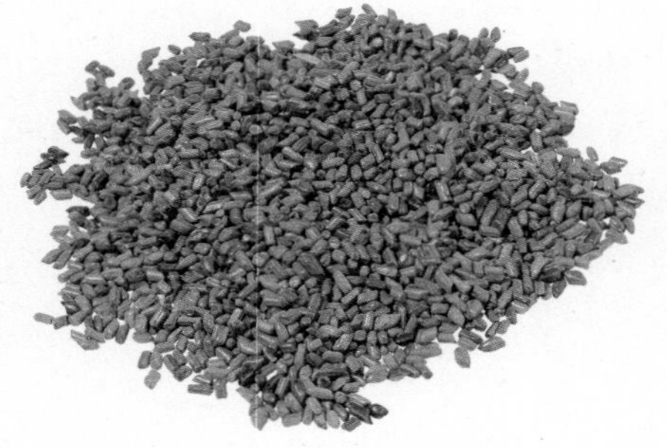

食疗功效

决明子可清热明目、润肠通便，能降低血浆胆固醇、三酰甘油，并减少肝中三酰甘油的含量，有助于脂肪肝的防治，它的加热提取物对肝脏有较弱的解毒作用。决明子经石油醚脱脂、氯仿提取，再用甲醇提取，结果研究表明甲醇提取物有显著的护肝作用。

食用禁忌

脾虚、泄泻及低血压者都不宜服用。

选购秘诀

以颗粒均匀、饱满、黄褐色者为佳。

绞股蓝决明三七茶

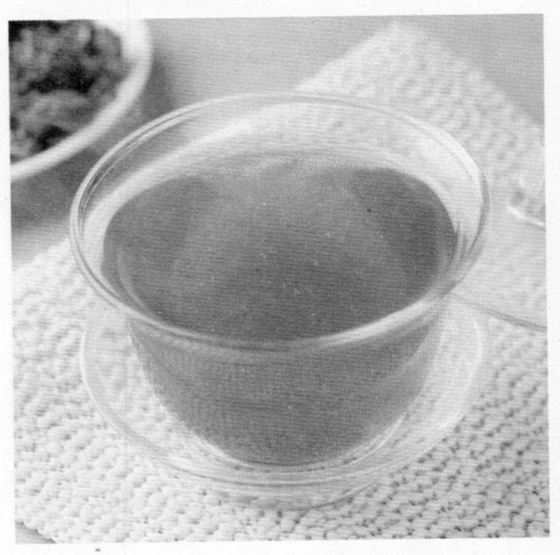

【食疗功效】绞股蓝具有降血脂、调血压、止咳护肝等作用，决明子可减脂、护肝。此茶对肝脏有养护作用。

【原料】绞股蓝4克，决明子10克，三七花5克

【制作】

1. 砂锅中注入适量清水烧开。
2. 倒入洗好的绞股蓝、决明子、三七花，搅拌片刻。
3. 盖盖，小火煮20分钟，揭开盖，搅拌片刻。
4. 关火后盛出煮好的药材，滤入杯中，待稍微放凉即可饮用。

决明子枸杞茶

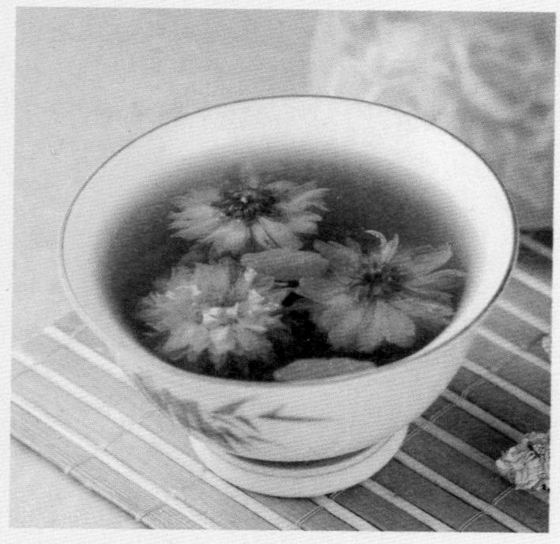

【食疗功效】生地黄有凉血补血、舒肝益气等功效，决明子可减脂、护肝。此茶可增强肝功能。

【原料】生地黄15克，决明子10克，枸杞子8克，菊花4克

【制作】

1 砂锅中注入清水烧开，放入洗净的生地黄、决明子。

2 盖上盖，烧开后用小火煮约20分钟，至其析出有效成分。

3 揭盖，撒上洗好的枸杞子、菊花，转中火续煮约1分钟。

4 盛出煮好的枸杞茶，装入茶杯中即可。

决明子大米粥

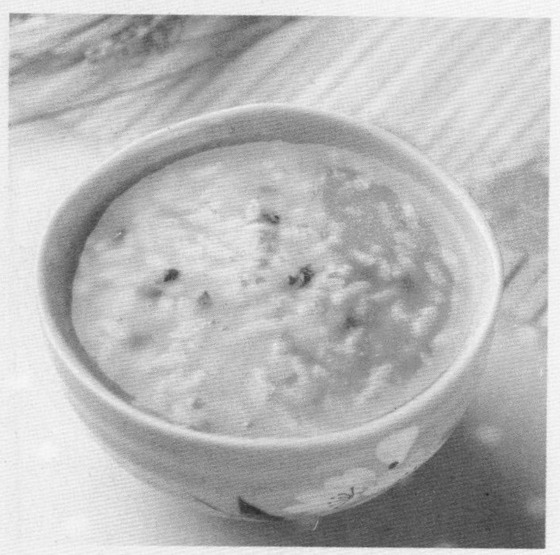

【食疗功效】决明子可益肾明目，大米可补中益气、健肝养胃。此粥对肝脏有养护作用。

【原料】水发大米160克，决明子30克

【制作】

1 砂锅中注入适量清水，用大火烧热。

2 倒入备好的决明子、洗好的大米，搅拌均匀。

3 盖上锅盖，烧开后用小火煮约40分钟。

4 揭开锅盖，持续搅拌一会儿，盛出装碗即可。

杜仲

【性味】性温，味甘、微辛

【归经】归肝、肾经

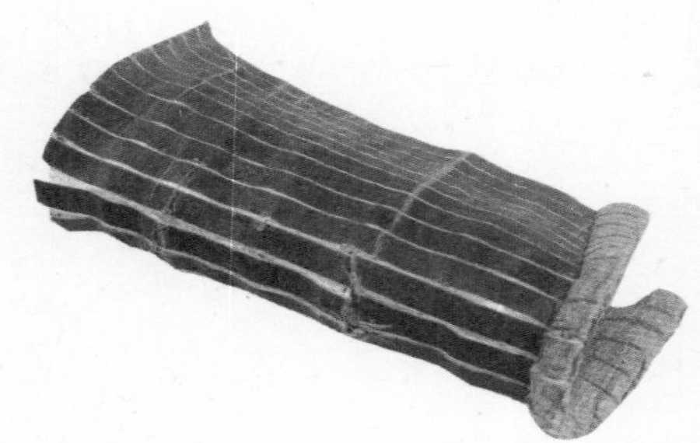

养肝功效

杜仲有提高免疫力，帮助肝脏修复损坏的肝细胞，清理肝脏中的一些毒素以减轻肝脏的负担的作用，特别是对于脂肪肝以及中毒性肝炎都有明显的治疗效果。

食用禁忌

①阴虚火旺者忌服。

②杜仲不能与蛇皮、元参同用。

③对杜仲过敏者不宜服用。

最佳搭配

√杜仲+兔肉 ▶ 补肾益精，养血乌发

√杜仲+猪肾 ▶ 强壮腰膝

杜仲羊肉萝卜汤

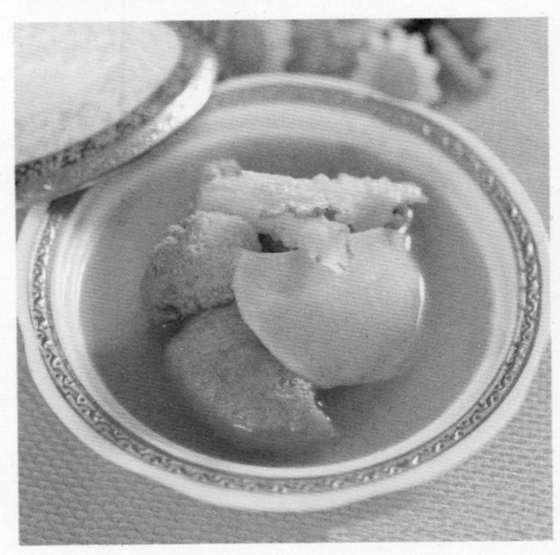

【原料】杜仲15克，羊肉200克，白萝卜50克，羊骨汤400毫升，盐、味精、料酒、胡椒粉、姜片、辣椒油各适量

【制作】

1 羊肉洗净切块，氽去血水；白萝卜洗净，切块。

2 将杜仲同羊肉块、羊骨汤、白萝卜块、料酒、胡椒粉、姜片一起下锅，加水烧沸后小火炖1小时，加调料调味即可。

【食疗功效】本品具有提高肝病患者免疫力，帮助肝脏恢复损坏的干细胞的功效。

三七

【性味】性温，味甘、微苦

【归经】归肝、胃、心、肺经

养肝功效

三七有补血活血、滋养肝脏的功效，肝病患者服用三七可以改善肝脏微循环，有促进肝组织修复、再生和抗肝纤维化的作用。

食用禁忌

①孕妇慎用；女性月经期间不宜服用。
②阴虚火旺体质的人群不宜食用。
③对三七过敏的人不宜服用。

最佳搭配

√三七+鸡肉 ▶ 增强体质
√三七+丹参 ▶ 活血降脂、软化血管
√三七+鸡蛋 ▶ 可用于吐血食疗方

三七丹参茶

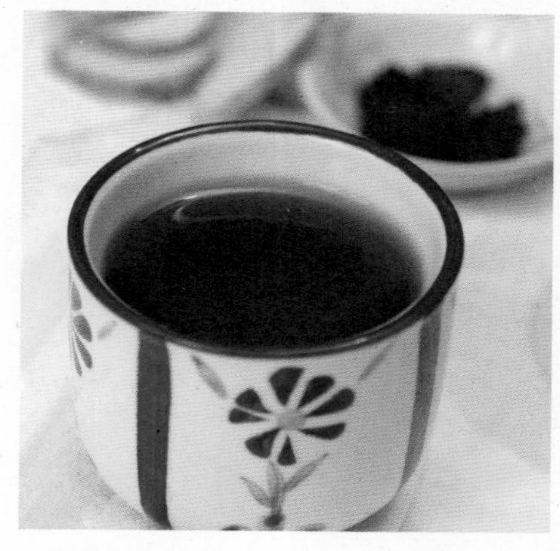

【原料】三七、丹参各8克

【制作】

1 三七、丹参洗净，备用。

2 将三七、丹参放入锅中，加水适量，大火煮开后转小火煎煮15分钟。

3 滤去药渣后即可饮用。

【食疗功效】本品具有补血活血、滋养肝脏的功效。

金钱草

【性味】性微寒，味甘、咸

【归经】归肝、胆、肾、膀胱经

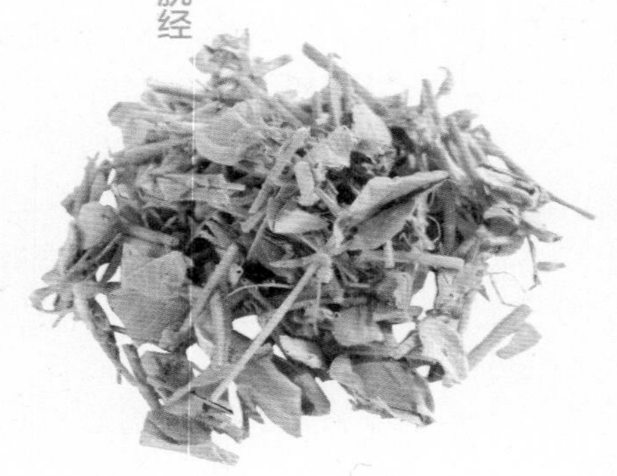

食　疗　功　效

金钱草可利湿退黄、利尿通淋、解毒消肿。有明显促进胆汁分泌和排泄作用。金钱草含有酚性成分、黄酮类等有效成分，能利尿、抗炎、抑菌，对于急、慢性黄疸型肝炎有效。

食　用　禁　忌

凡阴疽诸毒、脾虚泄泻者，忌捣汁生服。

选　购　秘　诀

以植株完整、棕色、气微味淡者为佳。

金钱草鸭汤

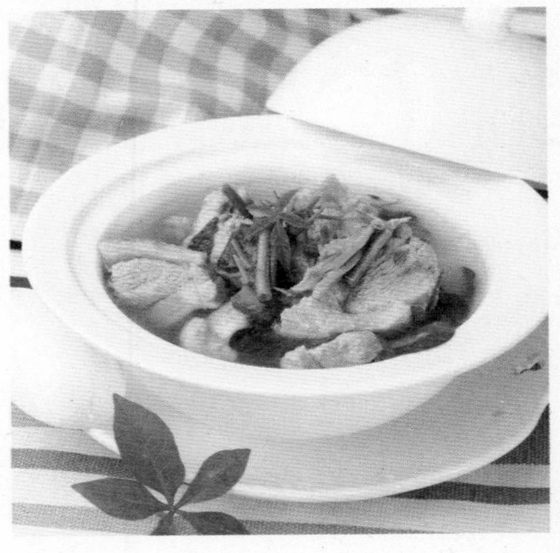

【原料】鸭块400克，金钱草10克，姜片少许，盐2克，鸡精2克

【制作】

1 锅中注清水大火烧开，倒入备好的鸭块，汆去血水，捞出，沥水。

2 砂锅中注清水烧热，倒入鸭块、姜片、金钱草，拌匀，盖盖，烧开后转小火炖1个小时至熟透。

3 掀开锅盖，加入盐、鸡精，搅匀调味即可。

【食疗功效】金钱草可利湿退黄、解毒消肿，鸭肉可消水肿、止热痢。此汤对肝脏有养护作用。

金钱草茶

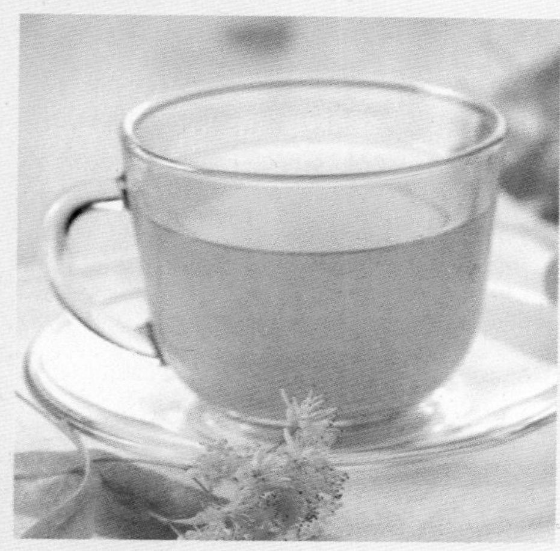

【食疗功效】活血止痛、清热利尿。可辅助治疗肝病患者出现的肝区疼痛。

【原料】金钱草、马兰、鸡骨草各30克，卷柏20克

【制作】

1 将以上材料分别用清水冲洗干净，去除杂质。然后同入锅加水适量，大火煮沸后再转以小火续煮30分钟。

2 去渣取汁，倒入保温瓶中。

3 喝时倒入杯中，可随时饮用，一天内服完。

金钱草粥

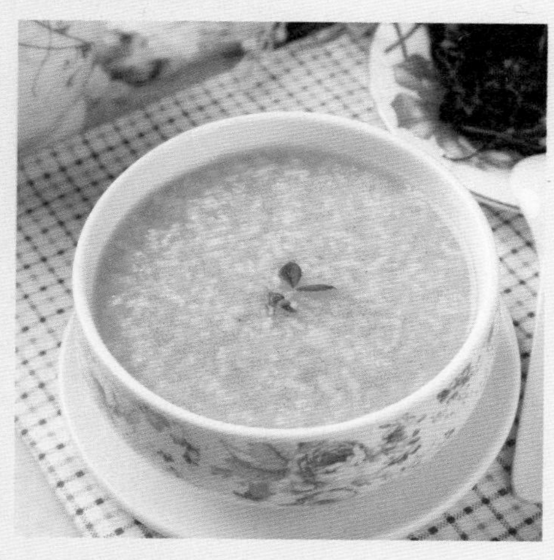

【食疗功效】金钱草对治疗胆管结石有一定的作用，大米可和五脏、通血脉。此粥对肝脏有养护作用。

【原料】金钱草5克，水发大米200克，冰糖少许

【制作】

1 砂锅中注入适量的清水大火烧热，倒入备好的金钱草。

2 盖上锅盖，大火煮30分钟析出药性，掀开锅盖，将药渣完全捞干净。

3 倒入泡发好的大米，搅拌片刻，盖上锅盖，烧开后转小火煮50分钟。

4 掀开锅盖，放入些许冰糖，搅拌至完全溶化。

5 将煮好的粥盛出装入碗中即可。

蒲公英

【性味】性寒，味苦、甘

【归经】归肝、胃经

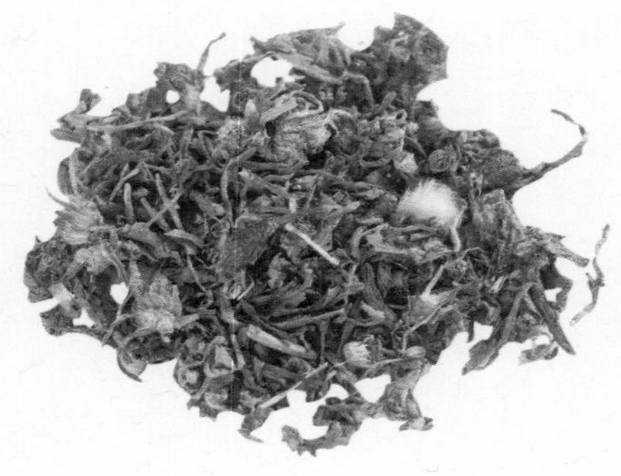

食　疗　功　效

蒲公英具有清热解毒、消肿散结、利湿通淋等功效。最近的研究表明，蒲公英可拮抗内毒素所致的肝细胞溶酶体和线粒体损伤，解除抗生素作用后所释放的内毒素导致的毒性作用。它具有广谱抗菌的作用，还能激发机体的免疫功能，达到利胆和保肝的目的。

食　用　禁　忌

用量过大可导致缓泻，脾胃不和者不宜多吃。

选　购　秘　诀

以叶多、色灰绿、根完整、无杂质者为佳。

大黄蒲公英茶

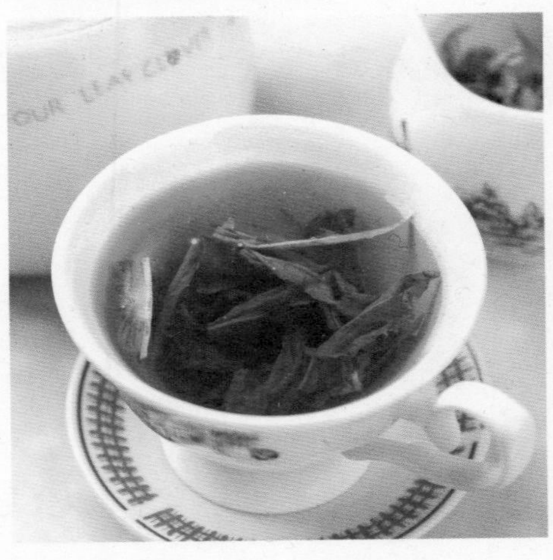

【原料】蒲公英6克，大黄8克

【制作】

1　取一茶杯，倒入备好的大黄和蒲公英即可饮用。

2　注入适量的开水，浸泡约7分钟。

【小贴士】

饮用时可以加入少许蜂蜜，这样能减淡茶汁的苦味。

【食疗功效】大黄具有通便、抗感染、清肝益气等作用，蒲公英可清热解毒、利湿通淋。此茶可增强肝功能。

夏枯草蒲公英茶

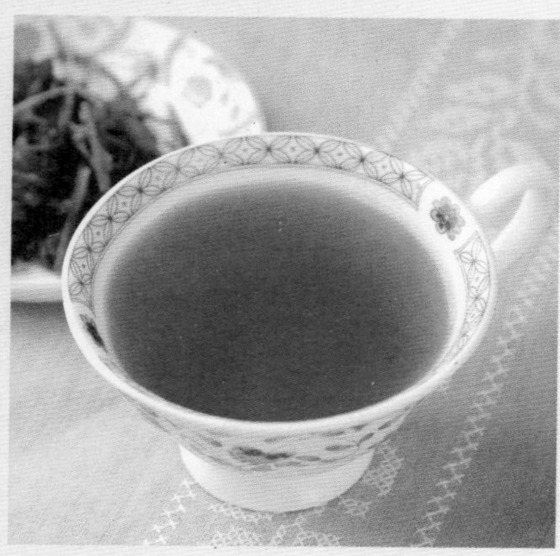

【食疗功效】夏枯草具有清肝散结、降血压、抗菌等功效，蒲公英可利肝、保肝。此茶对肝脏有养护作用。

【原料】夏枯草7克，蒲公英5克

【制作】

1 砂锅中注入适量清水烧热，倒入夏枯草、蒲公英，拌匀。

2 盖上盖，烧开后用小火煮约20分钟，至药材析出有效成分。

3 揭开盖，盛出煮好的药茶，滤入杯中。

4 趁热饮用即可。

【小贴士】

饮用时可加入少许蜂蜜，以中和药茶的苦味。

蒲公英大米绿豆浆

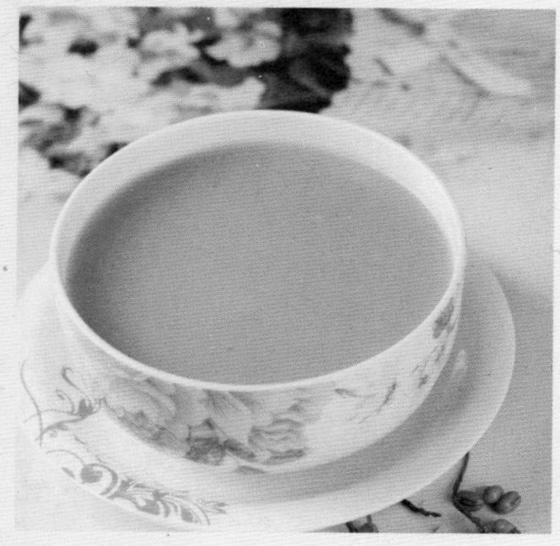

【食疗功效】此豆浆可增强肝功能。

【原料】水发绿豆60克，水发大米20克，蒲公英10克，蜂蜜适量

【制作】

1 将已浸泡6小时的绿豆倒入碗中，再放入已浸泡4小时的大米，洗净沥水。

2 把洗好的绿豆和大米倒入豆浆机中，放入蒲公英，注清水至水位线。

3 盖上豆浆机机头，开始打浆，待豆浆机运转约20分钟即成。

4 将豆浆机断电，滤取豆浆，倒入碗中，倒入蜂蜜，拌匀即可。

连翘

【性味】性微寒，味苦

【归经】归肺、心、小肠经

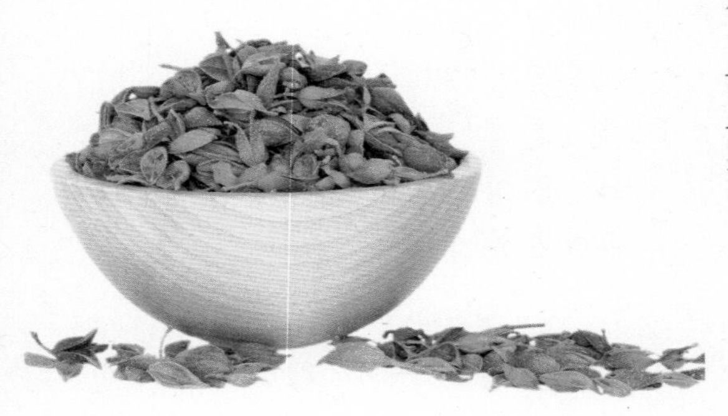

食疗功效

连翘可清热解毒、消肿散结、舒肝散热。主治热病初起、风热感冒、发热、心烦、咽喉肿痛、急性肾炎等。

食用禁忌

脾胃虚弱、气虚发热、痈疽已溃、脓稀色淡者忌服。

选购秘诀

干燥、无霉味、气微香者为佳。

桑寄生连翘鸡爪汤

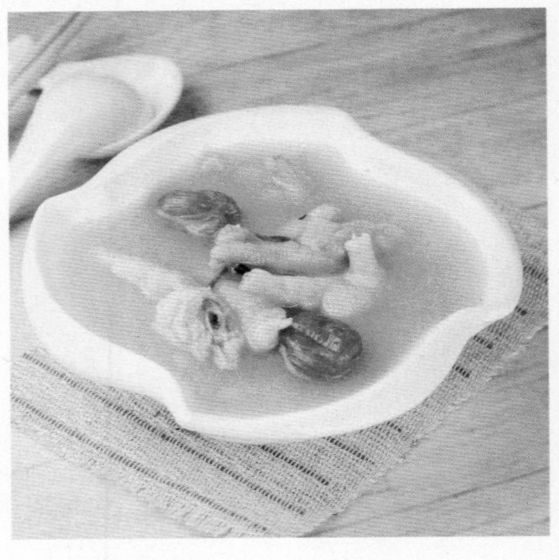

【食疗功效】此汤可为肝病患者补充养分。

【原料】桑寄生15克，连翘15克，蜜枣2枚，鸡爪350克，姜片少许，盐2克，鸡精2克

【制作】

1 洗净的鸡爪切去爪尖，斩成小块。

2 锅中注清水烧开，倒入鸡爪煮沸，捞出。

3 砂锅中倒清水烧开，倒入鸡爪、洗净的桑寄生、连翘，加入蜜枣、姜片。

4 盖上盖，用小火煮40分钟，放盐、鸡精，搅拌片刻，盛出，装入碗中即可。

牛蒡连翘饮

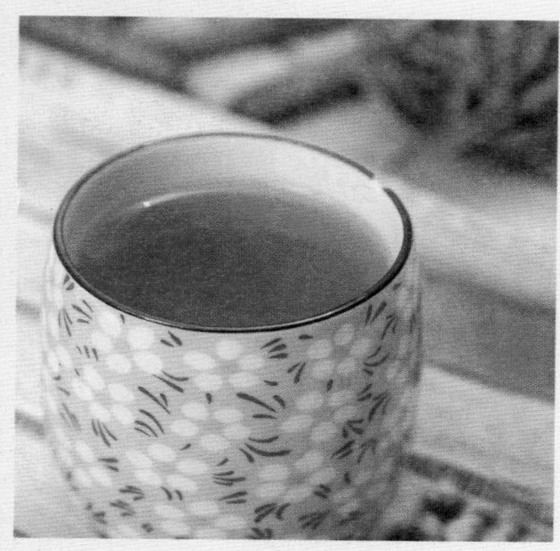

【食疗功效】此茶具有清热解毒的功效。

【原料】牛蒡、连翘和金银花各20克，蜂蜜10克

【制作】

1 将牛蒡、连翘和金银花洗净。

2 置锅火上，加水600毫升，将牛蒡、连翘、金银花放入锅中，大火煮沸后再煮3分钟即可关火。

3 去渣留汁，待药汁稍凉后加入蜂蜜即可。

金银花连翘茶

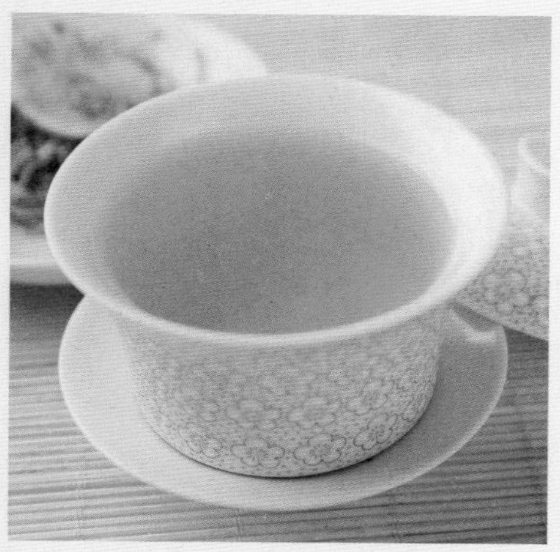

【食疗功效】此茶可增加肝脏的排毒能力。

【原料】金银花6克，甘草、连翘各少许

【制作】

1 砂锅中注入适量清水烧热，倒入金银花、甘草、连翘。

2 盖上盖，烧开后用小火煮约15分钟至其析出有效成分。

3 揭盖，搅拌均匀。

4 关火后盛出药茶，滤入茶杯中即可。

桑寄生

【性味】性平，味苦、甘

【归经】归肝、肾经

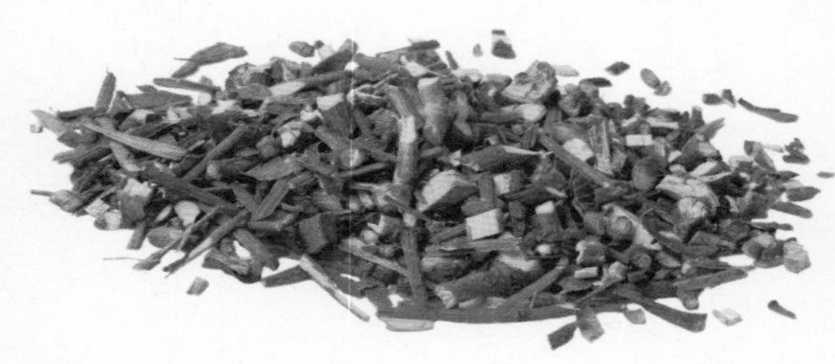

食疗功效

桑寄生可补肝肾、强筋骨、除风湿、通经络、益血、安胎。治腰膝酸痛、筋骨痿弱、偏枯、脚气、风寒湿痹、胎漏血崩、产后乳汁不下。

食用禁忌

对风湿痹痛、肝肾不足、腰膝酸痛者最为适宜。

选购秘诀

以外皮棕褐色、条匀、叶多、附有桑树干皮、嚼之发黏者为佳。

黄精首乌桑寄生茶

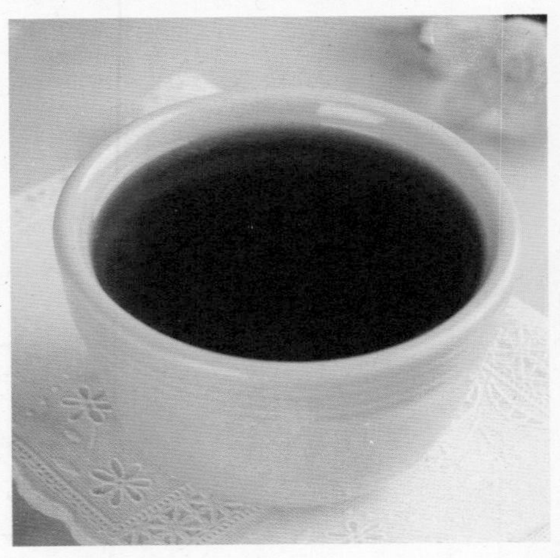

【原料】何首乌20克，黄精15克，桑寄生10克

【制作】

1 砂锅中注入清水烧开，放入备好的药材。

2 盖上盖，煮沸后用小火煮约20分钟，至其析出有效成分。

3 揭盖，转中火拌匀，略煮片刻，关火后盛出煮好的药茶。

4 滤取茶汁，装入茶杯中，趁热饮用即可。

【食疗功效】何首乌有补肝益肾、养血祛风等作用，桑寄生可补肝肾、强筋骨。此茶对肝脏有养护作用。

桑寄生茶

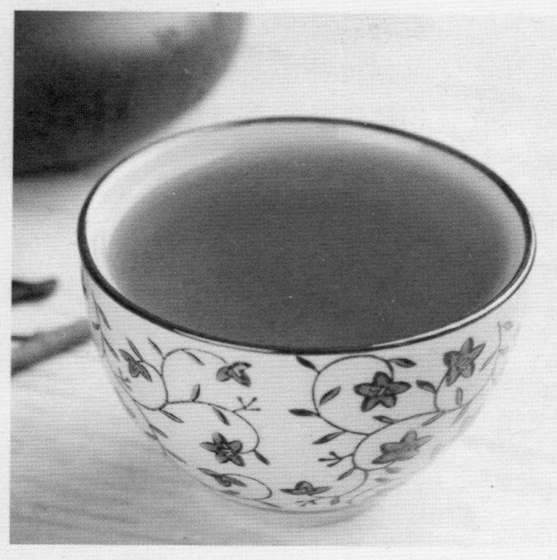

【食疗功效】桑寄生有补肝肾、强筋骨、除风湿、通经络、益血等作用，可增强肝功能。

【原料】桑寄生20克

【制作】

1 砂锅中注清水烧开，将备好的桑寄生倒入锅中，搅拌片刻。

2 盖盖，小火煮20分钟，至其析出有效成分。

3 揭盖，将药材及杂质捞干净。

4 将煮好的药茶盛出，装入杯中即可。

【小贴士】

熬煮药茶时宜用小火慢煮，这样有利于析出有效成分。

桑寄生杜仲乌鸡汤

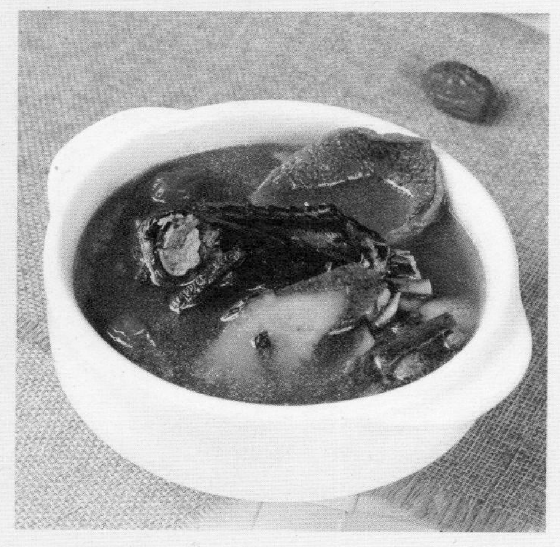

【食疗功效】乌鸡具有强筋健骨、滋阴清热、补肝益肾等功效，桑寄生可补肝肾。本汤可补肝益肾。

【原料】乌鸡块200克，红枣25克，桑寄生8克，杜仲10克，陈皮1片，盐2克

【制作】

1 锅中注清水烧开，倒入乌鸡块，汆片刻，捞出，沥水。

2 砂锅中注清水，倒入乌鸡块、红枣、桑寄生、杜仲、陈皮，拌匀。

3 加盖，大火煮开转小火煮3小时，揭盖，加入盐，搅拌至入味。

4 关火，盛出煮好的汤，装碗即可。

甘草

【性味】性平和，味甘甜

【归经】归心、脾、肺、胃经

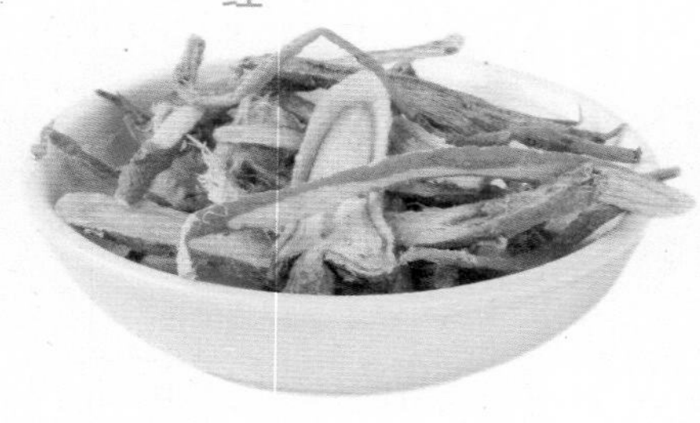

养肝功效

甘草的主要成分甘草甜素能够有效地抑制肝炎反应，可补中益气，补肝养肝，增强肝脏的解毒功能，并能促进胆红素的代谢，起到降酶利胆的作用。

食用禁忌

①腹部胀满病症患者忌食。

②不宜与京大戟、芫花、甘遂、海藻同用。

最佳搭配

✓甘草+土豆▶益气健脾、强身益肾

✓甘草+花生▶降低胆固醇

黄连甘草汁

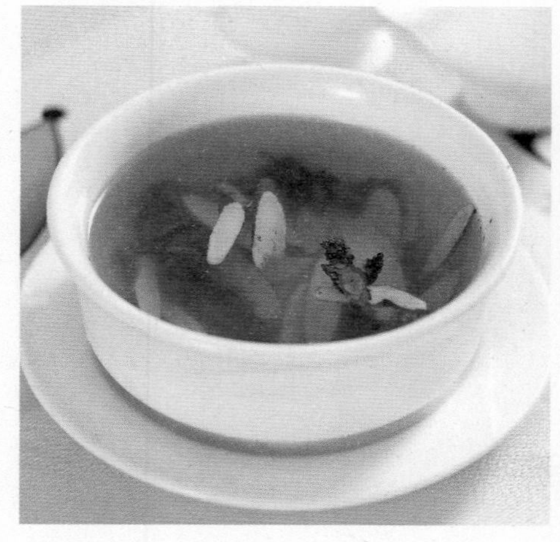

【原料】黄连10克，甘草5克，白糖适量

【制作】

1 将黄连、甘草洗净。

2 将黄连、甘草放入炖盅内，加水200毫升，蒸煮5分钟。

3 加白糖搅拌，冷却去渣即可饮用。可长期服用。

【食疗功效】本品具有补中益气、补肝养肝的功效。

益母草

【性味】性凉，味辛、苦

【归经】归心、肝、膀胱经

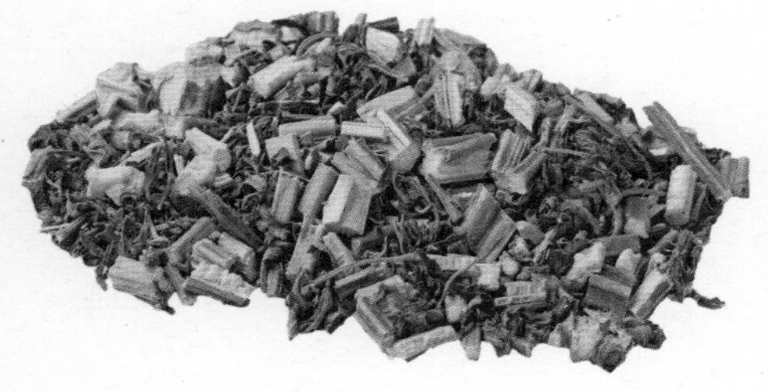

养肝功效

益母草有补血活血的功效，其中含有的硒，可增强机体的免疫功能，还能补血养血，提高肝脏自身的抗病能力。

食用禁忌

孕妇、阴虚血少者禁用。

最佳搭配

益母草+香附 ▶ 益气活血

益母草+桑寄生 ▶ 补肝养血

益母土鸡汤

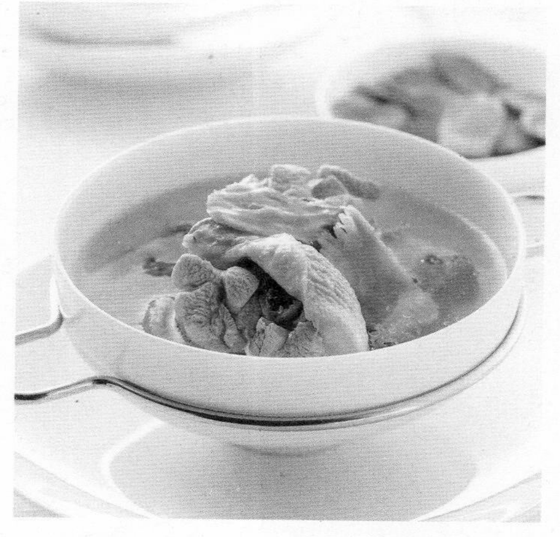

【原料】益母草、白芍各10克，红枣8枚，鸡腿1只，盐3克

【制作】

1 益母草、白芍、红枣洗净；鸡腿剁块，放入沸水中汆烫后捞出，洗净。

2 鸡腿和益母草、白芍、红枣放入锅中，加1000毫升水，以大火煮开，转小火续炖25分钟。

3 起锅前加盐调味即成。

【食疗功效】本品具有补血活血、提高肝脏自身抗病能力的功效。

土茯苓

【性味】性平，味甘、淡

【归经】归肝、胃、脾经

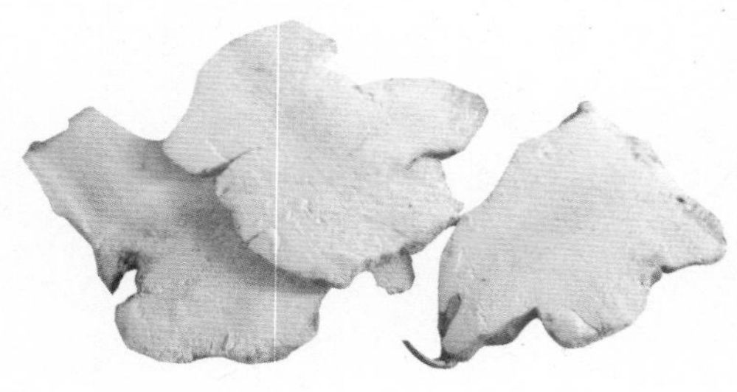

养肝功效

茯苓有解毒散结、保护肝脏、利湿泄浊的功效，对肝病患者降低转氨酶、保肝护肝、抑制肝病病毒都有不错的疗效。

食用禁忌

①肝肾阴亏者忌服。

②服用土茯苓时忌茶。

最佳搭配

✓土茯苓+金银花 ▸ 增强解毒之效

✓土茯苓+薏米 ▸ 降低胆固醇

✓土茯苓+绿豆 ▸ 祛湿热、解毒凉血

生地土茯苓脊骨汤

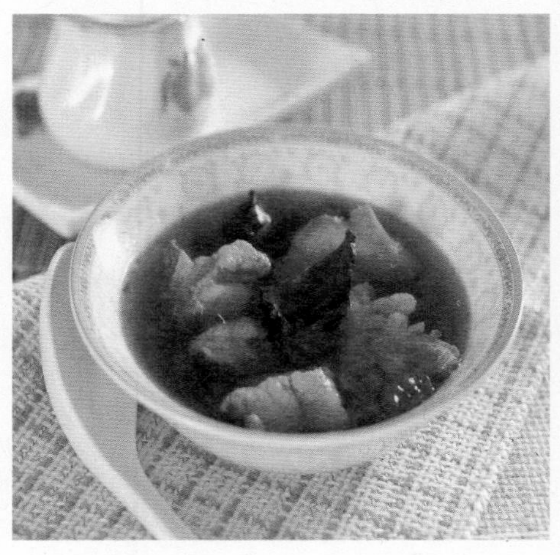

【原料】生地黄50克，土茯苓50克，猪脊骨700克，红枣5枚，盐3克

【制作】

1 生地黄、土茯苓洗净，浸泡1小时；红枣洗净。

2 猪脊骨斩件，洗净，氽水。

3 将清水2000毫升放入瓦煲中，煮沸后加上以上用料，大火煮沸，转用小火煲3小时，加盐调味即可。

【食疗功效】本品具有保肝护肝、抑制病毒的功效。

天门冬

【性味】性寒，味甘、苦

【归经】归肺、肾经

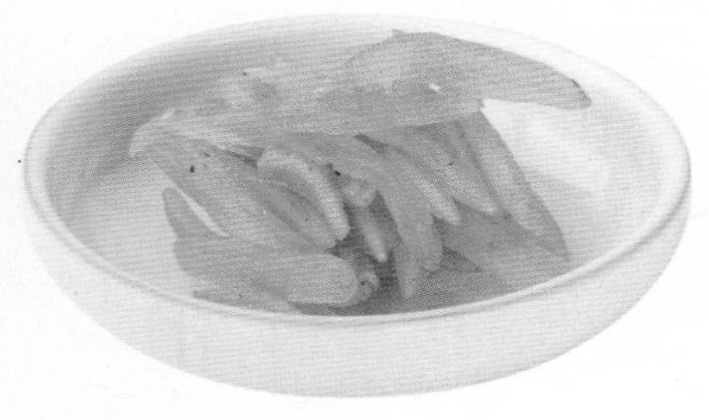

养　肝　功　效

天门冬具有升高外周白细胞，增强网状内皮系统吞噬功能，滋补肝阴的功能。肝病患者使用天门冬可增强自身的免疫力，有利于肝病患者病情的恢复。

食　用　禁　忌

①风寒、咳嗽、腹泻、食少者忌服。
②服用天门冬期间忌食鲤鱼。
③胃虚无热者忌服。

最　佳　搭　配

√天门冬+麦冬▶治心烦
√天门冬+人参▶治咳嗽
√天门冬+粳米▶治咳嗽吐血

天门冬橘叶饮

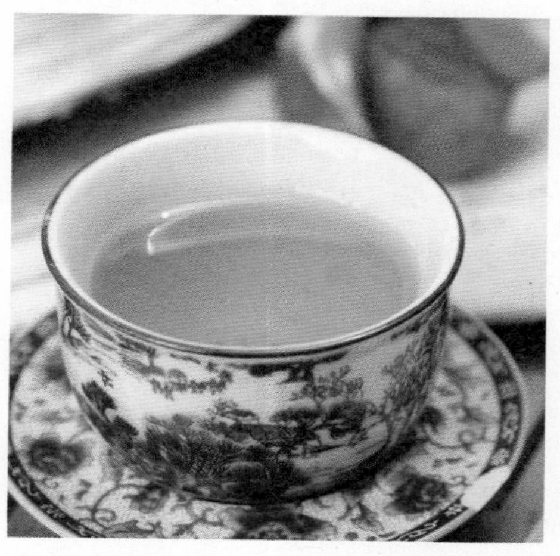

【食疗功效】本品具有增强人体免疫力的功效，有利于肝病患者病情的恢复。

【原料】天门冬12克，橘叶20克，红糖适量

【制作】

1　将天门冬、橘叶用水清洗。
2　放砂锅中加水2000毫升，用中火煮沸，约20分钟，去渣取汁加入红糖，频饮。

当归

【性味】性温，味甘、辛

【归经】归肝、心、脾经

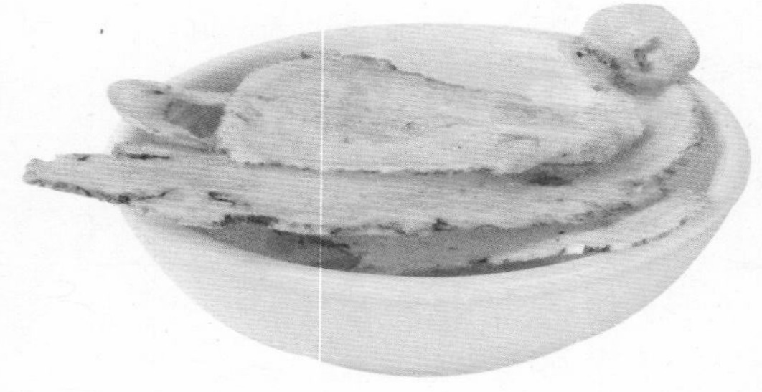

食疗功效

当归能增加肝组织的耗氧量，有保护肝脏、防止肝糖原降低的作用。当归可使胆汁中固体物质重量及胆酸排出量增加，能保护细胞ATP酶、葡萄糖-6-磷酸酶、5-核苷酸酶和琥珀酸脱氧酶的活性，从而保护肝细胞和恢复肝脏某些功能。

食用禁忌

湿阻中满、大便溏泄者慎用。

选购秘诀

以主根大、身长、支根少、断面黄白色、气味浓厚者为佳。

当归红花饮

【原料】当归5克，红花3克

【制作】

1 砂锅中注入适量清水，用大火烧热。

2 倒入备好的当归、红花。

3 盖上锅盖，用大火煮20分钟至药材析出有效成分。

4 关火后揭开锅盖，将药材捞干净。

5 将煮好的药汁盛入杯中即可。

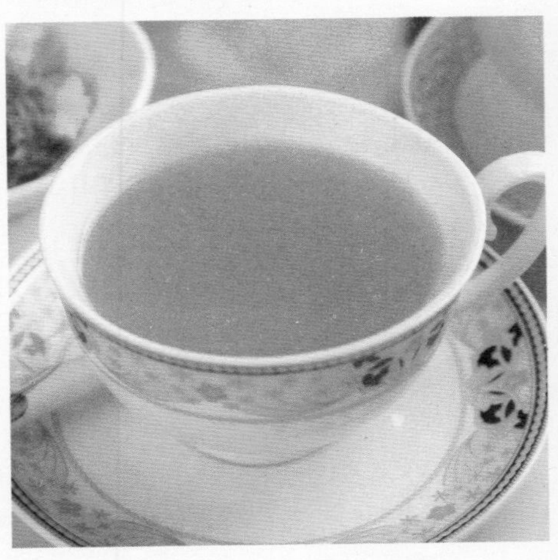

【食疗功效】此茶对肝脏有养护作用，特别适合女性饮用。

黄芪当归猪肝汤

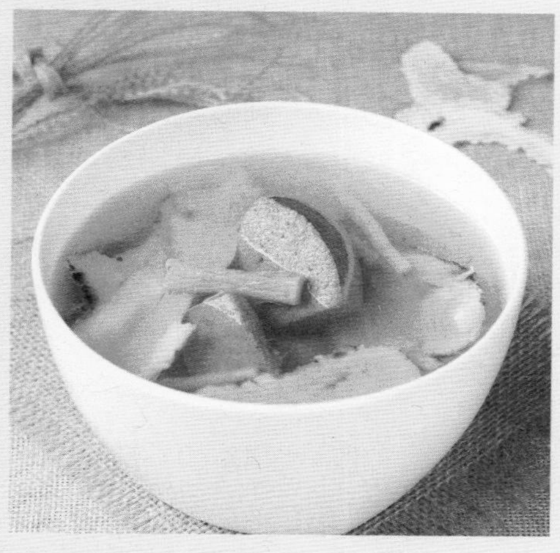

【食疗功效】猪肝具有益气补血、益智健脑、保肝健脾等功效，当归可舒肝活血。此汤对肝脏有较好的养护作用。

【原料】猪肝200克，党参20克，黄芪15克，当归15克，姜片少许，盐2克，料酒适量

【制作】

1 洗净的猪肝切块。

2 锅中注清水烧开，倒入猪肝块，淋入料酒，氽片刻，捞出，沥水。

3 砂锅中注清水，倒入猪肝、姜片、党参、黄芪、当归，拌匀。

4 加盖，大火煮开转小火煮2小时，加盐，搅拌片刻。

5 关火，盛出煮好的汤，装碗即可。

当归乌鸡汤

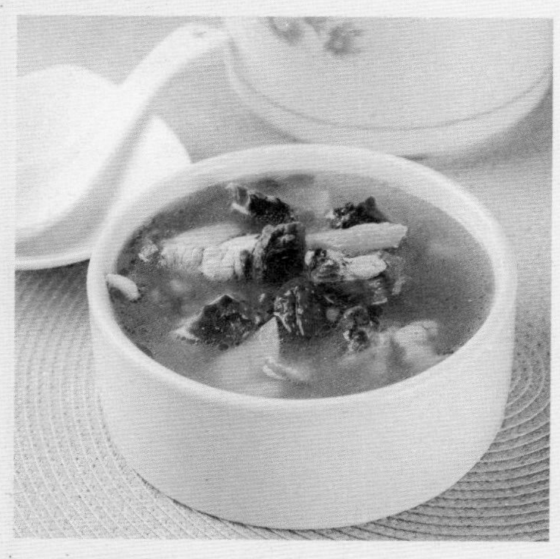

【食疗功效】乌鸡有舒肝养血、补虚益气等作用，当归可舒肝活血。此汤可增强肝功能。

【原料】乌鸡肉35克，红枣30克，当归10克，黄芪10克，党参15克，姜片、葱花各少许，料酒少许，盐2克，鸡精2克

【制作】

1 锅中注清水烧开，倒入洗净的乌鸡肉，氽去血水，捞出。

2 砂锅中注清水烧开，放入备好的当归、党参、黄芪、红枣。

3 倒入氽好的乌鸡肉，加入姜片，淋入料酒。

4 盖上盖，烧开后用小火炖煮约1小时至食材熟透。

5 揭开盖，加入盐、鸡精，搅拌均匀至其入味，最后撒入葱花即可。

鳖甲

【性味】性微寒，味咸

【归经】归肝、肾经

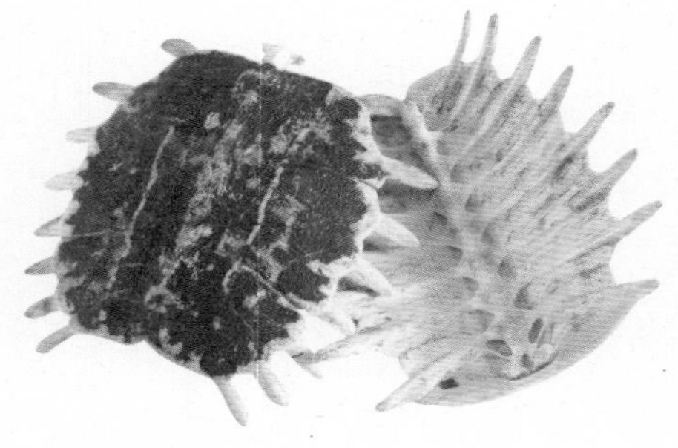

养肝功效

鳖甲有滋补肝阴的功效，食用鳖甲对提高肝病患者抗病毒能力和身体的免疫力具有一定的作用，同时也可以延缓肝纤维化的进程。

食用禁忌

①脾胃虚寒、食少便溏者忌服。

②虚而无热者忌用。

最佳搭配

鳖甲+乌鸡 补中止痛、滋补肝肾

鳖甲+马兰头 清热解毒、凉血止血、利湿消肿

甲鱼山药煲

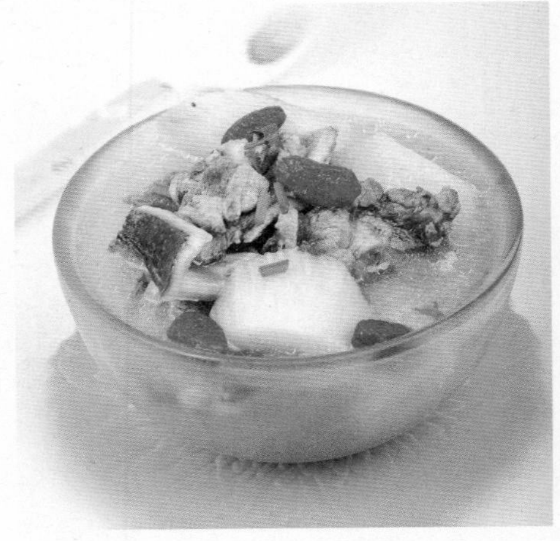

【原料】甲鱼400克，山药50克，枸杞子10克，食用油20毫升，盐4克，葱段、姜片、芝麻油各3毫升

【制作】

1 将甲鱼收拾干净斩块，汆水；山药去皮洗净，切块；枸杞子洗净浸泡。

2 将葱、姜炝香，倒入水，调入盐，下入甲鱼块、山药块、枸杞子煲至熟，淋入芝麻油即可。

【食疗功效】本品可提高肝病患者的抗病毒能力。

茵陈

【性味】性微寒，味苦、辛

【归经】归脾、胃、肝、胆经

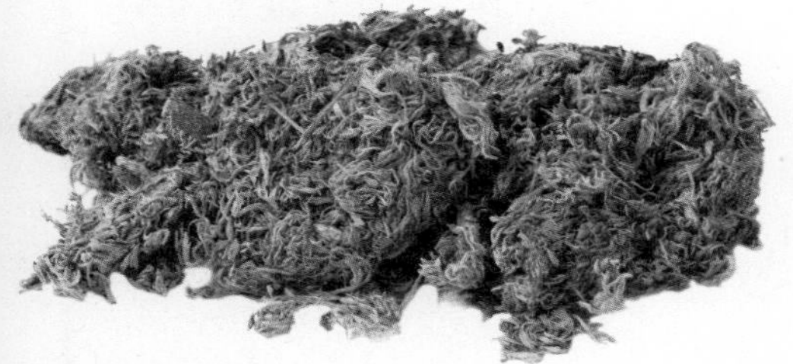

食疗功效

茵陈具有显著的利胆作用，可松弛胆管括约肌，加速胆汁排泄。在增加胆汁分泌同时，也增加胆中固体物胆酸、胆红素的排泄量，可保护肝细胞膜，防止肝细胞坏死，促进肝细胞再生及改善肝脏微循环，还可通过直接阻碍肿瘤细胞的增殖从而发挥抗肿瘤作用。

食用禁忌

非因湿热引起的发黄者忌服。

选购秘诀

以质嫩、绵软、灰绿色、香气浓者为佳。

金钱草茵陈茶

【原料】金钱草5克，茵陈5克

【制作】

1 砂锅中注入适量清水烧热。

2 倒入备好的金钱草、茵陈，搅匀。

3 盖上锅盖，用大火煮15分钟。

4 关火后盛出煮好的药汁，滤入杯中即可。

【小贴士】

水不要加太多，以免稀释了药性。

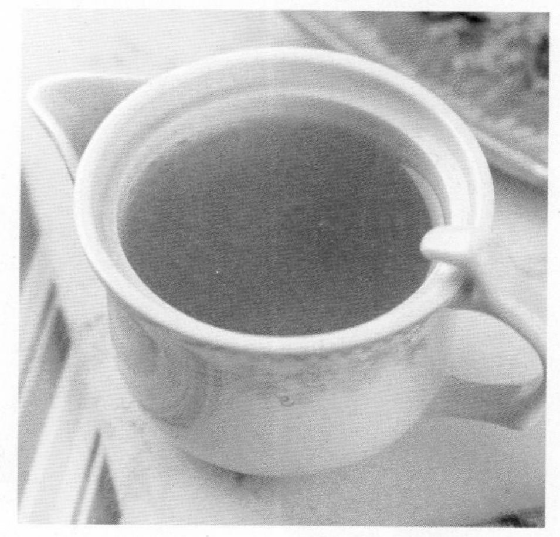

【食疗功效】金钱草具有清热解毒、利尿消肿、舒肝益气等功效，茵陈可舒肝利胆。此茶可增强肝功能。

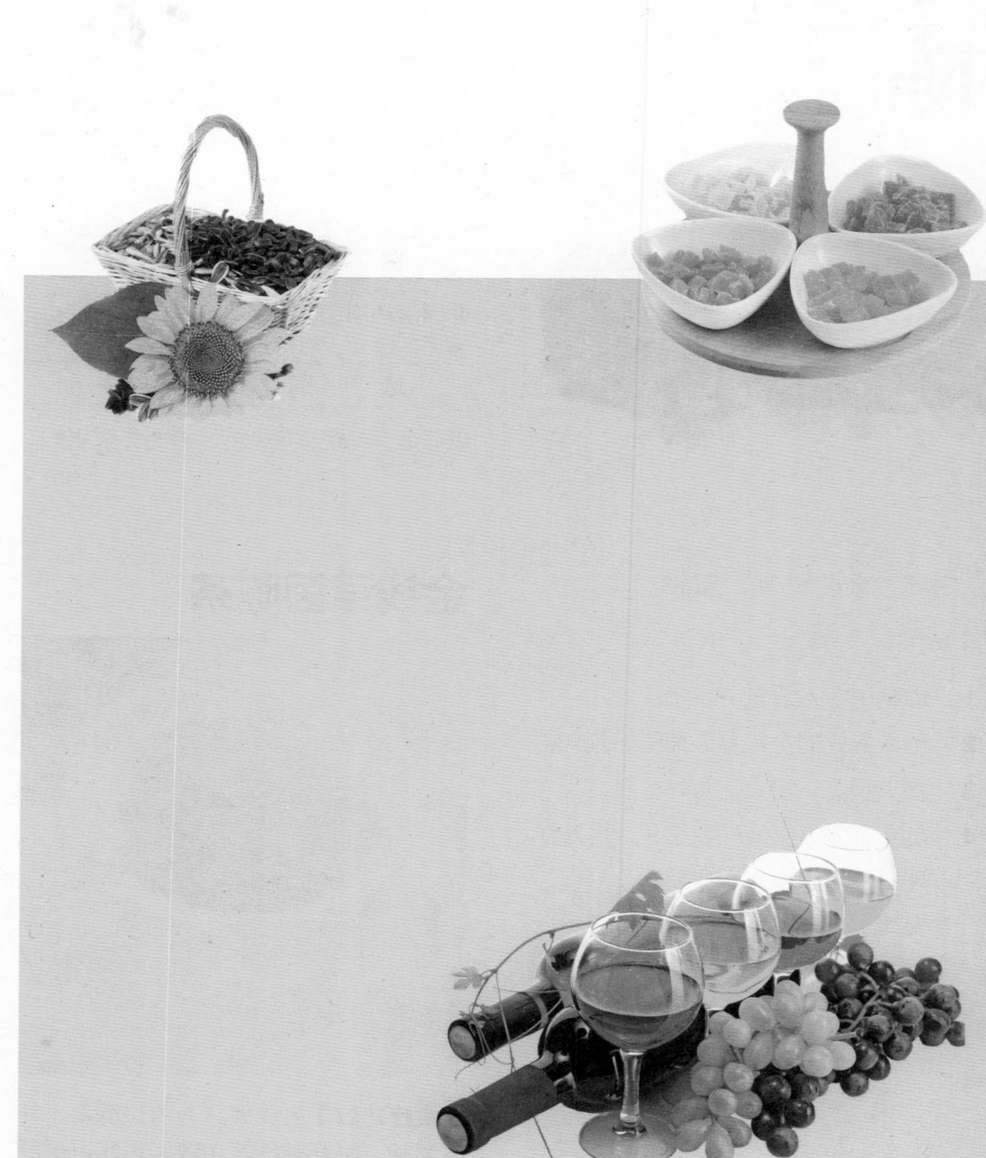

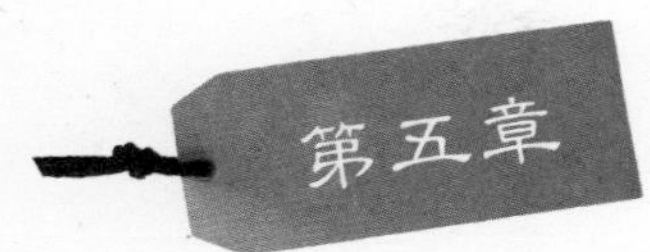

肝病患者应慎吃的42种食物

肝病随着病程的延长，有不同的表现症状，故而也有不同的治疗方法。得了肝病后除了需要接受一般的治疗外，在饮食上也要特别注意，以前喜欢吃的现在可能要少吃或禁止食用，要严格遵循肝病的饮食原则，不能吃的坚决不“松口”，能吃的、对身体有益的也要适当控制，毕竟消化能力不如往常。

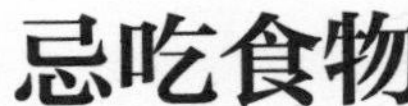

忌吃食物

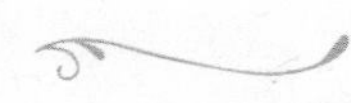

方便面

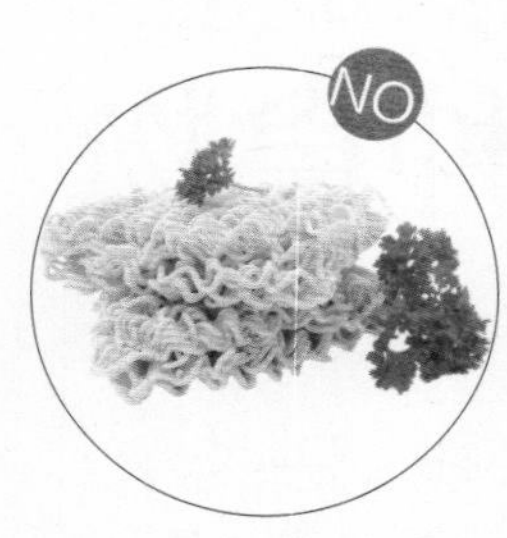

不宜吃的原因：

①方便面属于加工食品，加工食品中大都含有色素及防腐剂等成分，而这些都有一定的毒性。对肝病患者来说，其本身肝功能有不同程度的损伤，食用此类食物会使肝脏负担加重，对肝脏不利。

②方便面面饼大多是油炸食品，脂肪肝患者不宜食用。方便面面饼干枯、坚硬、不易消化，肝病晚期尤其是肝硬化患者不宜食用。

巧克力

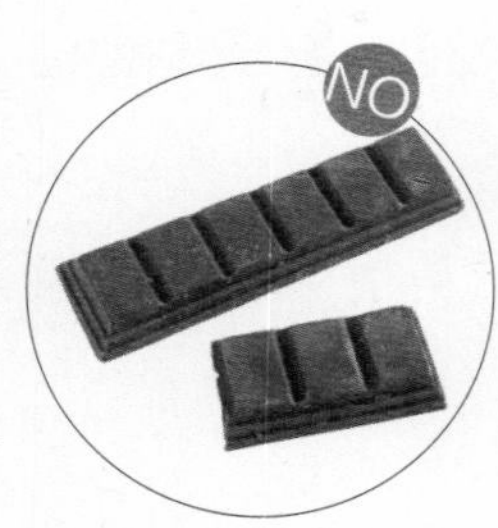

不宜吃的原因：

巧克力含糖量较高，不易多吃，吃得过多会使胃肠道的酶分泌发生障碍，影响食欲，而肝病患者尤其是肝病晚期的患者，消化功能低下，食用巧克力会使病情恶化；糖容易发酵，能加重胃肠胀气，并易转化为脂肪，加速肝脏对脂肪的贮存，促进脂肪肝的发生。

油炸黄豆

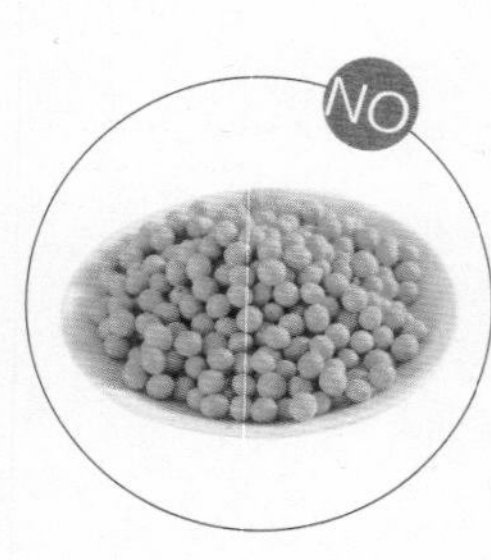

不宜吃的原因：

①肝病患者不宜食用油炸类食品。肝病患者多吃油腻煎炸等高脂肪食物，可引起消化功能减弱，易致吸收不良性脂肪泻。此外，过剩的脂肪沉积于肝脏，则形成脂肪肝，可致肝功能不良，迁延不愈。

②黄豆中蛋白质含量丰富，肝病患者虽然体质虚弱、营养不良，但是补充蛋白质也要分时期。对肝硬化的晚期患者而言，应该限制蛋白质的摄入量。

忌吃食物

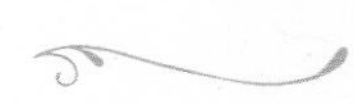

油炸花生

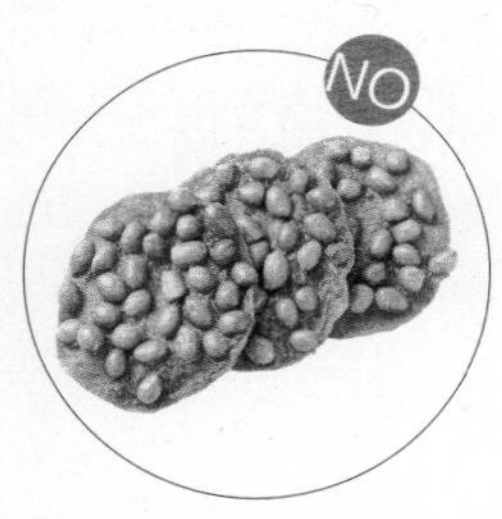

不宜吃的原因：

①肝病患者不宜食用油腻煎炸食物，尤其是脂肪肝患者。因为脂肪肝患者的肝功能低下，脂肪代谢紊乱，食用油腻食物，易导致脂肪颗粒在肝细胞内堆积，会使脂肪肝患者病情进一步恶化。

②花生属于坚果类，质地坚硬，过多食用不宜消化吸收，还可导致腹泻，而肝病患者不宜食用难消化的食物，特别是肝硬化患者。

葵花子

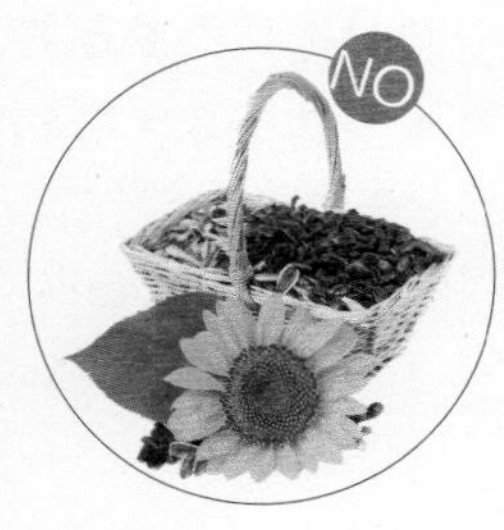

不宜吃的原因：

①葵花子中含有不饱和脂肪酸，多吃会消耗体内大量的胆碱，可使脂肪较轻易积聚于肝脏，影响肝细胞的功能。而肝病患者由于病情的长短，肝功能有不同程度的损伤，食用此类食物会加重病情，不宜食用。

②葵花子质地坚硬，对肝病晚期出现的肝硬化者来说，由于门静脉高压，食管静脉及胃底静脉等有不同程度的充血，食用坚硬的食物易导致血管破裂，导致大出血。

炸薯条

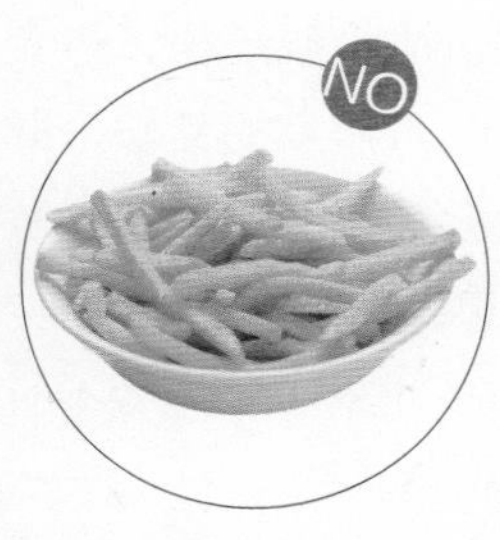

不宜吃的原因：

①炸薯条属于加工食品，特别是炸薯条的调味料，对肝病患者尤为不益。调味料中的添加剂都要经过肝脏代谢而排出，但是肝病患者的肝脏代谢排毒能力差，食用后会对肝细胞造成损害。

②炸薯条是油炸食品，对于肝病患者来说，特别是脂肪肝患者不宜食用，因为脂肪肝患者的脂肪代谢异常，食用后会加重病情。

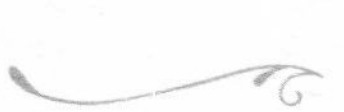

忌吃食物

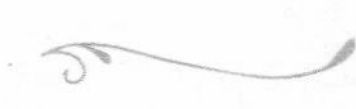

炸茄盒

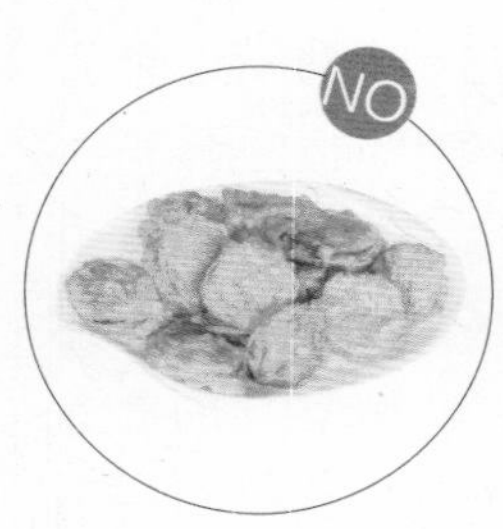

不宜吃的原因:

①茄子营养丰富，具有一定的降脂、降压功能，但是经过油炸后茄子中的营养会流失。

②茄盒是油炸食品，脂肪肝患者不宜食用，因为食用后只会进一步加重脂肪颗粒在肝脏的堆积，加重肝细胞的损伤，故不宜食用。

炸鸡块

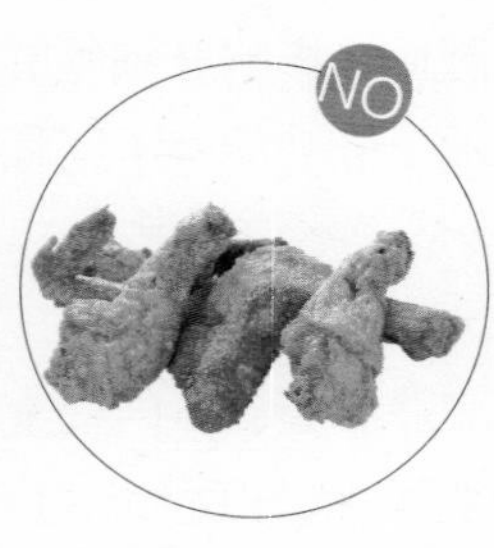

不宜吃的原因:

①炸鸡为了保证口味，常会选择棕榈油等饱和脂肪酸含量较高的油来烹炸，而饱和脂肪酸是造成心脑血管疾病的最主要原因，过多食用不利于身体健康。肝病患者不宜食用，脂肪肝患者尤为不宜食用。

②炸鸡是高蛋白、高脂肪的食物，如果长期摄入高蛋白、高脂肪的食物，人体代谢强度会加大，极易使肝脏负担加重。

松花蛋

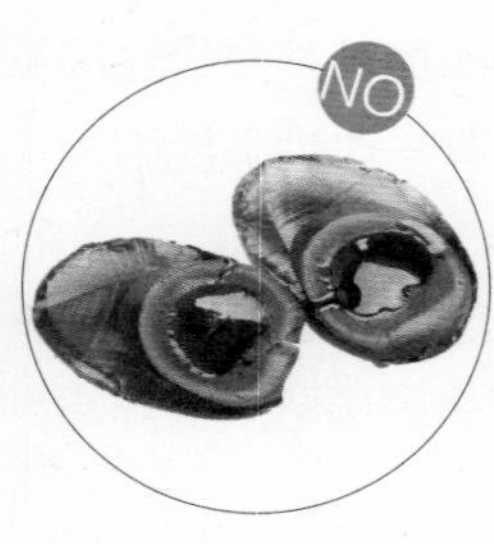

不宜吃的原因:

①松花蛋含有一定量的铅，铅在人体内能取代钙质，经常食用松花蛋会使钙质缺乏和造成骨质疏松，还会引起铅中毒。对肝病患者来说，随着病期的延长，肝功能有不同程度的损伤，食用后会加重肝脏代谢和解毒能力，使肝细胞负担加重，对患者不利。

②松花蛋的蛋黄中胆固醇含量较高，脂肪肝患者不宜食用，否则会加重肝脏负担，使病情恶化。

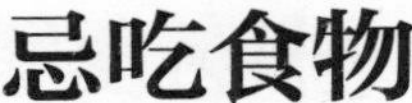

忌吃食物

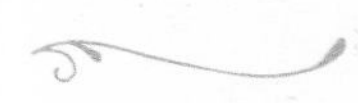

黄油

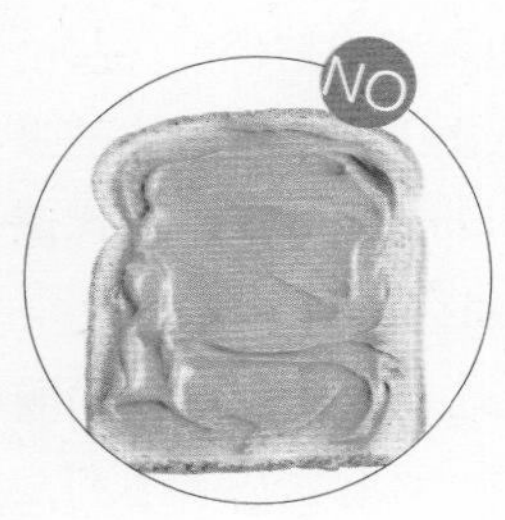

不宜吃的原因:

①黄油油脂中的饱和脂肪酸含量达60%以上，还有30%左右的单不饱和脂肪酸。其饱和脂肪酸含量较高，饱和脂肪酸易使血胆固醇含量升高，会加重肝脏负担，而肝病患者本身肝脏代谢能力差，脂肪代谢紊乱。

②黄油属于动物性油脂，脂肪含量极高，而脂肪摄入后会影响胆汁的分泌，而肝病患者常伴有胆囊炎，会影响胆汁的排泄，食用后易造成消化不良。

葡萄酒

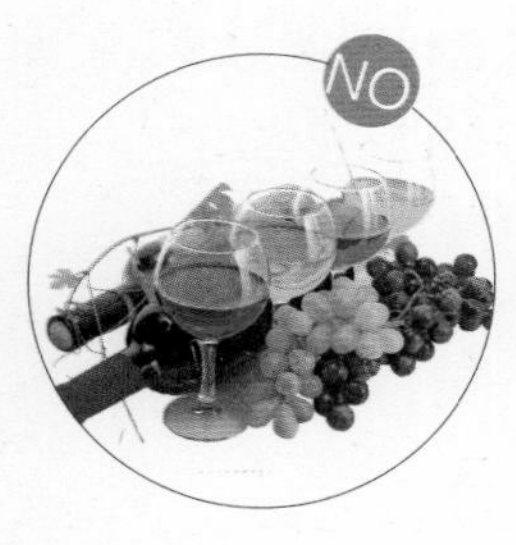

不宜喝的原因:

①葡萄酒可阻碍机体对营养元素的摄取，而肝病患者特别是晚期的人群，消化功能较低，食欲不佳，机体内蛋白质大量被消耗需要补充蛋白质和矿物质元素，饮用葡萄酒显然无益。

②酒精在肝脏代谢过程中还会产生一种对肝细胞有毒性作用的乙醛，会造成肝细胞变性、坏死，肝硬化及脂肪肝患者不宜饮用。

啤酒

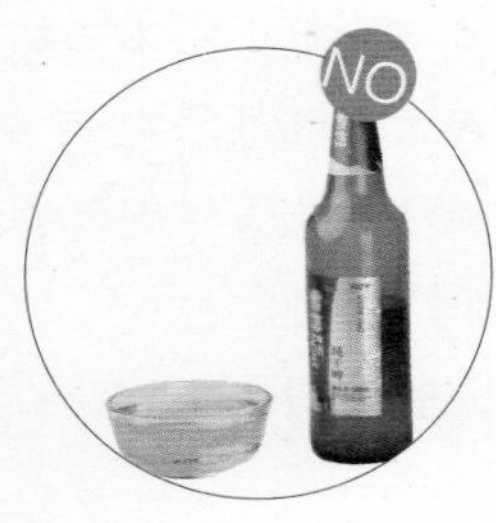

不宜喝的原因:

①啤酒属于酒精类饮品，酒精主要经过肝脏代谢及解毒，肝病患者肝脏解毒能力较弱，饮用后酒精不仅会直接造成肝细胞损伤，而且还加大肝脏负担。

②脂肪肝患者尤为不宜饮用，因为脂肪肝患者的肝脏内所含的乙醛脱氢酶相对减少，从而易导致酒精在肝脏代谢、解毒过程中产生的乙醛不但不能被完全分解，而且还可直接进入肝脏内损害肝细胞。

忌吃食物

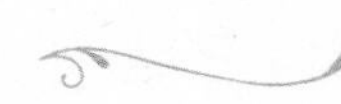

奶油

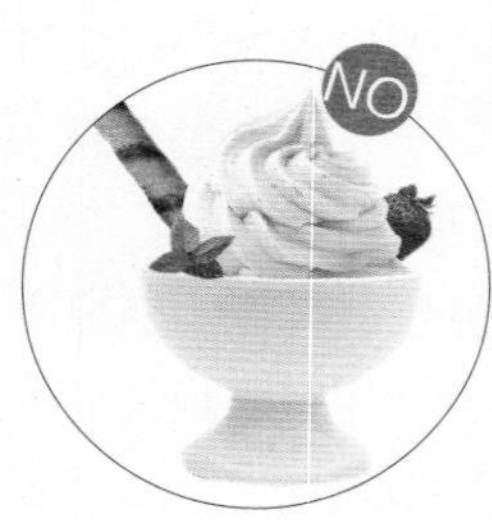

不宜吃的原因：

①奶油多为植物奶油，含有较高的胆固醇和高热量，还含有大量的反式脂肪酸，会增加血液的黏稠度。另外，过多的脂肪和胆固醇的摄入要经过肝脏代谢才能被吸收利用，对肝病患者而言，肝脏功能低下，脂肪代谢紊乱，食用此类食物会加大对肝细胞的损伤。

②奶油属于甜味食品，甜品吃得过多会使胃肠道的酶分泌发生障碍，影响食欲，易胀气，对肝病患者不利。

白酒

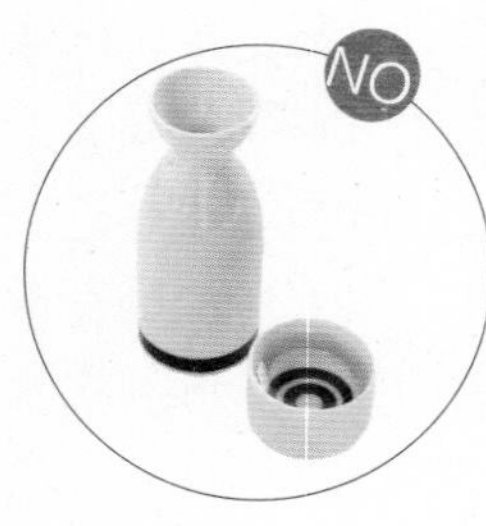

不宜喝的原因：

①酒精进入人体后大部分很快在胃肠内被吸收，90%以上在肝脏进行代谢，而肝病患者代谢能力差，长期饮酒则可引起脂肪肝、酒精性肝炎和肝硬化。

②长期饮酒还会影响食欲，引发黄疸。

醪糟

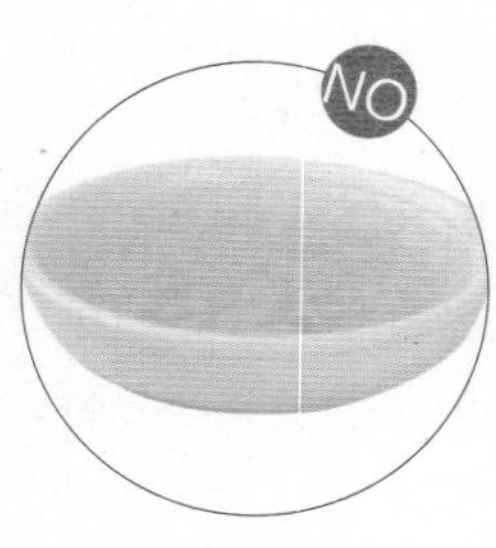

不宜吃的原因：

①醪糟属于酒酿，含有一定量的酒精，肝病患者是绝对的禁止食用含有酒精成分的食物或饮品。因为酒精主要经过肝脏代谢和解毒，而患者本身肝功能较弱，饮用后会加重肝脏负担，此外，酒精进入人体后可抑制肝细胞的再生与修复功能，不利于患者康复。

②醪糟含有糯米，而糯米是黏滞性食物，食用后易饱腹，不宜消化吸收，对肝病患者不利。

忌吃食物

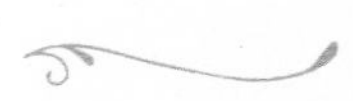

大麦

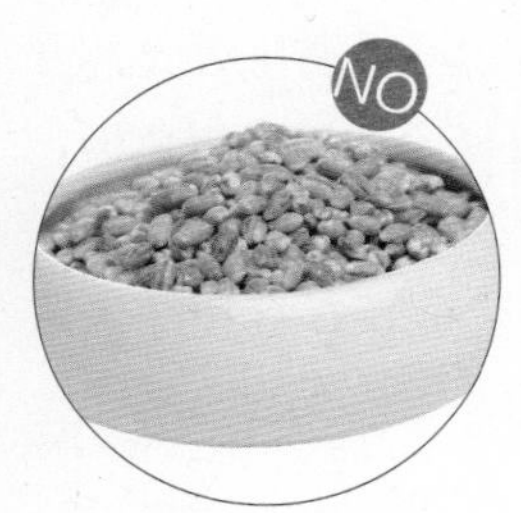

不宜吃的原因:

大麦是粗粮的一类，其纤维成分较高，过多食用后易给肠胃带来不适或腹胀感。而肝病患者不宜食用高纤维食物，否则会加重消化脏器负担，肝硬化患者食用后易引起消化道大出血，故不宜食用。

荞麦

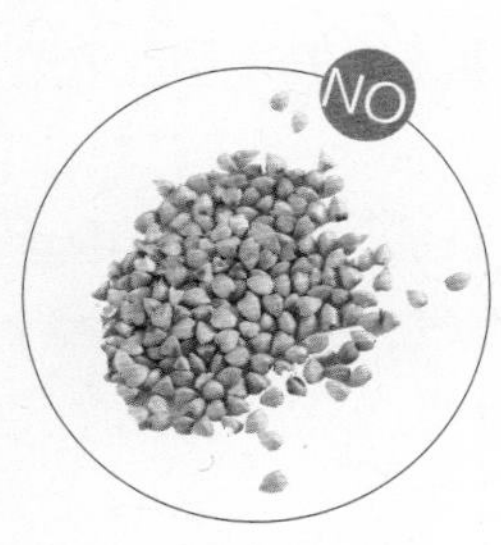

不宜吃的原因:

①荞麦的粗纤维成分较高，过多食用不易消化吸收。肝病患者不宜食用含纤维成分较高的食物，因为会加重肠胃负担，也会间接引起肝脏负担加重。

②荞麦是寒凉之品，而肝病者本身正气不足，脾胃虚弱，食用此类食物会加重脾虚。

黄米

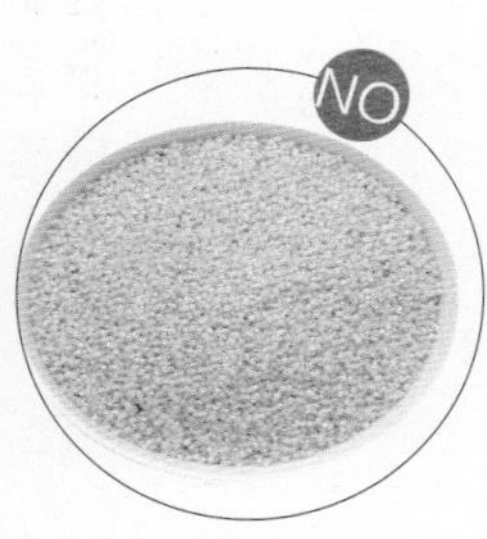

不宜吃的原因:

①黄米具有一定的燥性，故燥热者不宜多食。对肝病患者来说，多数患者有肝胆湿热的症状，过多食用黄米会加重湿热，故不宜食用。

②黄米中膳食纤维含量较高，过多食用不宜消化，而肝病者尤其是肝硬化者，食用后易导致消化道大出血。

忌吃食物

糯米

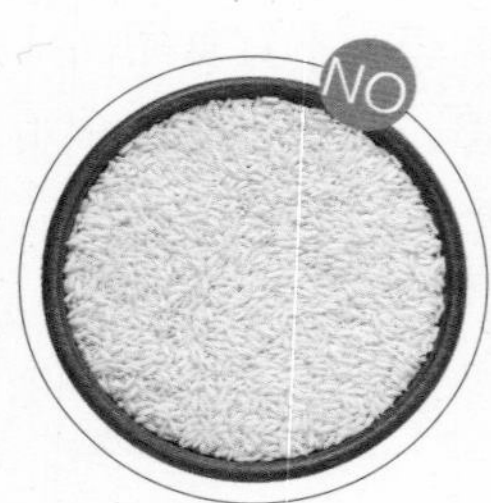

不宜吃的原因:

①糯米不宜多食，由于糯米性黏滞，过多食用后不宜消化。对肝病患者来说，不宜食用不易消化吸收的食物,肝病患者出现肝硬化后食用糯米会加重肠胃负担，引发胃肠道大出血。

②糯米性温，而肝病患者常有湿热症状，食用糯米后会加重其湿热现象，故不宜食用。

高粱

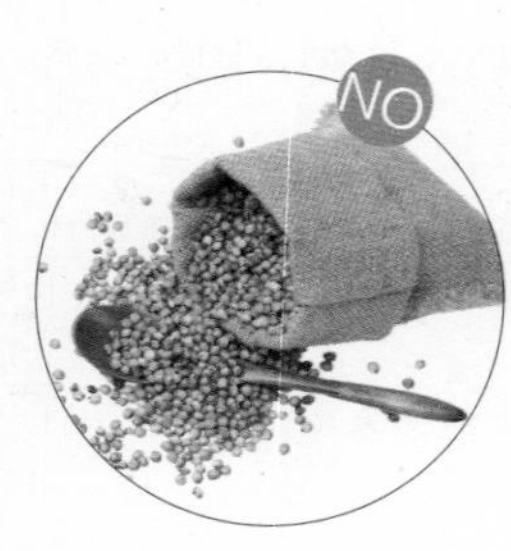

不宜吃的原因:

①高粱性温，长期过多食用易积温成热、生燥，而肝病者本身多有肝胆湿热的症状，食用高粱米易加重湿热，对其不利。

②高粱中糖类的含量较高，资料显示，每 100 克中含糖类 75.5 克，过多食用后易出现胀气、腹胀等不适感，肝病患者，尤其是肝硬化者不宜食用。

话梅

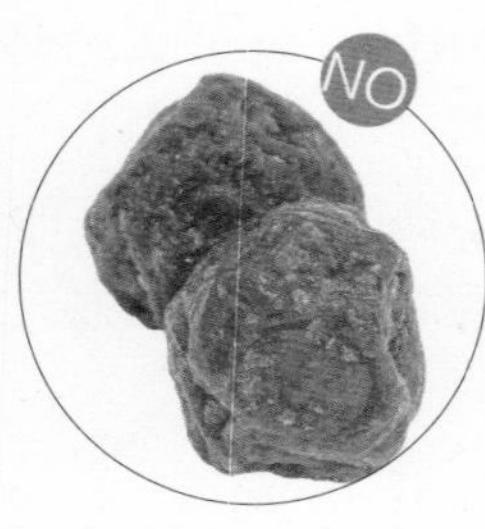

不宜吃的原因:

①话梅在加工过程中，水果所含的维生素 C 基本被破坏，加工中所用的白砂糖纯度高达 99.9% 以上，除了大量热能之外，几乎没有其他营养。而且过多的糖还会转化成脂肪，脂肪肝患者不宜食用。

②话梅在加工过程中添加了色素及甜味剂等添加剂，肝病患者肝脏代谢能力较弱,食用后会加重肝脏负担。

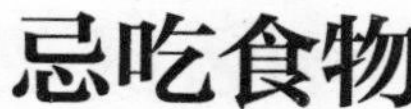

忌吃食物

糖果

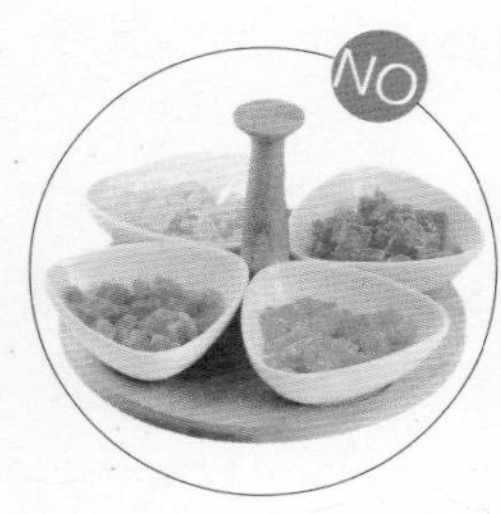

不宜吃的原因：

①糖果含糖量较高。吃得过多会使胃肠道的酶分泌发生障碍，影响食欲，而肝病患者肝脏代谢能力差，消化能力较弱，过多食用易加重病情。此外，糖容易发酵，能加重胃肠胀气，并易转化为脂肪，加速肝脏对脂肪的贮存，促进脂肪肝的发生，故脂肪肝患者不宜食用。

②糖果含有添加剂，由于肝病患者的肝脏解毒能力差，食用后会加重肝脏负担。

腌菜

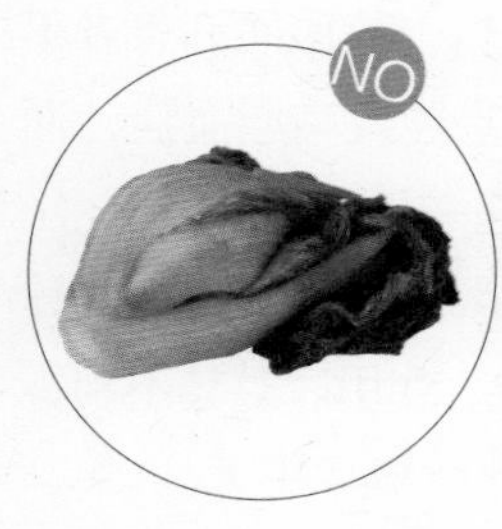

不宜吃的原因：

①腌菜中盐分含量较高，而过多盐分的摄入会影响水、钠代谢，从而导致水肿，对肝病患者而言，尤其是肝病晚期出现肝腹水的患者，食用后不利水液代谢。

②腌菜的营养较为单一，肝病患者由于体质虚弱、营养缺乏，需要适宜的补充优质蛋白质和微量元素，食用此类食物显然无益。而且蔬菜在短期腌制下还会产生亚硝酸，食用后易中毒，故不宜食用。

芸豆

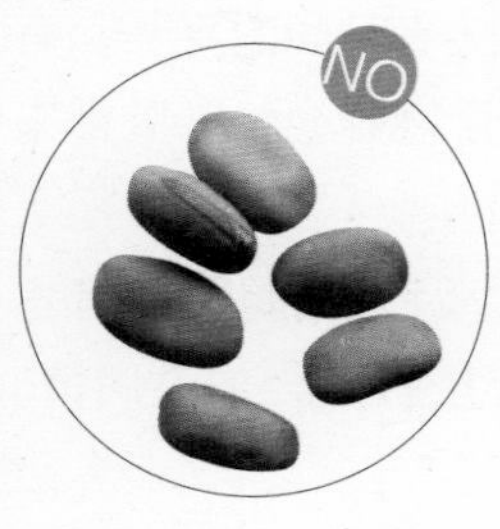

不宜吃的原因：

芸豆中含有毒蛋白，如皂素、植物红细凝集素的抗胰蛋白酶因子等，必须在高温下才能被破坏，所以食用芸豆必须煮熟煮透，消除其毒性。如生吃或炒不透吃，可引起中毒。对肝病患者而言，肝脏代谢能力降低，食用没炒熟的芸豆显然对肝脏有损害。对肝硬化患者来说，由于门静脉高压，伴有不同程度的静脉曲张，食用此类食物对其不利。

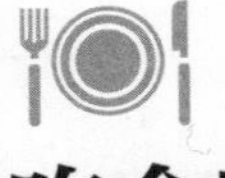

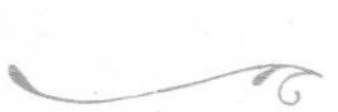

忌吃食物

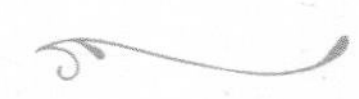

肥猪肉

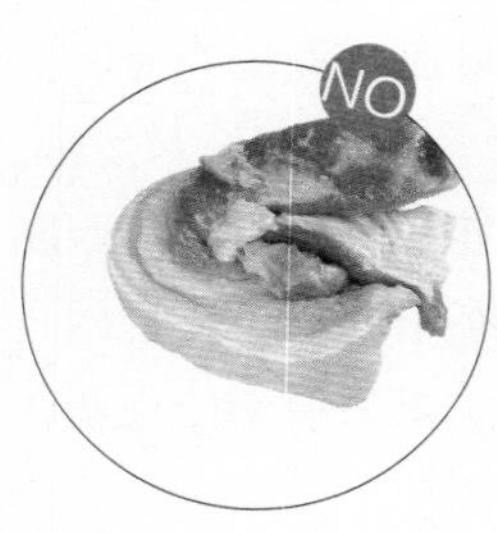

不宜吃的原因:

①长期大量进食肥猪肉，将导致脂肪摄入过多，使人体蓄积过多脂肪。肝病患者常有恶心、呕吐、厌油腻感，要禁止食用肥甘厚腻之物。

②肥猪肉中油脂的含量多为饱和脂肪酸，长期食用不仅会导致消化不良，还会导致与体内的胆固醇结合堆积于血管壁，导致管腔变窄，容易造成心血管疾病，对肝病患者不利。

猪脑

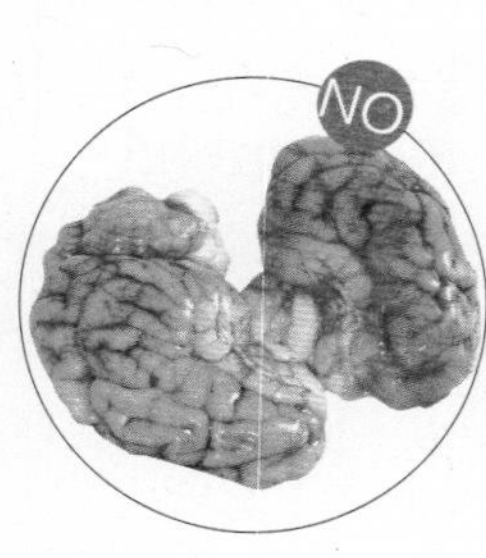

不宜吃的原因:

①猪脑中胆固醇含量特别高，有资料显示，每 100 克的猪脑髓中胆固醇含量为 3100 毫克，故脂肪肝患者不宜食用。因为胆固醇过多摄入容易导致高脂血症，而高血脂是导致脂肪肝的主要原因之一。

②猪脑容易感染寄生虫或细菌等微生物，肝病患者体质较虚弱、怠倦无力、抵抗力较差，食用后对其不利，特别是食用没有煮熟透的猪脑，患病概率更大。

猪大肠

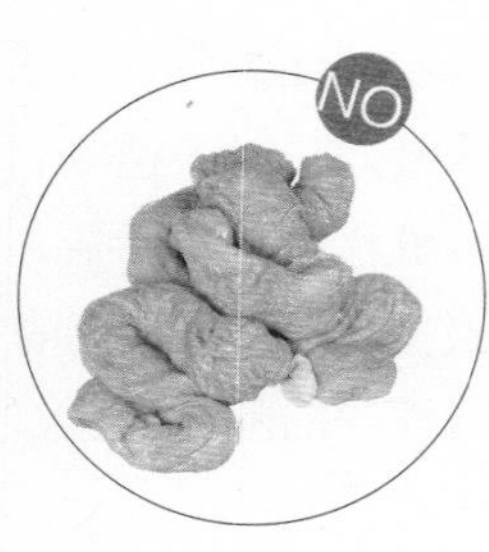

不宜吃的原因:

①猪大肠含有较高的脂肪，而脂肪的代谢要经过肝脏才能得以利用。肝病患者的肝脏随着时间的延长，有不同程度的损伤，食用高脂肪的食物疑会给肝脏带来负担，故不宜食用。

②脂肪肝患者不宜食用猪大肠，因为脂肪肝患者本身肝细胞中有脂肪颗粒聚集，食用后只会加重病情。

忌吃食物

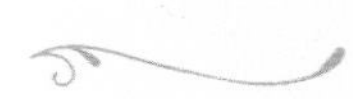

猪血

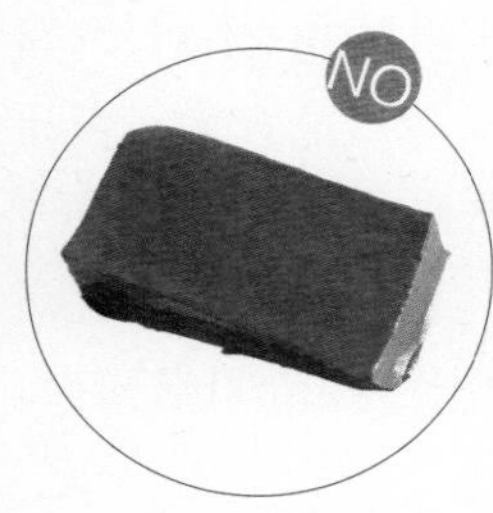

不宜吃的原因：

①猪血中铁元素较高，过量食用，会造成铁中毒，因为血液中的二价铁被氧化为三价铁，同时因生物触媒向相反方向转化。在机体内，当铁量超过触媒转化后，多余的铁质以氢氧化铁的胶体形式积蓄于肝脏，这就不利于血在肝细胞中的移动，从而对肝脏不利。

②猪血中含有一定量的胆固醇，肝病患者不宜过多食用胆固醇高的食物，特别是脂肪肝患者要禁止食用。

鸭血

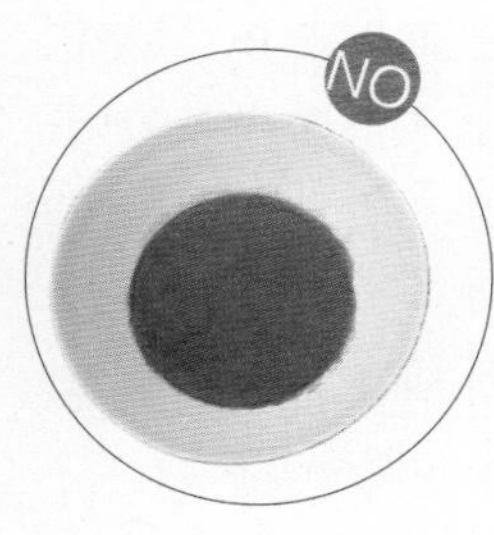

不宜吃的原因：

①鸭血和猪血一样，含有较高的胆固醇，而胆固醇过高，容易造成高脂血症，故高胆固醇血症、肝病和高血压患者应少食。

②过量的铁与各种有机分子结合，可抑制免疫细胞抵抗癌细胞的能力。血清铁蛋白过多会导致病毒的复制，引发持续感染。此外，肝病患者存在铁排泄障碍，体内蓄积过多的铁会加重病情。

香肠

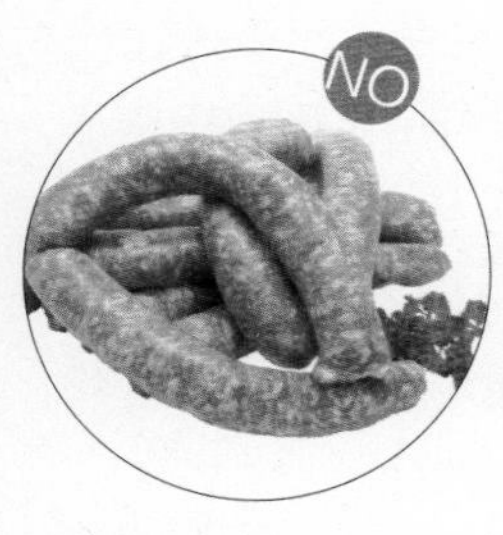

不宜吃的原因：

①香肠中蛋白质和脂肪含量高，而肝病患者不宜高蛋白饮食，故不宜食用。

②香肠含有大量亚硝酸盐，而一次大量摄入亚硝酸盐，可使人体缺氧，出现中毒症状。另外，防腐剂的摄入要经过肝脏的解毒功能才能得以排出体外，对肝脏损害极大。

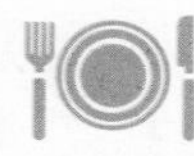

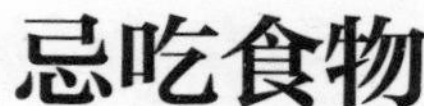

忌吃食物

火腿

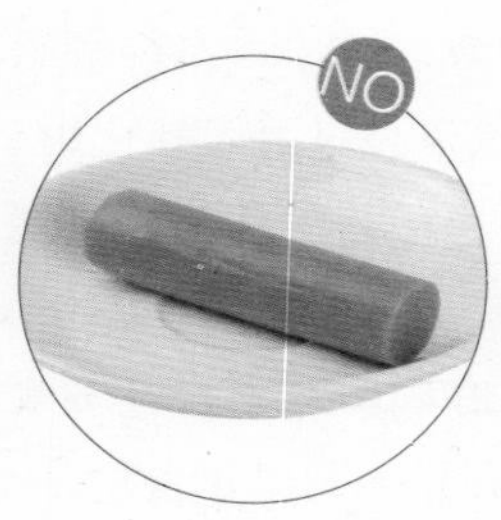

不宜吃的原因：

①火腿在制作过程中大量使用盐，长期摄入过多盐分会导致高血压和水肿，一般来说，肝病患者随着时间的延长会出现门静脉高压，若摄入过咸的食物，极易使消化道充血破裂，造成严重后果。

②火腿营养丰富，蛋白质含量高，而肝病患者不宜高蛋白饮食，应该适当地摄取营养，否则会加重肝脏负担，损害肝细胞。

腊肉

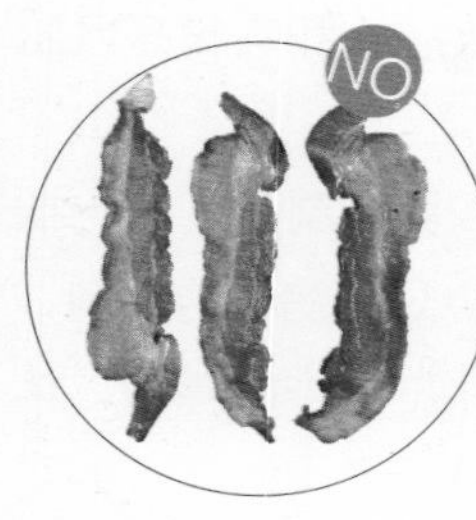

不宜吃的原因：

①腊肉是腌制品，在制作过程中，肉中很多维生素和微量元素大量流失，如维生素 B_1、维生素 B_2、烟酸、维生素 C 等。对肝病患者来说，由于肝脏代谢障碍，所以需要补充优质的蛋白质和微量元素，食用此类食物有害无益。

②腊肉的盐分含量较高，对肝病患者来说，食用过咸的食物易影响水、钠代谢，不利于水肿的消除。

鸡皮

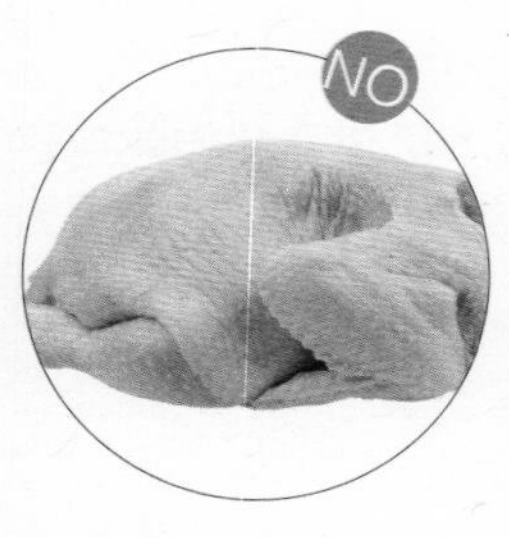

不宜吃的原因：

①鸡皮，特别是鸡脖子上的皮，含有较多的淋巴组织，食用后可能会致病。对肝病患者来说，由于代谢能力差，体质较弱，抵抗力较差，食用后患病概率会增加，而且症状要比一般人严重。

②鸡皮的油脂含量较为丰富，而且在食用鸡皮时常油炸食用，而肝病患者不宜食用油炸和高脂肪的食物，特别是脂肪肝患者，食用后会加重病情。

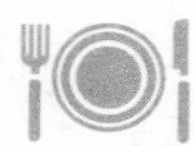

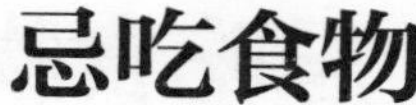

忌吃食物

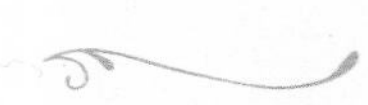

蟹黄

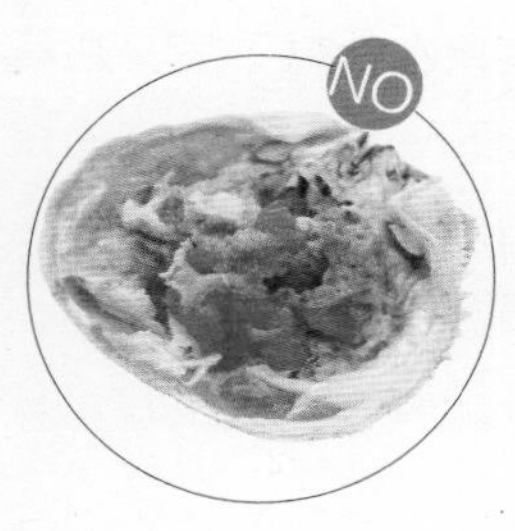

不宜吃的原因：

①蟹黄中胆固醇和脂肪含量极高，故高血脂、肝病、高胆固醇、高血压等患者不宜食用。因为肝病患者肝脏代谢能力差，食用高胆固醇食物后胆固醇不能及时排出，容易损害正常的肝细胞。

②肝炎病人往往胃黏膜水肿、胆汁分泌失常、消化功能减退，而蟹肉含有丰富的蛋白质，食用后不易消化吸收，往往易造成消化不良和腹胀、呕吐等症状。

鱼子

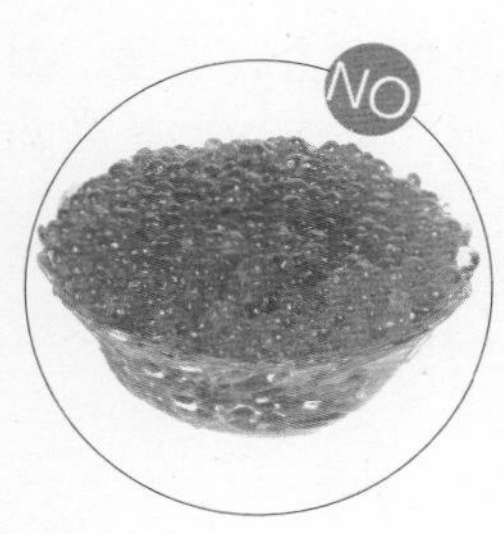

不宜吃的原因：

①肝病患者不宜食用动物性油脂，鱼子中含有较高的脂肪和胆固醇，肝病患者食用鱼子后，由于其肝脏代谢能力差，容易使之堆积于肝脏，从而影响正常肝细胞的功能，故肝病患者，尤其是脂肪肝患者不宜食用。

②鱼子虽小，但是难煮熟透，食用后不利于消化吸收，而肝病患者不宜食用难消化的食物，因为会加重各类脏器的负担，会损害肝脏，故不宜食用。

咸鱼干

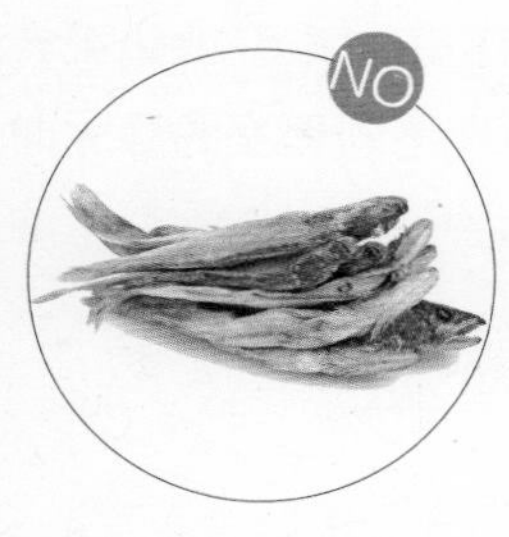

不宜吃的原因：

①咸鱼干属于腌制品，盐分含量较高，而肝病患者不宜食用过咸的食物，因为盐分的摄入影响水、钠代谢，不利于肝病患者出现的水肿，故不宜食用。

②肝病患者应该多以新鲜食物为主，因为肝病患者代谢功能较差，营养得不到供给，所以需要补充优质蛋白质和矿物质元素，而风干食品营养不全面，营养单一。

忌吃食物

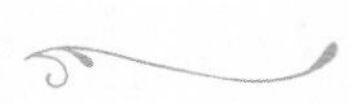

鲜黄花菜

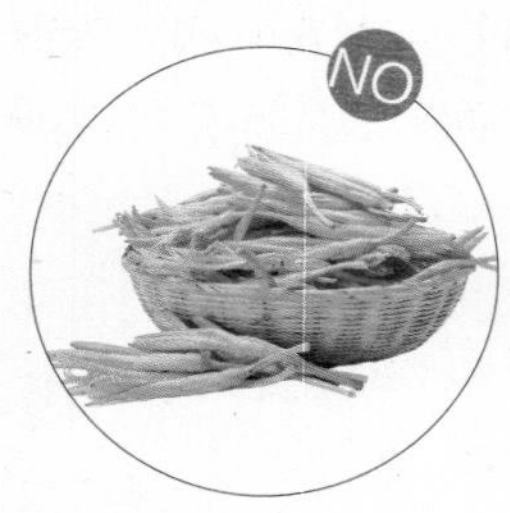

不宜吃的原因:

鲜黄菜花中含有秋水仙碱，它本身虽无毒，但经过胃肠道的吸收，在体内氧化为“二秋水仙碱”后，则具有较大的毒性。成年人如果一次食入 0.1~0.2 毫克的秋水仙碱，就会发生急性中毒，如出现咽干、口渴、恶心、呕吐、腹痛、腹泻等症状，严重者还会出现血便、血尿或尿闭等。而肝病患者，肝脏解毒功能不强，食用后损伤肝脏。

魔芋

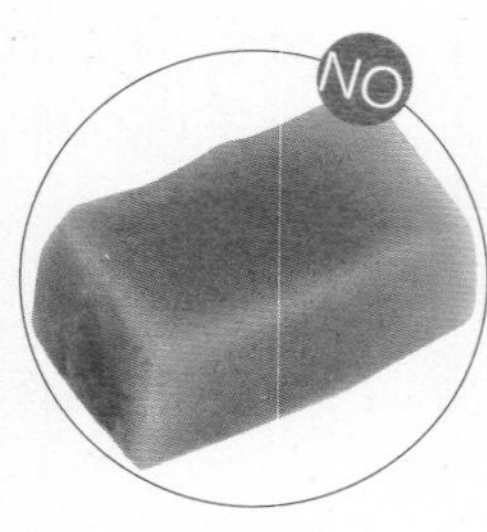

不宜吃的原因:

①生魔芋有毒，所以食用魔芋应煮熟煮透，一般来说煎煮 3 小时，才能去除其毒性，肝病患者应少食，因为肝病患者肝脏解毒功能大大降低，若食用没煮熟的魔芋就会造成肝细胞损害。

②魔芋辛燥，肝病者不宜食用，因为食用后不利于肝病患者出现的湿热症状。

锅巴

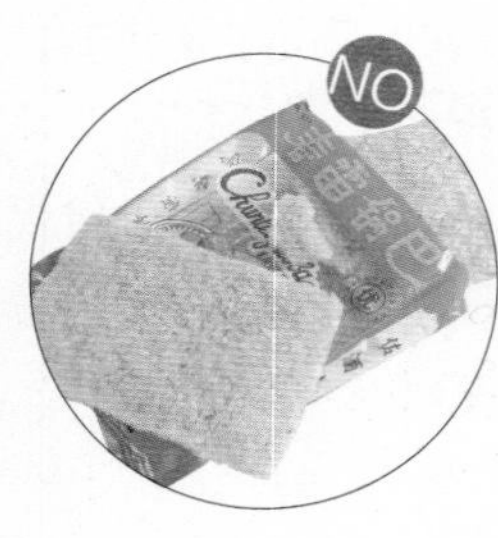

不宜吃的原因:

锅巴是干枯坚硬的食物，肝病患者不宜多食，对肝病晚期出现的肝硬化患者来说，尤为不宜。肝硬化患者由于门静脉高压，导致消化道出现不同程度的静脉曲张，食用此类坚硬食物易导致血管破裂出血，严重的会危及生命，故不宜食用。

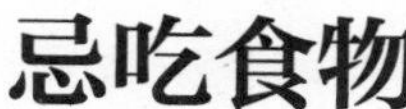

忌吃食物

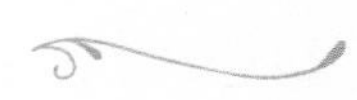

腐竹

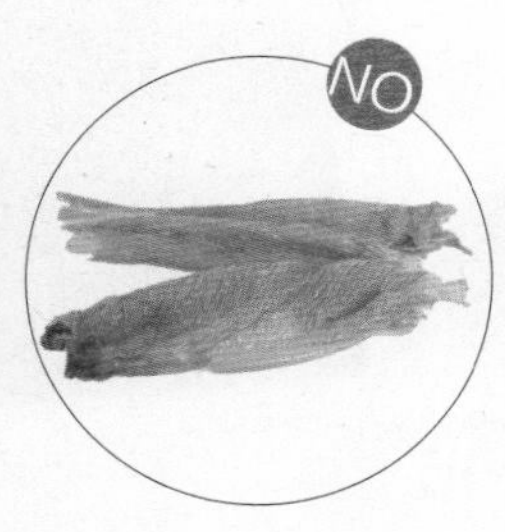

不宜吃的原因:

①肝病患者往往伴有胆囊炎，特别是肝硬化患者绝大多数都有胆囊壁继发性改变，而腐竹属于豆制品，有碍胆汁的排泄，所以过量食用这类食品会出现胁痛、腹胀、嗳气或加重症状，故应尽量少吃或不吃。

②腐竹是高蛋白食物，而肝病患者不宜高蛋白饮食，应当补以优质蛋白和适量食用，因为过多的食用会加重肝脏负担，对其不利。

豆腐乳

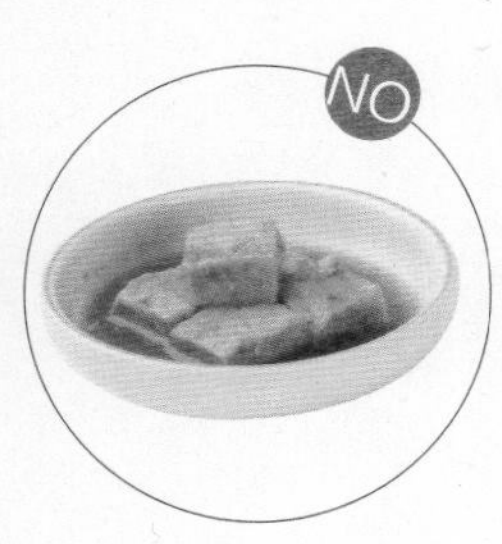

不宜吃的原因:

①豆腐乳属于发酵的豆腐制品，其含有霉菌，长期过多食用，对身体健康不利。对肝病患者来说，由于肝脏的解毒能力有所降低,特别是肝病后期,免疫力较差，食用此类食物会加大肝脏的损害，故不宜食用。

②豆腐乳在其加工过程中，为了保存和使其保质期延长，多数会添加防腐剂等成分，长期食用对健康威胁较大。而肝病患者不宜食用加工食品,否则会加重病情。

臭豆腐

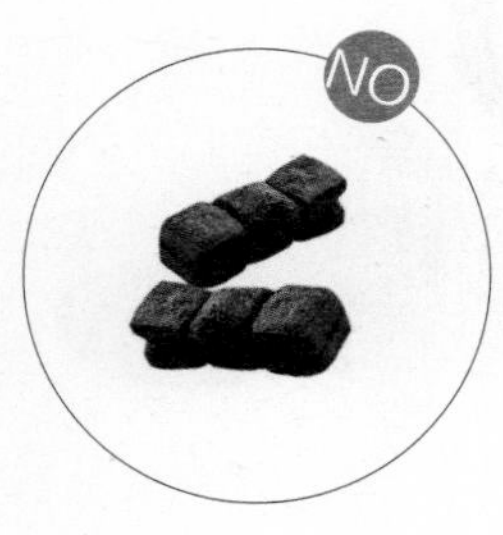

不宜吃的原因:

①臭豆腐在发酵过程中极易被微生物污染，还含有大量挥发性盐基以及硫化氢等，对人体有害。由于肝病患者的代谢能力差，食用此类食物易导致毒素在体内堆积，会加大对肝细胞的损伤。

②炸臭豆腐属于油炸食品，油腻食物会影响胆汁的分泌，肝病患者常伴有胆囊炎症状，食用后胆汁排泄不畅就易导致消化不良，故不宜食用。

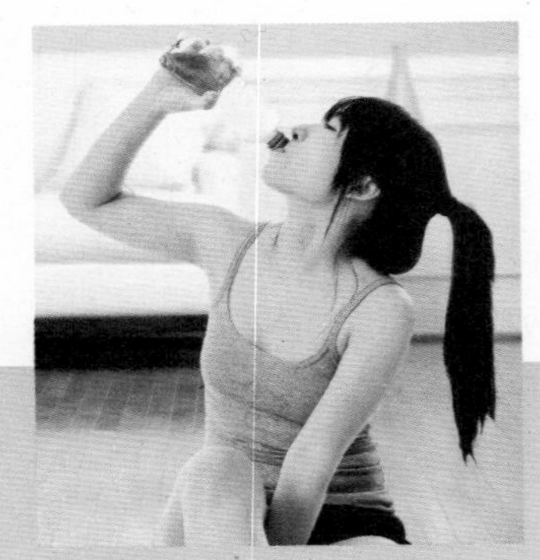

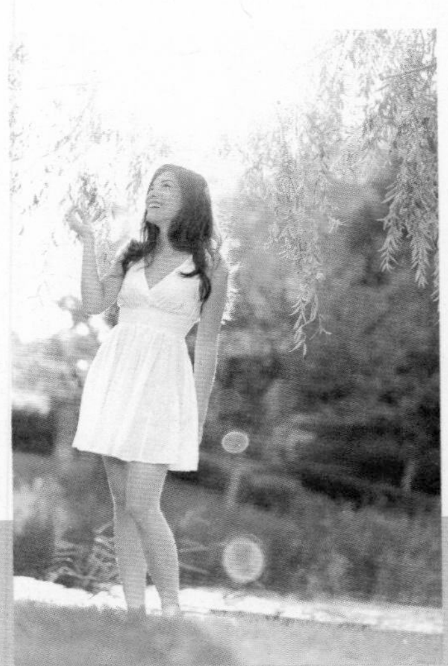

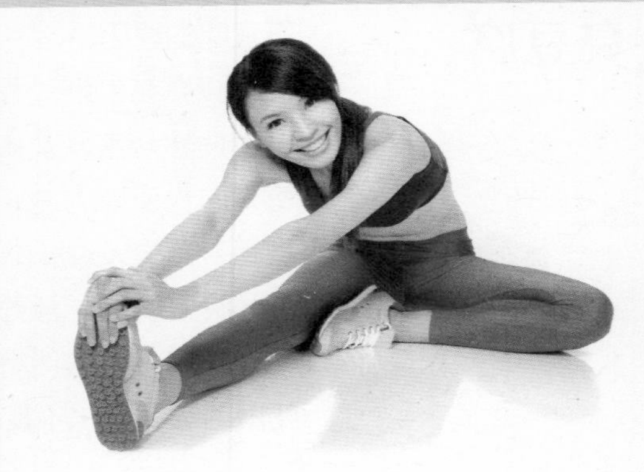

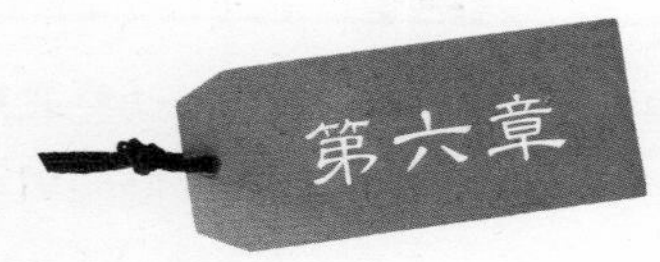

合理运动保护肝脏

本章介绍了一些简单的运动养肝方法，没有时间做太多运动的读者，便可以从日常的一些“小动作”入手。用运动保养肝脏，从现在开始！

通过运动保护肝脏

生命在于运动，要想维持健康的体魄，尤其是肝脏的良好状态，运动是非常有效的手段。肝病患者可选择一些“慢”运动，如散步、慢跑、打太极、练瑜伽等来进行锻炼。

踢腿运动

不要以为只有跑跑跳跳才算是运动，简单地踢踢腿、伸伸胳膊也是不错的锻炼。尤其是中老年肝病患者，无法进行剧烈的体育锻炼，而散步走路又太单调，这个时候，可以踢踢腿，既能使肌肉得到充分的放松，又能改变一下运动方式，调动患者的运动积极性。

肝病患者双脚自然站立，缓缓屈膝抬起左脚，将身体重心全部放在右脚上。然后由缓到急，慢慢将左腿由后向前甩出去。在进行此动作时，也可以借助墙或树干，一只脚站立，另一只脚前后反复，5~10次后换腿。

需要注意的是，进行上面这些运动的时候要适量喝水，以白开水为佳，以补充身体对水分的需求。

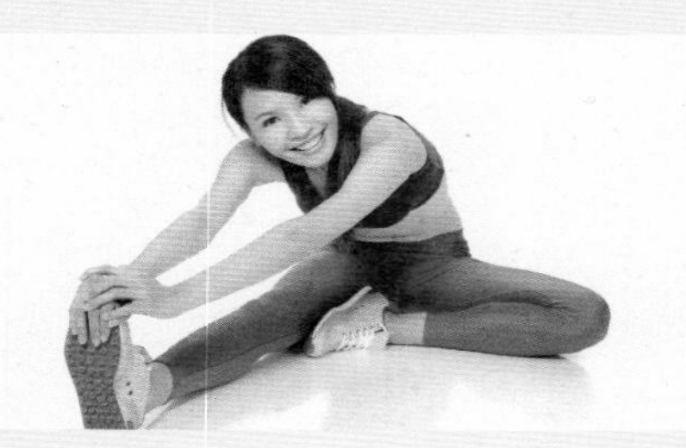

健体头部操

肝病患者做强肝健体头部操的时候，首先要将双脚自然分开，抬头挺胸将脖子拉直，双手叉在腰上，右脚向前迈出一小步。接着，双手按在腰部用力向下按，同时头扭向一边，感觉到脖子上的筋已经拉直，头再也扭不动时即可。扭头的时候力度不能太大，以免造成脖子扭伤。然后慢慢将头扭回原位，休息片刻后，头向另一边扭去，动作要领一样。

扭完头之后，再接着做偏头动作。肝病患者全身放松，自然站立，头先从左到右微微转几圈，待活动开之后，再慢慢朝左肩偏头，最好能将耳朵贴在肩部。如果做不到，也不要心急，需要慢慢练习。一般来说，做操的时间越长，脖颈间的柔韧性也就越好，动作也就会做得越到位。需要注意的是，切不可强行偏头，以免扭伤脖筋。向左偏头之后，稍停一会儿，再慢慢向右偏头，如此反复左右各做10~20次即可。

走路有技巧

想要护肝、疗肝，可选择“趾抓地走路法”和“脚跟行走法”来交替锻炼。

趾抓地走路法：肝病患者双脚自然站立，与肩同宽，双臂向前上举，与肩同高即可。脚跟慢慢抬起，直至身体重心全部集中在脚趾上，用脚趾做使劲抓地动作，身体逐渐平衡后，脚跟再慢慢放下。以如此重复10～20次为宜。

脚跟行走法：肝病患者双脚自然站立，与肩同宽，双臂抬起放于身体两侧。脚尖抬起，将身体重心完全集中在脚跟上，开始行走，走路过程中要完全用脚跟。刚开始坚持3～5分钟即可，之后可增加到10～20分钟。

起床前做做“护肝功”

肝病患者起床前可做“护肝功”。首先平躺在床上，双脚打开，双手放于身体两侧，然后双膝弯曲，双脚向上抬起，双手抱膝于胸前，双腿、双手同时施力，将身体蜷成一团。然后俯趴在床上，双脚自然伸直，双手上举使身体摆成“一”字形。然后吸气，腿向上抬起，双手及头也向上用力抬起，呼气时慢慢还原。肝病患者身体平躺在床上，双脚伸直，双手微开放于身体两侧，先屈左膝，将左小腿压于左大腿下方，脚背伸直，压在臀部下方。屈右膝，将右小腿压于右大腿下方，脚背伸直，也压在臀部下方。双臂向上向前用力伸展，上半身随着手臂的动作向上抬起，压迫小腿及脚部。

扭腰抡臂，做做健身操

肝病患者双脚自然站立，双脚距离约与肩同宽，膝盖微微弯曲，身体做下蹲动作。在下蹲的同时，上半身各处关节应保持放松状态，待肝病患者感觉无法继续下蹲时，缓缓扭动腰部。在扭腰时，肩部配合扭腰的动作也缓缓晃动，并保持上半身各处关节依旧处于放松状态。上半身放松的同时，下半身应承受身体的全部重量，重心下移，呼吸均匀且宜缓慢，不宜忽快忽慢。将精神全部集中在腹部，肝病患者在练习5~10分钟的扭腰运动后，稍微休息片刻后，双脚自然站立，距离略比肩宽，再缓缓做下蹲动作。无法再下蹲时，将全身各处关节放松，两臂伸展于身体两侧，先同时由前向后抡臂10次左右，再同时由后向前抡臂10次左右，感觉上半身的肌肉在双臂的带动下全部运动过即可。

闲时打太极，保健又强身

太极拳把我国传统的拳术、导引术和吐纳术三者结合起来，成为治病强身、增强体质、延年益寿的体育和武术运动，具有非常好的医疗保健功效。太极拳被广为推荐，是适合中老年人养生的健身运动。它既不受时间的约束，也不需要什么健身器材，且动作柔和，有强身健体的效果，对于慢性病的恢复也有很好的辅助作用。

闲时打打太极拳，对身体有很好的保健功效。太极拳讲求意境，舒体静心，摒除杂念，注意力集中，用意不用力，这些都是对大脑活动的良好训练因素。练拳的人常有这种感觉，即练时周身舒适，练后精神焕发、心情愉悦。打太极时会牵动各组肌肉、关节，其有节律地均匀呼吸运动，特别是横膈的运动，能加强肝脏的血液及淋巴循环，减少肝内瘀血，是一种消除肝毒的良好方法。打太极要求深长均匀的自然呼吸，因为气沉丹田，就更好地加速了血液与淋巴的循环，加强了肝细胞的营养，改善肝脏的代谢过程，为肝脏受损组织修复和肝脏疾病的康复建立了良好条件。很多老年人的疾病是与新陈代谢功能降低分不开的。坚持打太极拳，对降低血液胆固醇含量，预防和治疗脂肪肝有着良好作用。

慢跑

慢跑已成为运动治疗肝病、肥胖症、孤独症、忧郁症和虚弱症等众多疾病的重要手段。以标准姿势慢跑，可以活动全身，让锻炼的效果更显著。标准姿势为：两眼平视前方；双手握空拳，上肢屈肘保持60°～90°，在身体两侧自然摆动；略抬头挺胸，上体略向前倾与地平面呈85°左右；双脚交替腾空、蹬地，脚掌离地约10厘米；全身肌肉放松，用轻而略带弹跳的步伐前进；呼吸自然，鼻吸鼻呼或鼻吸口呼，必要时口鼻可同时呼吸。

在慢跑中还需注意，躯干要保持正直，除略微前倾外，切勿后仰或左右摆动；肌肉及关节要放松；上肢要前后摆动，以保持前进时的动作及惯性；尽量用鼻子呼吸，这样可有效地防止咽炎、气管炎；量力而行，跑步过程中如遇头晕、胸部有紧束感、心悸气促及肝区胀痛不适等情况，一定不能马上停跑，而是要改跑为走，慢慢地停下来。若这种情况反复出现，要果断地改慢跑为步行锻炼，同样可达到康复运动效果。慢跑后体热出汗，此时切忌贪凉，如饮用冷饮、冲冷水澡、吹冷风等，均会对身体造成损害。

散步

散步可以改善血液循环，刺激肌肉组织。通过散步，可达到排毒解压、锻炼身体的功效。研究表明，每天散步半小时，对全身的血液、淋巴循环都非常有帮助，有助于排毒、助眠、增加活力等。

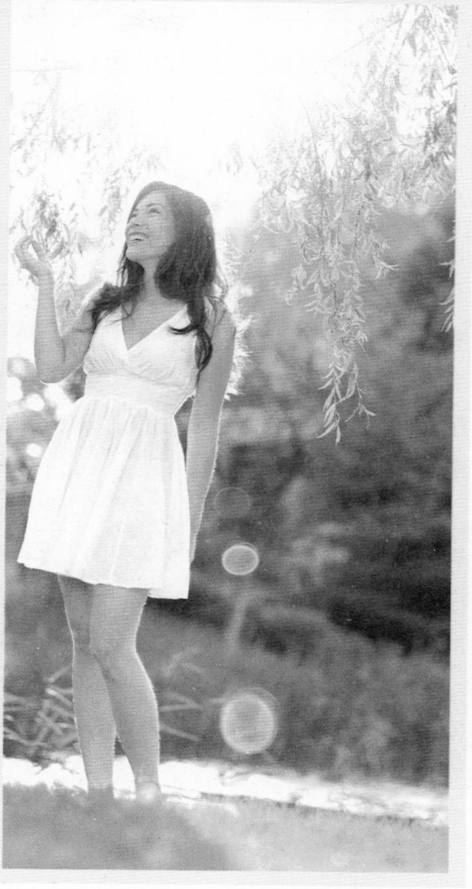

中老年人或肝病患者非常适合散步这种锻炼方法。值得注意的是，在散步前需要准备合脚的软底运动鞋和宽松的运动装。软底鞋可以缓解脚底压力，防止关节受损。还可以准备一壶白开水，适当加些糖、盐。白开水是最好的止渴饮品，而糖和盐分别可以预防低血糖和防止流汗过多而引起的体内电解质失衡。散步需要选择适当的天气、路线、时间，并在散步前做必要的准备活动，比如活动一下手腕、脚踝，扭扭腰，转转头，避免运动损伤。散步还要尽量避开潮湿、有大风或其他极端恶劣的天气，并选择人流少、通风、空气好的路线。

扎着马步做家务

日常生活中，肝病患者不适宜进行剧烈运动，但可以通过扎着马步做家务让身体每天适当地活动一下。肝病患者在洗碗刷锅时，先将双脚左右分开，双脚距离应比肩宽，另外，双脚应保持平行，不宜歪斜。然后膝盖慢慢屈起，将身体重心放于两腿之上，最佳的动作是双腿的大腿与地面保持平行。一开始扎马步时觉得有些吃力，可减少膝盖的弯曲程度，待逐渐适应之后，再慢慢增加膝盖的弯曲度。另外在刷牙洗脸时，也可以先扎上马步，同样可达到强身健体的效果。

保护肝脏的“小动作”

养肝护肝，除了饮食要有所注意外，生活中可结合一些“小动作”来护肝，如梳头、叩齿、转眼睛、掸耳朵、伸展肢体、锻炼握力等。

01 头常梳——气血顺则百气通

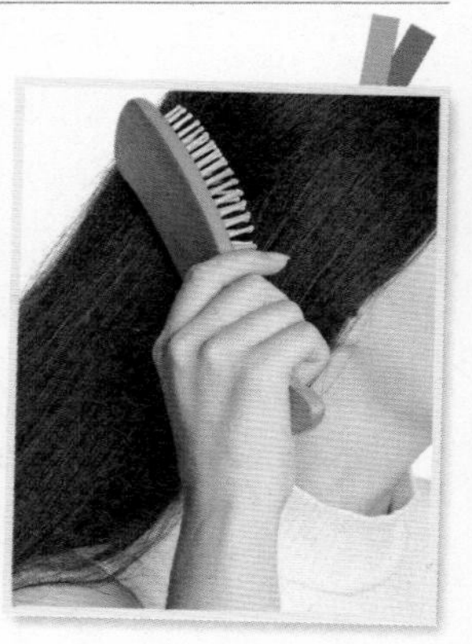

经常梳头能让气血通顺。每次梳头，梳齿都会在头皮上滑动一定距离，这样头皮下的气血运行速度也比平常快了许多，这就是中医里常说的“行气活血”。其机制和推拿、刮痧相近。当梳头达到行气活血的效果之后，肝脏也能更好地得到血液的濡养。

中医认为，“发为血之余”，而“肝藏血”，头发的养分都来自肝脏，所以勤梳头有助于通行血脉，不容易产生白发。再者，肝主疏泄，梳头有助于气机的条达、舒畅。因此，每日看似平常的梳头，对肝脏益处良多。

梳头的季节也有所讲究，一年中以春季每天梳头的保健功效最佳。《养生论》中说：“春三月，每朝梳头一二百下。”春天，人体也顺应自然，体内的阳气向上向外升发，表现为代谢旺盛，毛孔舒展。一年里尤其是春季常梳头可以通达气血、宣发阳气，对于肝脏的保健很关键。

02 齿常叩——补肾精、养肝血

叩齿即上下牙齿相抵的过程，叩齿实际上也是在健齿和健骨。

《杂病源流犀烛·口齿唇舌病源流》中记载：“齿者，肾之标。”牙齿由肾中精气所充养，肾中精气充沛，则牙齿坚固而不易脱落；肾中精气不足，则牙齿易于松动，甚至损坏脱落。牙齿健康与否成为肾健康与否的标志之一。叩齿能健齿、充肾精，故可健肾。

当然，叩齿也能护肝养肝。中医认为，肝肾同源。在非健康状态下，肝血不足和肾精亏损多可相互影响，以致出现头昏目眩、耳聋耳鸣、腰膝酸软等肝肾精血两亏之证。因此，叩齿可以补肾精，亦可养肝血。

古人认为：“齿健则身健，身健则长寿。”唐代名医孙思邈主张“清晨叩齿三百下”；北宋大文豪苏东坡曾说：“一过半夜，披上上衣面朝东南，盘腿而坐，叩齿三十六下，当会神清气爽。”古谚语曰：“晨起，叩齿三百响，齿坚固。”叩齿适合早起后，心平气和，放松全身，闭目，口唇微闭，然后使上下牙齿有节奏地互相叩击，铿锵有声，次数不限。刚开始锻炼时，可轻叩20次左右，随着锻炼的不断进展，可逐渐增加叩齿的次数和力度，一般以36次为佳。力度可根据牙齿的健康程度量力而行。

津常咽——生津液、养肝阴

中医中的“津液”是人体正常水液的总称，是由饮食水谷精微所化生的、富于营养的液体物质。津液又泛指一切体液及其代谢产物。

津液的功能有三处与肝阴有关。一是滋润濡养。肝脏“体阴而用阳”“阴为主，阳为用”，故输送到肝脏的津液对于肝之本脏非常重要。

二是化生血液。津液是化生血液的基本成分之一，通过细小脉络渗入血脉之中，随即作为血液来到肝脏。肝为刚脏，且为藏血之府，非柔润不和，必赖阴血之滋养，方能发挥其正常的生理作用。

三是调节阴阳。津液作为热量的载体，在人体各处游走，并因外界温度的变化而出入人体。因此作为阴液的一部分，津液对人体的阴阳平衡起着调节作用。

脏腑之阴是否正常，与津液的盛衰是分不开的。肝阴尤为如此。实际上，唾液不仅对肝脏有益。中医学认为唾液能滋养五脏六腑，而现代医学研究亦证明，唾液中有许多与生命活动有关的物质。

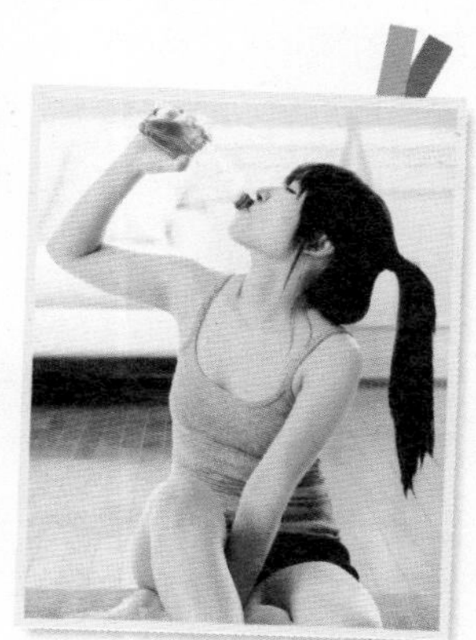

“津常咽”指的是经常吞咽唾液。唾液作为津液的一部分，唾液濡养、滋润着食管和胃表面的一层黏膜。其道理与饭前喝少量汤水相近，起到润滑、保护的作用。如此，脾胃作为“后天之本”，就能更好地消化和吸收水谷精微，其生成的津液被输送到全身各处。

从传统中医养生之道来看，“叩齿”和“吞津”可以一起进行，叩击后用舌在口腔内贴着上下牙床、牙面搅动，用力要柔和自然，先上后下，先内后外，搅动36次，可按摩齿龈，改善局部血液循环，加速牙龈部的营养血供。当感觉有津液（唾液）时，不要咽下，继续搅动，等唾液渐渐增多后，以舌抵上腭部以聚集唾液，鼓腮用唾液含漱数次，最后分三次徐徐咽下。每当做时以10次为佳，一天当中早、中、晚各叩齿10次。

04 睛常转——双目灵、肝健康

“睛”即“眼睛”“目”。中医认为，“目”由脏腑先天之精所成，为后天之精所养。与五脏六腑均有关联，尤与肝的关系最为密切，其与肝、胆、筋、爪等共同构成肝系统，系统中的各部分处于俱荣俱损的关系。《素问·阴阳应象大论》称“东方生风，风生木，木生酸，酸生肝，肝生筋，筋生心，肝主目”，非常精辟地说明了肝、筋、目之间一脉相承的关系。

眼睛过于疲劳，相应地耗损肝之精气。运动眼睛之所以有助于养肝，也因为肝受血而能视。肝和，则目能辨五色，通过对双眼的按摩保健，使眼球得到更多的精血濡养。

在日常生活和工作中，经常推拿眼周诸穴，可以缓解视疲劳，保护视力，同时可以有效减少眼周皮肤的细纹，从而达到保护肝脏的目的。具体方法为：快速对搓两手小鱼际十几次，轻闭双眼，将发热的小鱼际置于眼球上，从眼内眦向眼外眦熨9次，重复两遍。揉按眼睛至太阳穴，两手大拇指置于耳垂后，食指置于太阳穴，中指置于瞳子髎穴，食指、中指自内而外揉10次，以酸胀为限度。